基礎から学ぶ
医療情報

第2版

金谷 孝之・服部 建大 著

共立出版

第2版刊行にあたって

本書が発行されて10年経過し，このたび第2版を出版いただけることになり，一言申し上げたい．本書は，大学や専門学校などで半期15回の授業で医療情報の基礎を学べる分量にして，コンピュータや医療現場を知識がなくても，コンピュータ技術や医療情報を理解できるように平易な文章で解説し，画像を多用してその技術を学習できるように心がけている．その結果，多くの大学や専門学校で利用されており，多くの読者が医療情報基礎知識検定を受検されているのではないかと思っている．

この10年間において，情報処理技術の発展や関連する法規やガイドラインも制定・改正され，現在の状況と本書の内容に隔たりが生じている．多くの変化がある中で，全てを網羅し，追加するべきであるが，大学や専門学校の半期15回の授業で学べるという当初の構成は変更せずに，必要最低限の内容を取捨選択している．そのため，新装版の内容では不足する点もあろうかと思っている．しかしながら，本書の内容を確認することで医療情報技師，上級医療情報技師に求められる知識をより簡便に学ぶことができる内容だと考えている．

旧版の時と同様，共立出版株式会社の清水隆さんを始め多くの方に大変お世話になったことを記して，新装版へのご挨拶とさせていただきます．

2024年9月

金谷　孝之
服部　建大

まえがき

近年，コンピュータ能力は飛躍的な進歩を遂げている．扱える情報も，文字だけでなく，画像，音声，映像などのマルチメディアが一般的である．また，インターネットに代表されるネットワークも高速化され，日々の生活に不可欠なものとなっている．

一方，医療現場でもオーダエントリーシステムや電子カルテのようなコンピュータシステムが導入され，医療現場でもコンピュータシステムは不可欠な存在となっている．医療情報の特質から，個人情報保護，プライバシー保護に十分な配慮が必要であり，マルチメディア性，連続性，多層性などのために情報自体が複雑である．そのため，医療情報システムを扱う医師，看護師などの医療スタッフや事務職員などの中には十分なコンピュータ知識をもたず，これらのシステムを利用している人もいるため，誤動作やデータの漏洩が発生していることも報告されている．また，平成23年度医療施設動態・静態調査において，電子カルテシステムの導入病院数は全体の17.3％（全病院数8,605）である．これは，電子カルテに対する知識がないだけではなく，コンピュータの知識や自らの所属する部門に対する導入前後の変化がわからないため，組織として同じ方向へと進むことができないことが原因の一つであると考えられる．このような社会背景から医療情報に携わる人材の育成のために，一般社団法人 日本医療情報学会がおこなっている医療情報技師，上級医療情報技師，医療情報基礎知識検定試験に，数多くの人々が受験している．

そこで，筆者らはこのような状況を鑑みて，初めて医療情報に触れる人を対象にした医療情報の基礎を網羅したテキストを作成した．本書は大学や専門学校などで半期15回の授業で医療情報の基礎を学べる分量にして，コンピュータや医療現場を知識がなくても，コンピュータ技術や医療情報を理解できるように平易な文章で解説し，画像を多用してその技術を学習できるように心がけた．また，本書を十分に学習することで，医療情報基礎知識検定試験程度の知識は得られるように構成し，各章の終わりにまとめとなる問題を付した．これらの問題を解くことによって，その章を復習できるようにしている．

本書の各執筆者は医療情報技師の有資格者で，日々の授業において医療情報技師の育成担当をおこなっており，医療情報の基礎から広範囲な技術を読者に提供できると確信している．本書の執筆にあたっては，金谷と服部が全体の構成を協議し，金谷が第1部を，服部が第2部を分担執筆した．

本書で学習された読者が適切な医療情報の知識をもって，医療現場で活躍し，さらに，医療情報技師，上級医療情報技師などを取得されるとすれば，筆者らとしてこの上ない喜びである．

最後に本書を執筆するにあたりお世話になりました，共立出版株式会社の横田穂波さんをはじめとする多くの方々に感謝します．また，本書の作成の機会をくださいました，元 広島国際大学医療経営学部医療経営学科 佐能孝教授に感謝します．さらに，本書の校正に協力してくださいました，金谷麻衣子さんに感謝します．

2014年9月　初秋

金谷　孝之
服部　建大

目次

第1部 医療情報を取り扱うための基本的な情報処理技術

第2部 医療情報の基礎

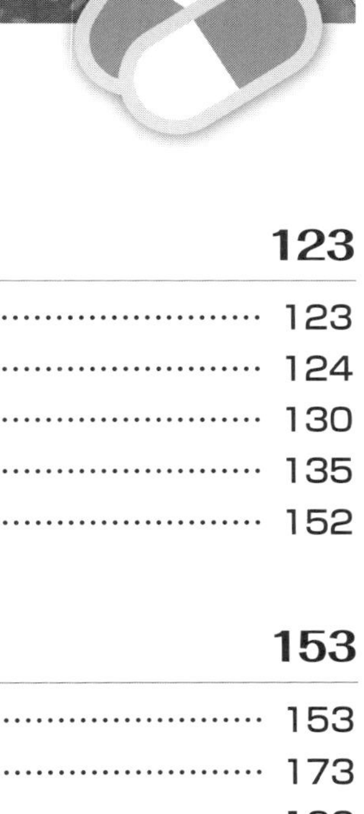

第1部 医療情報を取り扱うための基本的な情報処理技術

第1章 情報の表現

1.1 アナログとデジタル

最近，デジタルテレビやデジタルカメラなどのように「デジタル」という言葉を耳にすることが多い．その対比として「アナログ」という言葉がある．図1.1に身近な例を示す．時計において，長針，短針，および秒針がクルクルと回ることによって連続的に時間を表現するアナログ時計に対し，デジタル時計は，数字盤の数字が逐次切り替わりながら時間を表現する．つまり，アナログは連続した量であるのに対し，デジタルはとびとびの量で表現される．これを離散的な量という．また，温度計で温度を計測する場合に，アナログ式であると，28.5°Cのように細かく温度を読み取ることができるが，デジタル式であると，図1.1のように文字盤に示された28°Cしか読み取ることができない．このように表現される温度の精度は文字盤の設定に依存する．

表1.1にアナログとデジタルの特徴を示す．

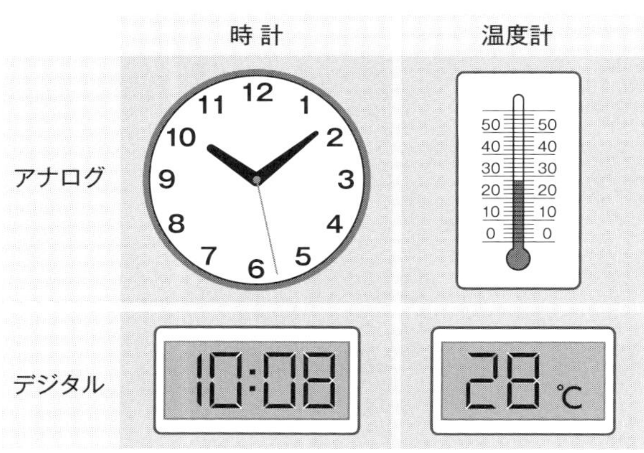

図1.1　アナログとデジタルの例

表1.1　アナログとデジタルの特徴比較

項目	アナログ	デジタル
表現	無限に細かくできる	桁数が限定される
複製	近似的にできる	正確にできる
ノイズの除去	困難	容易
情報の劣化	する	ほとんどしない

アナログからデジタルに変換することをA/D変換（アナログ／デジタル変換），デジタルからアナログに変換することをD/A変換（デジタル／アナログ変換）という．基本的なA/D変換とはアナログ量を標本化（サンプリング），量子化，符号化することによってデジタル量にすることである．ここで標本化とは連続量を一定の間隔に区切り，区切ったところの値を読み取ることである．量子化とは標本化で読み取った値を任意に決めた目盛に合わせて四捨五入や切り上げ・切り捨てすることである．符号化とは任意に決めた数値に設定することである．電気・電波や音響の世界においての情報は波形である．たとえば，**図1.2**示すような波形情報があった場合，同図を用いて波形情報のA/D変換を説明する．同図の横軸は時間，縦軸は大きさを表現している．

同図(a)のような入力された波形に対して，時間情報の離散化である標本化（サンプリング）をおこなう．入力された波形は時間を一定の間隔 t で区切った値である同図(b)の黒丸の部分だけの離散的な情報に変換される．間隔 t を

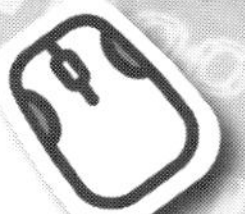

決める手法として，標本化定理（サンプリング定理）というものがある．標本化定理に従うと，元の波形の2倍の周波数でサンプリングをおこなえば，デジタル化したデータから元の信号を正確に復元できる．ここで，周波数とは単位時間あたりに繰り返される波の数のことである．一般に周波数で利用される単位はHz（ヘルツ）であり，Hzは1秒間あたりに繰り返される波の数のことである．たとえば，100Hzのアナログ信号を正確にサンプリングするためには，200Hz以上の周波数，つまり，0.005秒以下の間隔が必要となる．

次に大きさ情報の離散化である量子化をおこなう．大きさを一定の間隔で区切る．このとき，目盛と目盛の間に位置する黒丸の点は，たとえば，目盛に近いほうに近似する．すると，同図(c)の矩形のような波形が得られる．この際，近似することによって生じる誤差のことを量子化誤差という．最後に，目盛に対して符号をつける．同図(d)のように1.2節で示す情報の単位であるビット（4ビット）を用いて大きさを表現すると，時系列で0110，0111，1000，… のように符号化される．

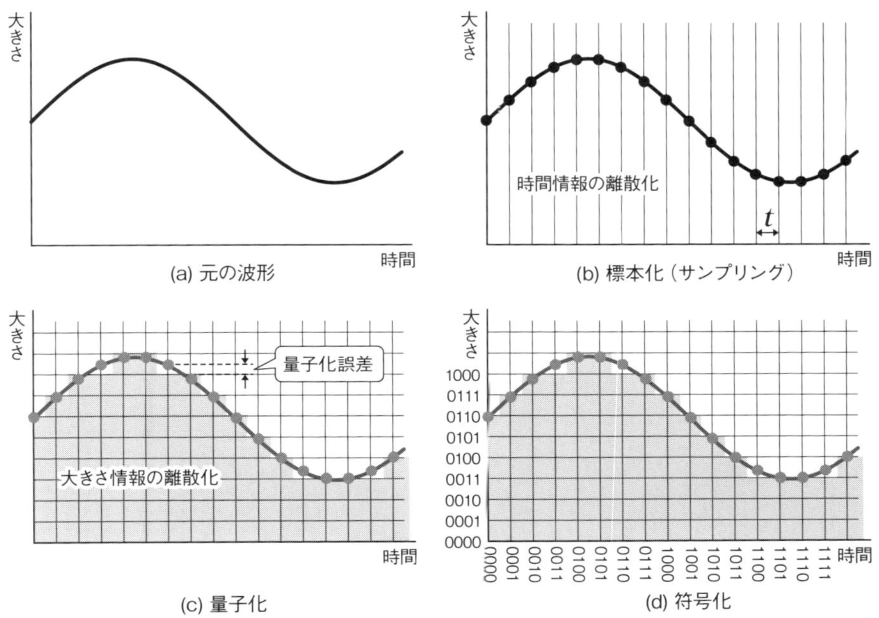

図1.2　波形情報のA/D変換

1.2 情報の単位

コンピュータで扱うことができる情報はデジタルで表現され，その最小単位をビット (bit) という．コンピュータでは，プログラムやデータなどの情報はすべて「0」と「1」で表現する．この「0」と「1」のみの組合せで数値を表現する方法は２進数と呼ばれ，２進数の１桁で表せる情報量を１ビットという．ちょうど**図1.3**に示す一つの電球のオン，オフで２状態を表すのと同じであるように，１ビットで２状態の情報を表すことができる．また，コンピュータの世界では16進数で表現されることも多い．16進数とは０～15の数値で表現することである．ただし，10～15の値は2桁になるため，アルファベットのA～Fを用いて表現する．10進数と2進数と16進数の対応表を**表1.2**に示す．

表1.2　10進数と2進数と16進数

10進数	2進数	16進数
0	0	0
1	1	1
2	10	2
3	11	3
4	100	4
5	101	5
6	110	6
7	111	7
8	1000	8
9	1001	9
10	1010	A
11	1011	B
12	1100	C
13	1101	D
14	1110	E
15	1111	F
16	10000	10
17	10001	11

１ビットが８個集まったものをバイト (byte) という．１バイトは**図1.4**に示すように電球が８個並んだ状態と同じであり，それぞれの電球のオン, オフの組合せによって，256 ($=2^8$) 状態を表現できる．本来バイトは半角文字の

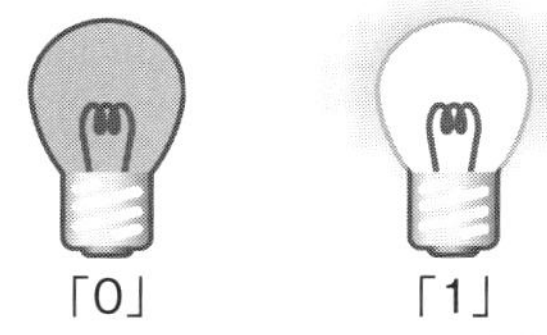

図1.3　1ビット

1バイトは8ビット（電球8個分）
1バイトで256通り（=2⁸）が表現できる

図1.4　1バイト

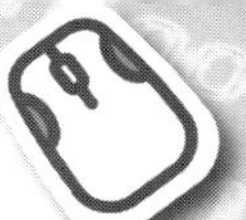

文字一つ分を表現するための文字コードに用いるビット数であり，初期のコンピュータではその機種により文字コードのビット数が異なっていた．しかし，IBM社の開発したコンピュータSystem/360が爆発的に売れたため，これに採用されていた8ビットが1バイトとされた．ビットやバイトをアルファベット1文字で表現する場合，ビットは小文字で「b」，バイトは大文字で「B」と表現される．

日常生活において，1,000gのことを1kgと表現したり，1,000mLを1Lと表現したりする．この“k”や“m”のことを補助単位といい，**表1.3**に示すような補助単位がある．大きな数値を表す補助単位は大文字で表現する．ただし，補助単位のk（キロ）だけは例外的に小文字で表現する．大文字と小文字の違いは，小文字のkは10^3＝1,000を表し，大文字のKは，2^{10}=1,024を表す．

コンピュータの世界では記録媒体の容量を表すときに1K＝2^{10}=1,024を用いる．そのため，バイトに各補助単位を用いて**表1.4**のようにKB（キロバイト），MB（メガバイト），GB（ギガバイト），TB（テラバイト），PB（ペタバイト），EB（エクサバイト）と表される．ただし，IEC（International Electrotechnical Commission:国際電気標準会議）によって2^{10}，2^{20}，2^{30}，…のように2の累乗を用いて記憶容量を表す補助単位としてKiB（キビバイト），MiB（メビバイト），GiB（ギビバイト），TiB（テビバイト），PiB（ペビバイト），EiB（エクスビバイト）が承認されたが，普及していない．また，コンピュータデータを通信回線を介して送信することをデータ転送といい，その速さをデータ転送速度という．データ転送速度は**図1.5**に示すように1秒間に送信できるビット量であるbps（bit per second）という単位で表現する．数値が大きいほど高速である．

表1.3　補助単位

単位	読み方	大きさ
k	キロ	1,000＝10^3
M	メガ	1,000,000＝10^6
G	ギガ	1,000,000,000＝10^9
T	テラ	1,000,000,000,000＝10^{12}
P	ペタ	1,000,000,000,000,000＝10^{15}
E	エクサ	1,000,000,000,000,000,000＝10^{18}

表1.4　記憶容量の補助単位

単位	読み方	大きさ
K	キロ	1,024
M	メガ	1,024K
G	ギガ	1,024M
T	テラ	1,024G
P	ペタ	1,024T
E	エクサ	1,024P

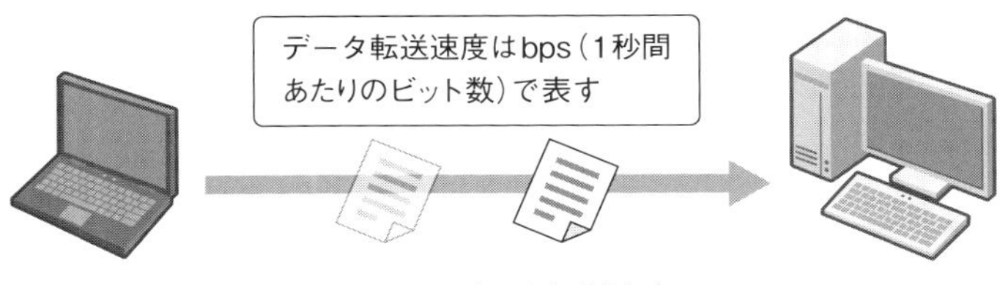
データ転送速度はbps（1秒間
あたりのビット数）で表す

図1.5　データ転送速度

1.3 文字コード

文字コードはコンピュータ上で文字を表現するために各文字に割り当てられた数値である．図1.6に示すようにキーボードから文字を入力すると入力されたキーに対応する信号がコンピュータ本体に伝わり，画像表示プログラムがそれに対応したフォントセットを読み込み，ディスプレイに表示させる．たとえば，アルファベット大文字の「A」は01000001のように8ビット，つまり1バイトで表現される．1バイトは2^8，つまり，256通りを表すことができ，キーボードにあるアルファベットの大文字，小文字，数字や記号を表現するには十分な数量である．そのため，アルファベット，数字，および記号は1バイトで表現されるが，日本語の漢字，ひらがな，カタカナは256通りでは足らないため，2バイトで表現されることが多い．この1バイトの文字で表現される文字を半角文字といい，2バイトで表現される文字を全角文字という．

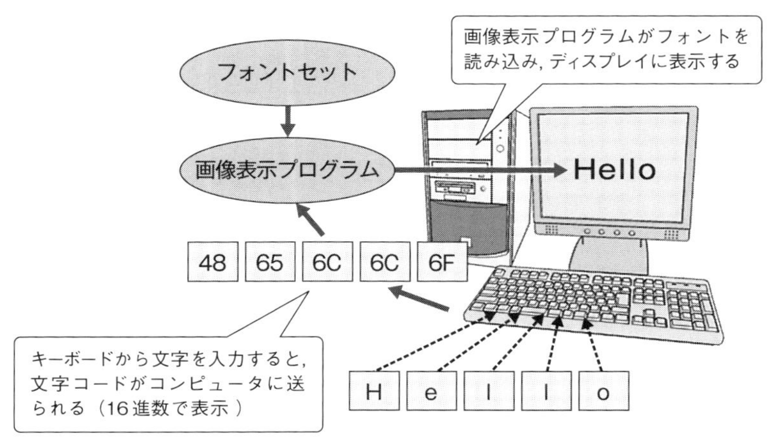

図1.6　キーボードからの文字入力

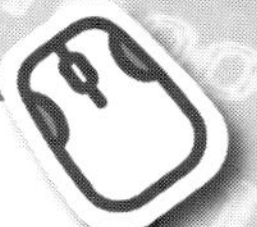

文字コードにはいろいろな種類があり，利用するコンピュータやソフトウェアなどの環境によって異なる．そのため，文字コードと利用する環境が異なると，**図1.7**で示すようになにが書いてあるかわからない「文字化け」という状況になる．

「文字化け」

(a) 文字コードが正しい場合

u•¶Žš‰»,Ż v

(b) 文字コードが異なる場合

図1.7　文字化けの例

以下に代表的な文字コードを挙げ，説明する．

❶ ASCII

ASCII（American Standard Code for Information Interchange（読み方：アスキー））は，ANSI（American National Standards Institute：米国国家規格協会（読み方：アンシ／アンジー））で開発された7ビットの文字コードである．7ビットでは128（$=2^7$）種類の文字，記号，制御文字などを表現できる．ASCIIでは，**表1.5**のようにコード番号を16進数で表現している．たとえば，上述のアルファベット大文字の「A」は2進数で「01000001」であるので，16進数では，「41」と表現される．

表1.5　ASCIIコード表

下位4ビット

上位3ビット	0	1	2	3	4	5	6	7	8	9	A	B	C	D	E	F
0	NUL	SHO	STX	ETX	EOT	ENG	ACK	BEL	BS	HT	LF	VT	FF	CR	SO	SI
1	DLE	DC1	DC2	DC3	DC4	NAK	SYN	ETB	CAN	EM	SUB	ESC	FS	GS	RS	US
2		!	"	#	$	%	&	'	(	)	*	+	,	-	.	/
3	0	1	2	3	4	5	6	7	8	9	:	;	<	=	>	?
4	@	A	B	C	D	E	F	G	H	I	J	K	L	M	N	O
5	P	Q	R	S	T	U	V	W	X	Y	Z	[	¥	]	^	_
6	`	a	b	c	d	e	f	g	h	i	j	k	l	m	n	o
7	p	q	r	s	t	u	v	w	x	y	z	{	|	}	~	DEL

❷ JIS漢字

文字コードは1バイト（8ビット）で表現するため，残った1ビットに世界中で使用されるさまざまな文字を割り当てて利用されている．ASCII（7ビット）よりも1ビット増えるだけで256（$=2^8$）種類の文字，つまり，128種類もより多くの文字を利用することができる．そこで日本では，JIS（Japanese Industrial Standards：日本産業規格（読み方：ジス））が8ビットコードをJIS X 0201として，**表1.6**のように割り当てて，カタカナを扱うようにした．

表1.6　JIS X 0201コード表

下位4ビット

上位4ビット	0	1	2	3	4	5	6	7	8	9	A	B	C	D	E	F
0	NUL	SHO	STX	ETX	EOT	ENG	ACK	BEL	BS	HT	LF	VT	FF	CR	SO	SI
1	DLE	DC1	DC2	DC3	DC4	NAK	SYN	ETB	CAN	EM	SUB	ESC	FS	GS	RS	US
2		!	"	#	$	%	&	’	(	)	*	+	,	-	.	/
3	0	1	2	3	4	5	6	7	8	9	:	;	<	=	>	?
4	@	A	B	C	D	E	F	G	H	I	J	K	L	M	N	O
5	P	Q	R	S	T	U	V	W	X	Y	Z	[	¥	]	^	_
6	`	a	b	c	d	e	f	g	h	i	j	k	l	m	n	o
7	p	q	r	s	t	u	v	w	x	y	z	{	|	}	~	DEL
8	未定義															
9																
A	未定義	｡	｢	｣	､	･	ｦ	ｧ	ｨ	ｩ	ｪ	ｫ	ｬ	ｭ	ｮ	ｯ
B	ｰ	ｱ	ｲ	ｳ	ｴ	ｵ	ｶ	ｷ	ｸ	ｹ	ｺ	ｻ	ｼ	ｽ	ｾ	ｿ
C	ﾀ	ﾁ	ﾂ	ﾃ	ﾄ	ﾅ	ﾆ	ﾇ	ﾈ	ﾉ	ﾊ	ﾋ	ﾌ	ﾍ	ﾎ	ﾏ
D	ﾐ	ﾑ	ﾒ	ﾓ	ﾔ	ﾕ	ﾖ	ﾗ	ﾘ	ﾙ	ﾚ	ﾛ	ﾜ	ﾝ	ﾟ	ﾞ
E	未定義															
F																

ところで，日本には漢字があり，常用漢字だけでも約2,000文字，地名や人名を表す文字まで入れると5,000文字以上があり，1バイトでは足らない．そこで，JISが漢字を扱えるコードとして，JIS X 0208を制定した．このJIS X 0208の通称がJIS漢字である．使用頻度の高い漢字を第1水準漢字，それよりも使用頻度の低い漢字を第2水準漢字として定め，**図1.8**のように割り当てた．英数字を半角文字で，漢字を全角文字で表現する．たとえば，「JIS漢字」という単語の半角文字をJIS X 0201，全角文字をJIS X 0208で，それぞれ16進数で表現すると次のようになる．

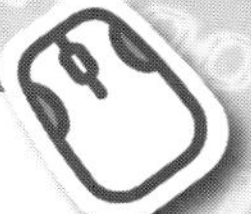

J　I　S　漢　字
4A, 49, 53, 3441, 3B7A

ところが，コンピュータは1バイト単位でデータを扱うために，全角文字のデータは二つに分割して記録される．そのために，どの部分が半角文字で，どの部分が全角文字であるかの判別がつかない．そこで，JIS X 0208では，半角文字の部分の先頭に「ESC(B」，全角文字の部分の先頭に「ESC$B」という特殊な文字列を挿入して，下記のように処理をしている．この処理をエスケープシーケンスという．

ESC (　B　J　I　S　ESC $　B　漢　字
1B, 28, 42, 4A, 49, 53, 1B, 24, 42, 3441, 3B7A

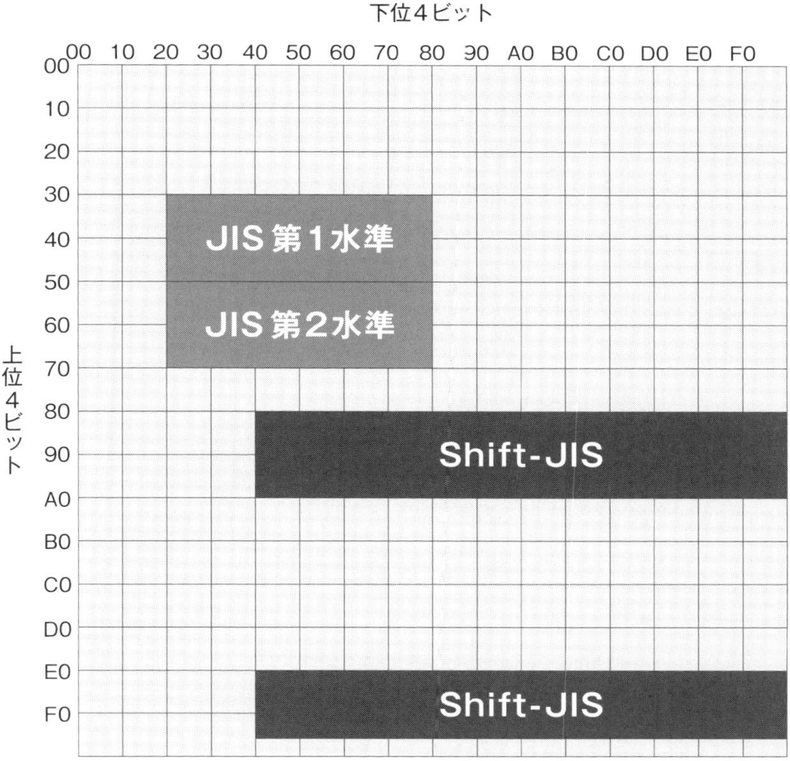

図1.8　JIS漢字コード表とShift-JISコード表

❸ Shift-JIS

Shift-JIS（シフトジス）はMicrosoft社で採用されたこともあり，かつては日本のパソコンで最も普及している文字コードであったが，最近はUnicodeに取って代わられた．上述したようにJIS漢字ではエスケープシーケンスという特殊な文字列を利用して1バイト文字と2バイト文字を切り替えていたが，Shift-JISではJISコードをシフトする（ずらす）ことにより切り替えるようにしている．具体的には，Shift-JISでは，**図1.8**のShift-JISの場所に漢字を割り当てた．この領域はJIS X 0201では未使用の場所であり，データ中にこれらの領域のコードが出現したら，漢字を表現していることが判別できる．

❹ EUC-JP

EUC（Extended UNIX Code：拡張UNIXコード）は，オペレーティングシステム（OS）の一種であるUNIXで利用するための多言語に対応した文字コードであり，日本語を扱うEUCを特に，EUC-JPという．

❺ Unicode

Unicode（ユニコード）は，コンピュータ上で世界各国の多言語文字を単一の文字コードで取り扱うためにMicrosoft社やApple社などによって作成された文字コードである．Unicodeの利用にはUTF-7，UTF-8，UTF-16，UTF-32などの符号化方式がある．たとえば，UTF-8（UCS Transformation Format-8）はASCIIの範囲の文字であれば8ビット（1バイト）で表現でき，それ以外の多言語も2～6バイトで符号化できる．

1.4 圧縮

圧縮とは，情報の意味を保ったまま，もとのデータ量よりも少ないデータ量にすることである．また，圧縮したデータをもとのデータに復元することを解凍（展開・伸張）という．たとえば，**図1.9**のように「AAAAAA」という文字列があったとする．これをAが六つ連続してあるという意味で「A6」のように表現する．すると，もともと6文字あったものが2文字で表現でき，3分の1のデータ量に圧縮することができる．圧縮することによって，ハードディスクなどの記憶媒体へ保存するときに容量が削減できたり，ネットワークを使用して転送するときに高速化できたりするなどの利点がある．

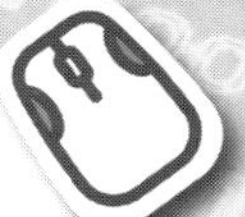

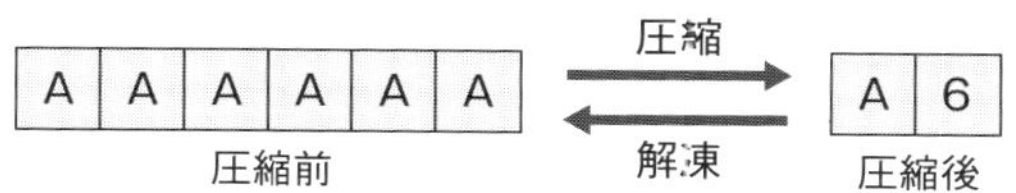

図1.9　圧縮の仕組み

圧縮は可逆圧縮と非可逆圧縮（または，不可逆圧縮）に大別することができる．可逆圧縮は，圧縮することによるデータの欠落がなく，解凍すると圧縮前のデータに完全に復元することができる圧縮手法である．非可逆圧縮は，圧縮することによるデータの欠落があり，解凍すると圧縮前のデータに完全に復元することができない圧縮方法である．しかし非可逆圧縮は，可逆圧縮に比べはるかにデータ量を減らすことができるという利点をもっている．たとえば，画像や音声の圧縮には非可逆圧縮が利用されることが多い．なぜなら，人間の視聴覚特性上，非可逆圧縮によって情報が欠落しても，その情報を人間自ら補うことができるからである．

1.5 画像情報

アナログ画像とは，実際に描いた絵やフィルムカメラで撮影した写真のような画像である．図1.10(a)もアナログ画像といえる．このアナログ画像に対してA/D変換をおこなうと，同図(b)のようなデジタル画像を得ることができる．デジタル画像をディスプレイに表示する場合には，方眼紙のように縦横のマス目に分けられ，そのマス目は画素，または，ピクセル（pixel : picture cell）と呼ばれ，画像の最小単位である．縦横のマス目の数によって，画像の

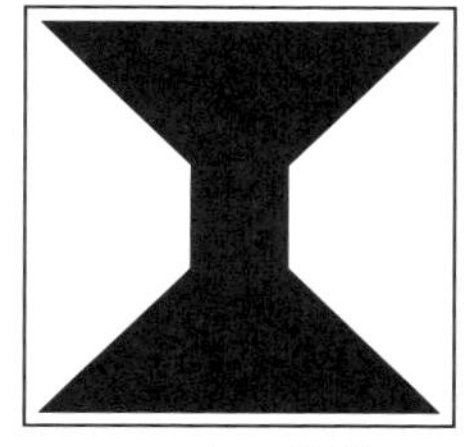
(a) アナログ画像

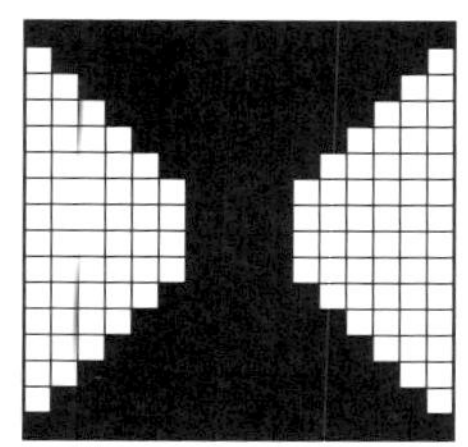
(b) デジタル画像

図1.10　アナログ画像とデジタル画像

粗さが変化する．この縦横のマス目の密度のことを解像度という．同図(b)のように白黒の濃淡や，ある一つの色の濃淡で表現された画像はモノクローム画像（モノクロ画像）と呼ばれる．

モノクローム画像に対して，いろいろな色を混ぜ合わせた画像をカラー画像と呼ぶ．ところで，絵の具を用いてカラー画像を描く場合には色を混ぜ合わせれば混ぜ合わせるほど黒色（K）になる．すべての色は**図1.11(a)**のようにシアン（C），マゼンタ（M），イエロー（Y）を混ぜ合わせることによって表現できる．これを色の3原色といい，プリンタで利用されている．これに対して，ディスプレイにカラー画像を描く場合には，光の色を組み合わせることによって表現する．光の色は混ぜ合わせれば混ぜ合わせるほど白色（W）になる．すべての色は同**図(b)**のように赤（R），緑（G），青（B）を混ぜ合わせることによって表現できる．これを光の3原色という．

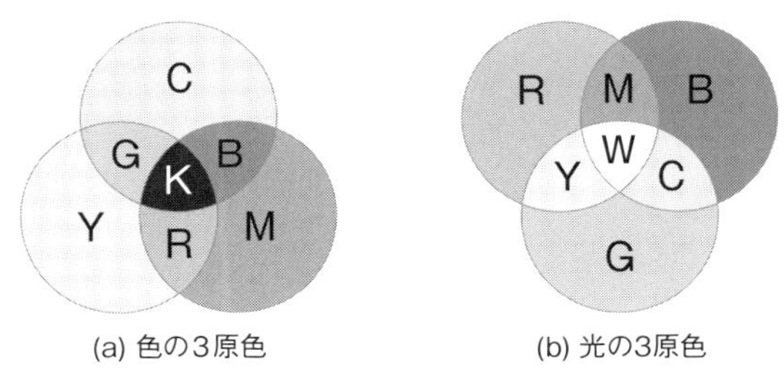

(a) 色の3原色　(b) 光の3原色

図1.11　色の３原色と光の３原色

デジタルカラー画像では，それぞれのピクセルの色を光の３原色で量子化するため，一つのピクセルに赤・緑・青の三つの明るさの段階を表す輝度値が必要になる．たとえば赤・緑・青の各色の輝度値は0～255の256（$=2^8$）段階，つまり，8ビットで表現するとする．なお，この色の段階を色深度という．この色の表現方法は，赤・緑・青の3色があり色深度が各8ビットであるため，3×8ビットで「24ビットカラー」，「フルカラー」，「True Color」と呼ばれ，約1,677万色を表現することができる．

画像には，静止画像（単に，静止画ともいう）と動画像（単に，動画，または，映像ともいう）がある．静止画像は，たとえば，写真などで撮影した1枚の画

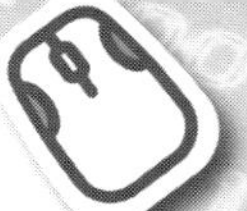

像である．動画像は，図1.12に示すように複数の静止画像を連続的に高速で切り替えることによって，人間の視覚の錯覚を利用し，静止画像が動いて見える現象を起こす表現方法である．テレビの場合では1秒間に30枚の画像が，映画の場合で1秒間に24枚の画像が切り替わっている．

ここで，静止画像データの大きさについて考える．たとえば，図1.13に示すデジタルカラー画像の解像度が横640×縦480画素である場合，画素数は307,200である．赤・緑・青の３色で，色深度を各8ビットとすると，640×480×3×8＝7,372,800ビットで，1バイトが8ビットであるために921,600(＝7,372,800÷8)バイトとなる．また画面解像度が，横1,280×縦1,024画素のフルカラー画像ならば約4M（＝1,280×1,024×3×8÷8)バイトとなる．このように画像データは比較的大きなものになりやすく，保存やデータ転送において非常に扱いにくい．そこで，目的に応じてデータ量を小さくしたり，適切に記録・再生したりできる多くのファイル形式が考案されている．

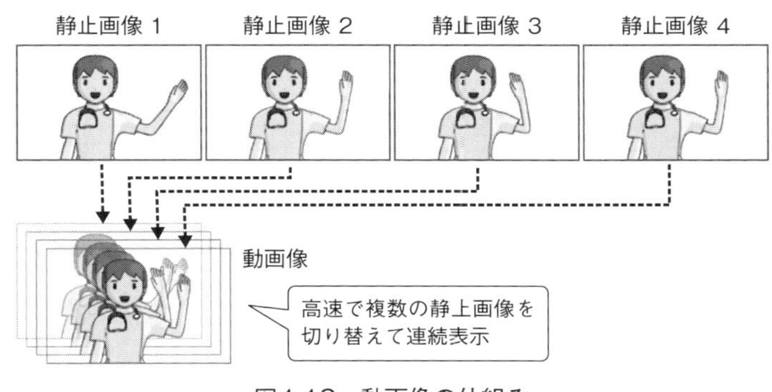

図1.12　動画像の仕組み

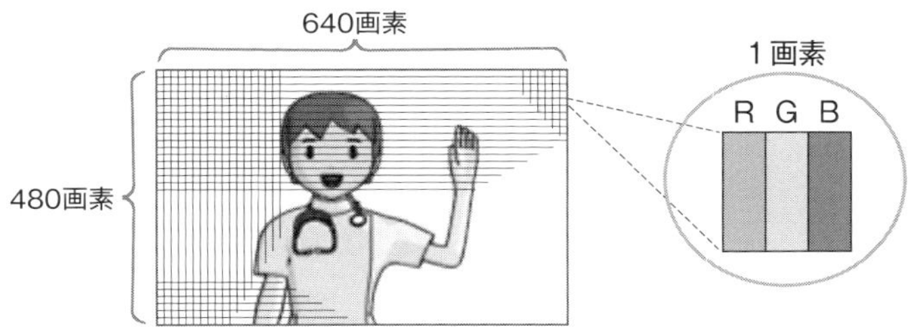

図1.13　デジタルカラー画像

静止画像ファイル形式には, JPEG (Joint Photographic Experts Group), TIFF (Tagged Image File Format), GIF (Graphics Interchange Format), BMP (Microsoft Windows Bitmap Image), PNG (Portable Network Graphics) などが存在する. 表1.7にその特徴を示す.

表1.7 静止画像のファイル形式

ファイル形式	説明
JPEG (ジェーペグ)	フルカラー表示が可能で, 写真やグラデーション画像などを保存するのに適した高い圧縮率を実現できる非可逆圧縮方式である. 拡張子は「.jpg」である
TIFF (ティフ)	タグと呼ばれる識別子を利用することにより, 解像度や色数の異なる複数の画像データを同時に格納することが可能であるため, ファイルサイズは大きい. 拡張子は「.tif」である
GIF (ジフ)	256色まで取り扱えるWebでよく利用される標準的な可逆圧縮方式ファイルである. 取り扱える色数に制限があるため, イラストに利用されることが多い. 背景を透過することや, アニメーション画像として利用できる. 拡張子は「.gif」である
BMP (ビットマップ)	Windowsの標準画像形式であり, 基本的には無圧縮で保存するためファイルサイズは大きい. 拡張子は「.bmp」である
PNG (ピング)	Web利用を目的に作成された可逆圧縮方式ファイルである. 色数の違いにより, 256色で透過可能なPNG-8, フルカラーで透過不可のPNG-24, および, フルカラーで256段階の透明度が扱えるPNG-32がある. 拡張子は「.png」である

動画像・音声においてもデータサイズを小さくできるファイル形式が提案されている. 動画像は, コンテナ (Container) とコーデック (Codec) から成り立っている. コンテナとは, 映像ファイルと音声ファイルの二つを一つのファイルにまとめたファイル形式のことである. 一方のコーデックとは, データを圧縮するアルゴリズムのことを指す. 動画像は多くの枚数の画像を連続的に変更させる必要があり, 音声も連続的な切り替えである. そのため, 静止画像と比べ, 圧倒的に多くの情報量を必要とする. そこでコーデックを利用して圧縮する. 代表的なコーデックであるMPEGの種類を表1.8に, 代表的な動画像・音声データのファイル形式 (コンテナ) を表1.9に示す.

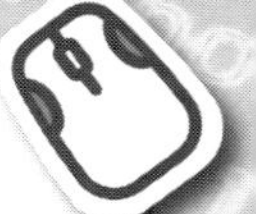

表1.8　MPEGの種類

規格	特徴
MPEG-1	再生時に動画像と音声合わせて1.5Mbps程度のデータ転送速度が必要．画質はVHSのビデオ並み．ビデオCDなどで利用されている
MPEG-2	再生時に動画像と音声合わせて4～15Mbps程度のデータ転送速度が必要．画質はS-VHSのビデオ並み．DVDビデオなどで利用されている
MPEG-4	携帯電話や電話回線などの通信速度の低い回線を通じた，低画質，高圧縮率の映像の配信を目的とした規格で，動画像と音声合わせて64kbps程度のデータ転送速度が必要
MPEG-7	動画像や音声などのマルチメディアコンテンツを有効に検索するための記述方法の標準技術．正式な名称は「マルチメディアコンテンツの記述インタフェース」

表1.9　動画像・音声データのファイル形式（コンテナ）

ファイル形式	説明
AVI （エーブイアイ）	Audio Video Interleaveの略称．Microsoft社が開発した音声付きの動画像を扱うための規格．Windows用の比較的古い形式である．インターネットを通じて映像をダウンロードしながら再生するストリーミング再生ができない
WAV （ウエーブ）	Waveform Audio Formatの略称．音声データのための規格である．音楽用CDの曲データを圧縮せずそのままコピーした形式
WMV （ダブリューエムブイ）	Windows Media Videoの略称．Microsoft社がMPEG-4を基に開発した動画像形式．インターネットを通じて映像をダウンロードしながら再生するストリーミング再生も可能
MP3 （エムピースリー）	MPEG-1 Audio Layer-3の略称．MPEG-1で利用されている音声の圧縮手法で，広く普及している．音質を保ったままデータ量を約11分の1に圧縮することができる
MP4 （エムピーフォー）	MPEG-4 Part-14の略称．他のビデオ形式よりも大幅にファイルサイズを小さくしても，品質の劣化が少ない．インターネットを通じて映像をダウンロードしながら再生するストリーミング再生も可能

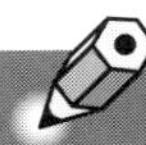

問　　題

1. アナログ信号を一定間隔で読み取ることは何か？
2. 情報の最小単位は何か？
3. 1バイトは何ビットか？
4. 補助単位のG（ギガ）の大きさはおよそ10の何乗か？
5. データ転送速度を表す単位は何か？
6. 漢字が表現できない文字コードは何か？
7. 多言語文字を取り扱うための文字コードは何か？
8. 情報の意味を保ったまま，もとのデータ量よりも少ないデータ量にすることは何か？
9. デジタル画像の最小単位は何か？
10. タグと呼ばれる識別子を利用することにより解像度や色数の異なる複数の画像データを同時に格納することが可能な静止画像ファイル形式は何か？

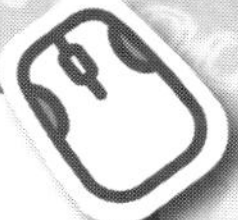

第2章 ハードウェア

2.1 コンピュータハードウェアの基本構成

現在のコンピュータは初期のコンピュータ開発に携わったフォン・ノイマン(John Louis von Neumann)の名前に由来して，一般にノイマン型コンピュータと呼ばれる．このノイマン型コンピュータのハードウェアは図2.1の二重線四角で示すような五つの基本装置（演算装置・制御装置・記憶装置・入力装置・出力装置）から構成され，これらを5大装置と呼ぶ．実際には演算装置と制御装置がまとめられ，中央処理装置，略してCPU（Central Processing Unit）といい，記憶装置はデータを一時的に記憶する主記憶装置と長期的に記憶する補助記憶装置から構成されている．中央処理装置と主記憶装置を除いたものは周辺機器と呼ばれる．

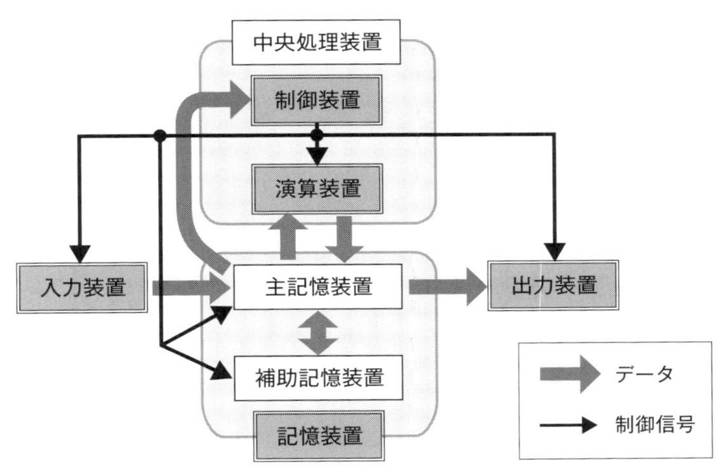

図2.1　コンピュータの5大装置

この5大装置を人間に置き換えると，脳が記憶装置，制御装置，演算装置であり，目や耳が入力装置，口や手が出力装置である．表2.1に5大装置の機能についてまとめる．

表2.1　コンピュータ5大装置の機能

装置名		機能	例
演算装置	中央処理装置	四則演算，論理演算，大小比較などをおこなう	CPU
制御装置		プログラムから命令を取り出して，各装置に動作を指示する	
記憶装置	主記憶装置	プログラムやデータを一時的に記憶する	メモリ
	補助記憶装置	プログラムやデータを長期的に記憶する	ハードディスク
入力装置	—	プログラムやデータを外部から入力する	キーボード，マウス
出力装置	—	処理された結果を外部に出力する	ディスプレイ，プリンタ

図2.2に示すのは，一般にパーソナルコンピュータ，略してパソコンと呼ばれるものであり，上記の5大装置から構成されている．パソコン本体の内部には演算装置，制御装置，記憶装置があり，キーボードやマウスは入力装置，ディスプレイやプリンタは出力装置である．

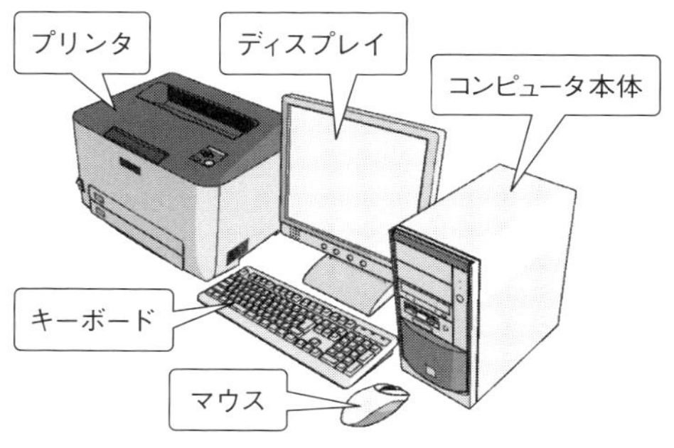

図2.2　パーソナルコンピュータの基本構成

2.2 中央処理装置

中央処理装置は，一般にCPU（Central Processing Unit）と呼ばれる5大装置の演算装置と制御装置を一つにまとめた装置である．コンピュータの処理・計算をおこなう部分である．CPUの内部は**図2.3**に示すように大きく制御装置，演算装置，さまざまなデータを一時的に記録するレジスタ，および，CPUが処

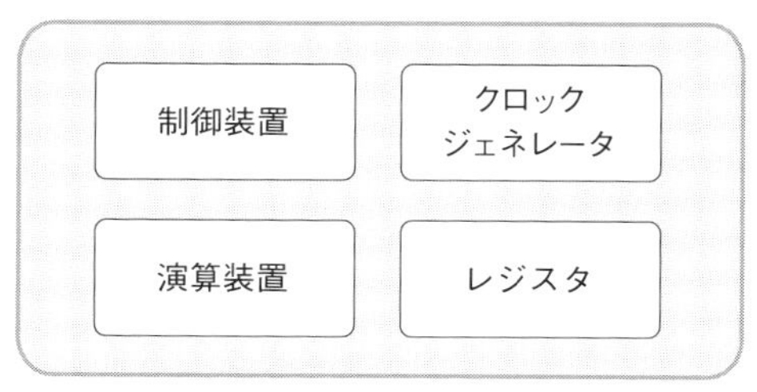

図2.3　CPUの内部構造

理を同期させるためのクロック信号を発生するクロックジェネレータから構成される．クロック信号は図2.4(a)のような一定のテンポでオンとオフの周期を繰り返す波である．この波の速さをクロック周波数（または，動作周波数）と呼び，単位をHz（ヘルツ）で表す．たとえば，同図(b)のように1秒間に周期が3回あれば3Hz，6回あれば6Hzである．したがって，クロック周波数が高くなると，短い時間の中で多くのクロック信号が出力させる，つまり，1命令の実行速度が向上し，処理速度も高くなる．また，一つのCPUには一つ以上の“コア”が存在する．コアとは，実際の処理をおこなう部分である．コアの数が単一のものがシングルコア，複数のものがマルチコアと呼ばれる．基本的には，コアの数が多いほど並列処理ができる作業が増えるために処理能力が向上する．Intel社のCore iシリーズやUltraシリーズ，AMD社のRyzenシリーズなどがCPUの代表的な商品名称である．CPUの外観は図2.5のようにCPUコアを保護し，熱を逃がしやすい構造になっている．裏面は取り付け用の接点が無数にある．

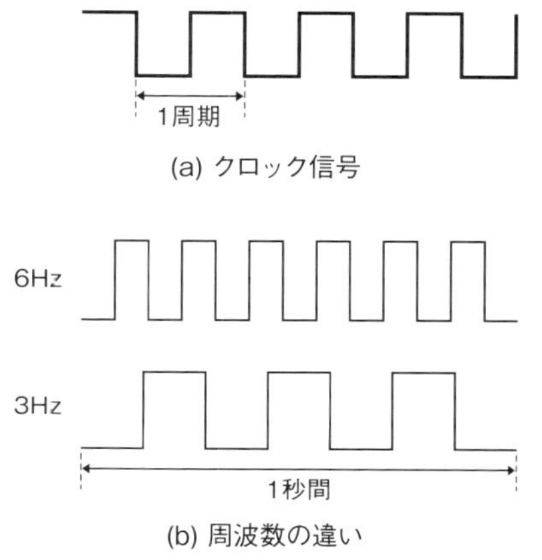

図2.4　クロック周波数

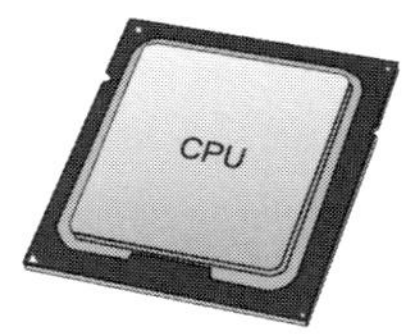

図2.5　CPU

2.3 記憶装置

記憶装置は上述したように主記憶装置と補助記憶装置に大きく分けられる．

2.3.1 主記憶装置

主記憶装置は一般にメインメモリ（Main Memory）やメモリ（Memory）と呼ばれる．主記憶装置だけが，図2.6に示すように，CPUにプログラムやデータを直接受け渡しすることができる．起動したプログラムを一時的に記憶し，電源を切ると記憶内容が失われる．後述する半導体メモリを利用して電気的に記録をおこなうため，動作が高速であるが，単位容量あたりの単価が高価なため，大容量化できない．

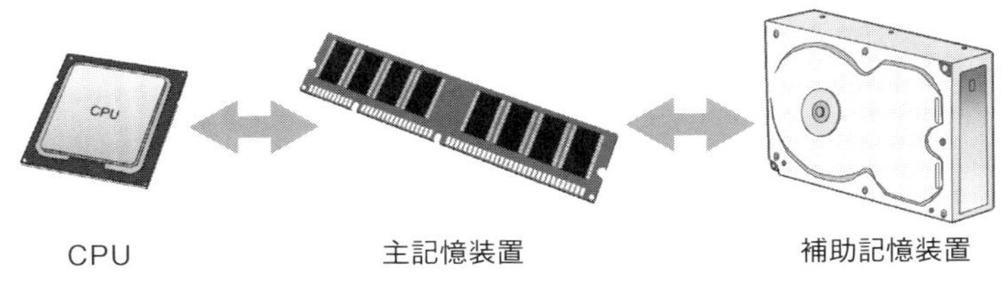

図2.6　CPUと唯一データを受け渡しできる主記憶装置

最近では，メモリという用語は広い意味で半導体メモリを指す場合が多く，RAM (Random Access Memory) とROM (Read Only Memory) に分かれる．

RAMは「ラム」と読み，データの読み書きが自由におこなえるメモリである．電源を切ると記憶内容が消去される性質があり，この性質を揮発性と呼ぶ．RAMには，SRAM (Static RAM) とDRAM (Dynamic RAM) がある．SRAMは高速な読み書きをおこなうことができるが，高価格で容量を大きくすることが困難であり，DRAMは低価格で容量を大きくすることが容易であるが，低速である．またDRAMは，一定時間ごとに再書込み（リフレッシュ動作）が必要である．そのため，SRAMはCPU内部にあって高速に読み書きするレジスタや，主記憶装置とCPUなどとの間にあって処理を高速化するキャッシュメモリに，DRAMは主記憶装置にそれぞれ利用されている．

一方，ROMは「ロム」と読み，電源を切っても記憶内容が消去されることのない不揮発性のメモリである．ROMは本来「読み出し専用」という意味であったが，現在では記憶内容を消去，再書込み可能である．ROMには，マスクROMとPROM (Programmable ROM) がある．マスクROMは製造時にデータを書き込んだ後，ユーザが書き換えできないのに対し，PROMはユーザが書き換え可能である．さらにPROMには，紫外線でデータを書き換えるEPROM (Erasable PROM) と電気的にデータを書き換えるEEPROM (Electrically Erasable PROM) がある．電気的にデータを書き換える半導体メモリとして，EEPROMを発展させたフラッシュメモリもある．図2.7に半導体メモリについてまとめる．

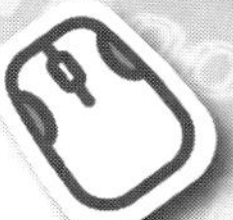

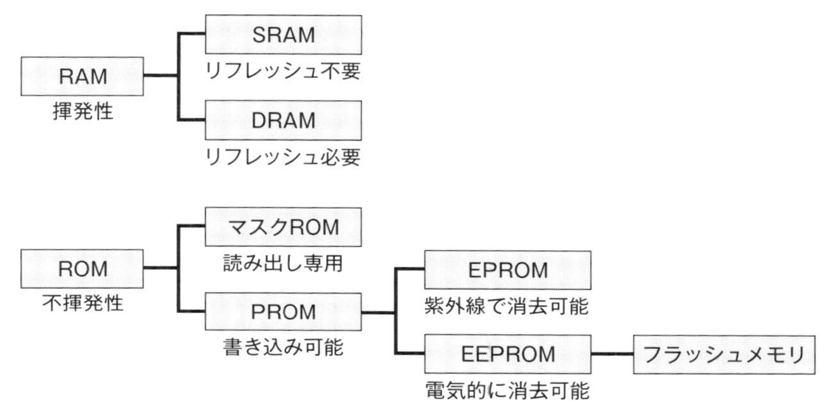

図2.7　半導体メモリ

2.3.2 補助記憶装置

補助記憶装置はプログラムやデータを長期的に記憶するための装置である．電源を切っても記憶内容は消去されず，拡張性に優れ，その容量は大きい．

補助記憶装置の種類には，ディスク型，テープ型，半導体メモリ型がある．

a) ディスク型補助記憶装置

ディスク型補助記憶装置には，磁気ディスク装置，光ディスク装置，および，光磁気ディスク装置の３種類がある．

① 磁気ディスク装置

磁気ディスク装置（Magnetic Disk Device）は磁性体を塗布した円盤（ディスク）が1～数枚あり，それに磁気によってデータを記録させ，磁気ヘッドで読み取る装置である．代表的なものにハードディスクやフロッピーディスクなどがある．データはセクタと呼ばれる最小の記録単位で記録される．ディスクを**図2.8**に示す回転軸から同心円状に区切ったものをトラック（Track）といい，トラックを中心から放射状に区切ったものがセクタ（Disk Sector）である．

ハードディスクドライブ（HDD：Hard Disk Drive：単にハードディスクとも呼ぶ）は数百GB～数TBと大容量であり，比較的安価である．データの読み書き速度も速く，補助記憶装置の主流である．**図2.9**に示すように，アルミニウムやガラスなどの硬い素材のディスクが複数枚あり，ディ

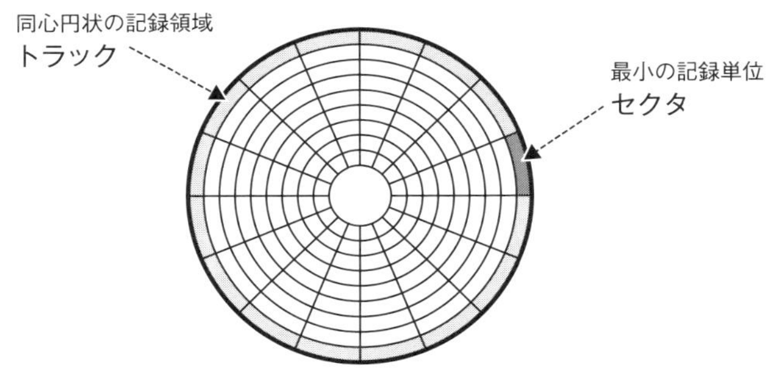

図2.8　トラックとセクタ

スク上にあるデータをスイングアームの先にある磁気ヘッドで読み取る構造をしている．しかし，ハードディスクはその構造上，経年変化で故障することがある．そのため，2.8.1項で述べる複数のハードディスクを組み合わせることで，耐障害性の向上やデータの読み書きを高速化するRAID (Redundant Arrays of Independent Disks：レイド）という技術がある．

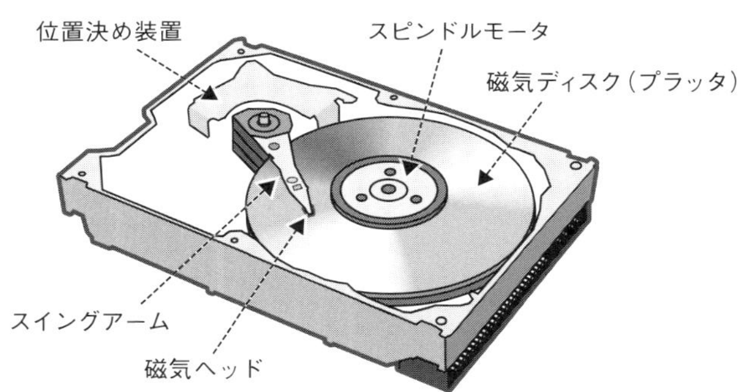

図2.9　磁気ディスク（ハードディスク）の内部

ハードディスクのデータアクセスについて**図2.10**を使って概説する．①の状態をスタート地点とし，アクセスしたいデータが図中のアクセス対象の箇所とする．まず，②アクセス対象が存在するトラックまで磁気ヘッドの付属したスイングアームが移動する．③アクセス対象が存在するトラックまで移動すると，アクセス対象が磁気ヘッドのところまで回転してくるのを待つ必要がある．④アクセス対象の先頭が磁気ヘッドまでくるとデー

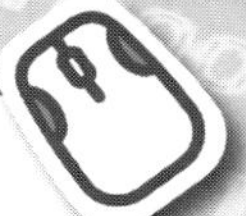

タの読み込みが開始され，アクセス対象の末尾が磁気ヘッドまでくると読み込みが終了する．このときの①と②の間の時間をシーク時間，②と③の間の時間を回転待ち時間，③と④の間の時間をデータ転送時間と呼ぶ．

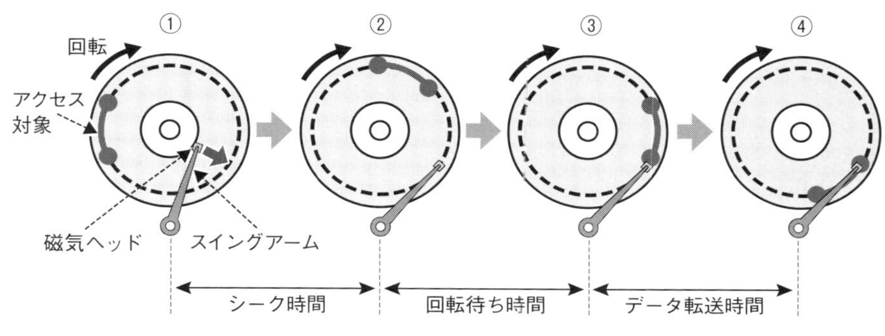

図2.10　ハードディスクのアクセス時間

② 光ディスク装置

光ディスク装置（Optical Disk Device）は，レーザ光によって光ディスクにデータを記録させる装置である．図2.11(a)に示すようなCD-ROMやDVDなどの記憶媒体（メディア）を同図(b)に示すようなCDドライブやDVDドライブなどと呼ばれる装置でレーザ光を照射することによって読み書きする．大容量，安価であり，耐久性に優れている．

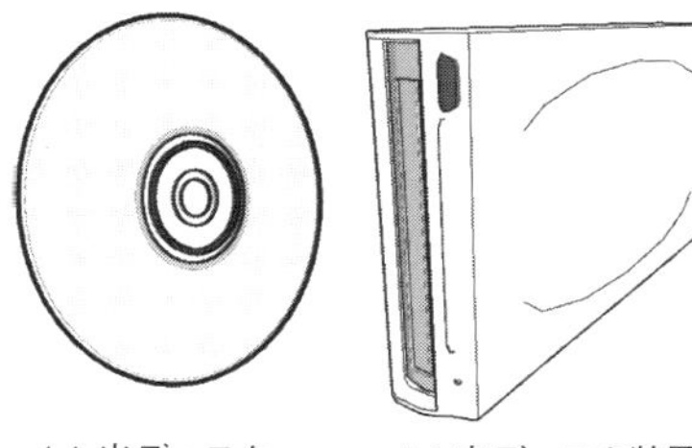

(a) 光ディスク　(b) 光ディスク装置

図2.11　光ディスクと光ディスク装置

CD-ROM（Compact Disc-Read Only Memory）は，もともと音楽用に開発されたCDをコンピュータのデータ記録用に応用したものである．それを追記可能にしたCD-R（CD-Recordable）や何度も書き換え可能なCD-RW（CD-ReWritable）がある．

DVD（Digital Versatile Disc）は，ビデオの記憶用に開発されたものをコンピュータのデータ記録用に応用したものである．DVDにもCDと同様に読み出し専用のDVD-ROM（DVD-Read Only Memory），追記可能なDVD-R（DVD-Recordable）や，何度も書き換えの可能なDVD-RW

(DVD-ReWritable), DVD+RW (DVD+ReWritable), DVD-RAM (DVD-Random Access Memory) などがある.

Blu-ray Disc (ブルーレイディスク) は, CDやDVDの波長より短い青紫色半導体レーザを使った, CDやDVDより大容量が記録できる光ディスクである. 一般的な略称はBDであり, 読み出し専用のBD-ROM (BD-Read Only Memory), 追記可能なBD-R (BD-Recordable), 書き換え可能なBD-RE (BD-REwritable) がある. 最近では, Blu-ray Discの後継となるUltra HD Blu-ray (UHD BD) も存在する.

表2.2に光ディスクの種類と容量をまとめる.

表2.2 光ディスクの種類

記憶媒体	記憶方式	記憶容量
CD-ROM	読み出し専用型	650MB, 700MB
CD-R	追記型	
CD-RW	書き換え型	
DVD-ROM	読み出し専用型	4.7GB, 9.4GB, 8.5GB, 17GB
DVD-R	追記型	
DVD-RW	書き換え型	
DVD+RW	書き換え型	
DVD-RAM	書き換え型	
BD-ROM	読み出し専用型	25GB, 50GB, 100GB
BD-R	追記型	
BD-RE	書き換え型	

③ 光磁気ディスク装置

光磁気ディスク (MO: Magneto Optical disk) 装置は, 磁気とレーザ光によって**図2.12**に示すディスクにデータを記録させる装置である. 記憶容量は128MB ～ 2.3GBである. データの書込みの際, 強いレーザ光で磁性体を150 ～ 180℃の高温に加熱し, 電磁石で磁気を変化させる. 室温では磁気が変化しないため信頼性が高い. 最近ではほとんど利用されていない.

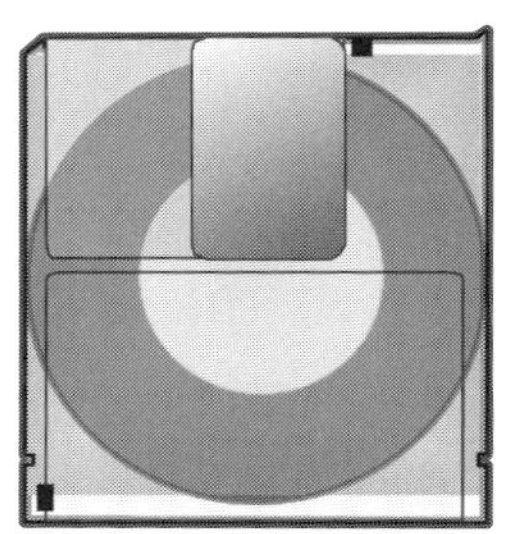

図2.12 光磁気ディスク

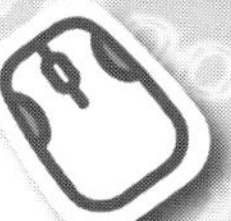

b) テープ型補助記憶装置

テープ型補助記憶装置は，磁性体を塗布したテープである磁気テープ(Magnetic tape) に，磁気によってデータを読み書きする装置である．テープの先頭から順にデータを読み出すことしかできないシーケンシャルアクセスであるため，テープの終わりの方に書かれたデータへたどり着くには時間がかかるが，数百 GB 〜十数 TBと大容量である．そのため，データのバックアップ用媒体として利用されることが多い．ストリーマと呼ばれている．代表的なものに図2.13に示すLTO（Linear Tape-Open）やDAT（Digital Audio Tape）を利用したDDS（Digital Data Storage）がある．

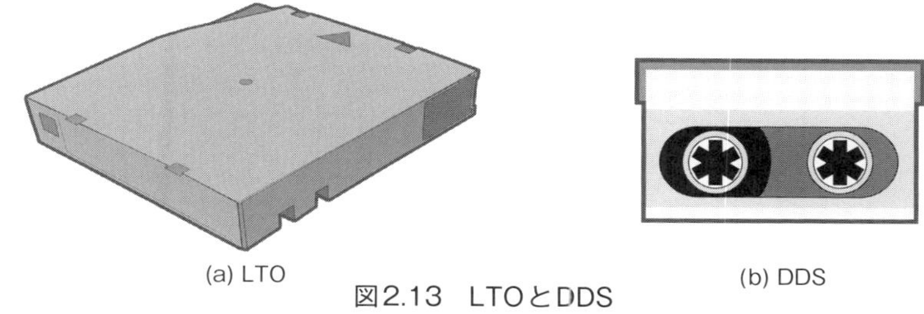

(a) LTO　(b) DDS

図2.13　LTOとDDS

c) 半導体メモリ型補助記憶装置

半導体メモリ型補助記憶装置として，フラッシュメモリ（Flash Memory）やSSD (Solid State Drive)が利用されている．アクセス速度も比較的高速であり，記憶容量は数GB〜数TB程度である．フラッシュメモリはSDメモリカード，コンパクトフラッシュカードなどのメモリカードおよびUSBメモリ(USBフラッシュメモリ)などの種類があり，ノートパソコン，スマートフォン，デジタルカメラなどに利用されている．メモリカードの読み書きには，リーダ／ライターと呼ばれる装置が必要である．SSDは磁気ディスク装置の代替装置として利用されている．HDDと比較して，高速，省電力，静音などの長所があるが，高価で保存回数に制限があるなどの短所もある．半導体メモリの例を図2.14に示す．

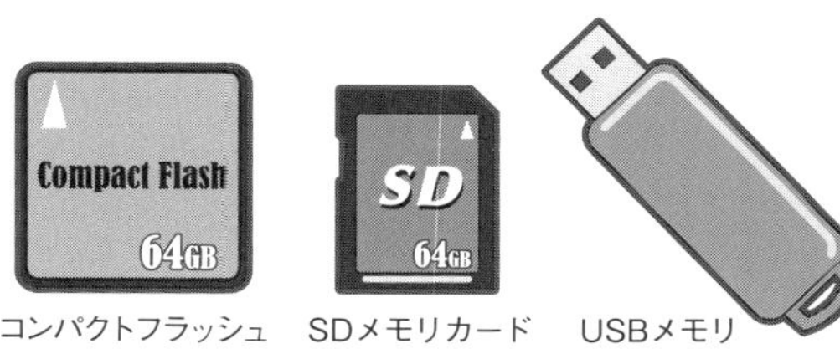

コンパクトフラッシュ　SDメモリカード　USBメモリ

図2.14　半導体メモリ

また, ICカードも半導体メモリの一種と考えられる．ICカードは半導体チップを内蔵したカードで，電子マネー，マイナンバーカード，パスポートなどに利用されている．従来の磁気カードと比較して大容量のデータが記録可能であり，偽造が困難である．読み取り方法の違いにより，**図2.15**に示すような接触式ICカードと非接触式ICカードに分けることができる．

同図(a)に示すような接触式ICカードはICカードの表面にある接点（端子）に接触してデータを読み書きする．同図(b)に示すような非接触式ICカードはアンテナから発信される微弱な電波を利用してデータを読み書きする．この電波による通信，および識別・認証する技術はRFID（Radio Frequency Identification）と呼ばれる．

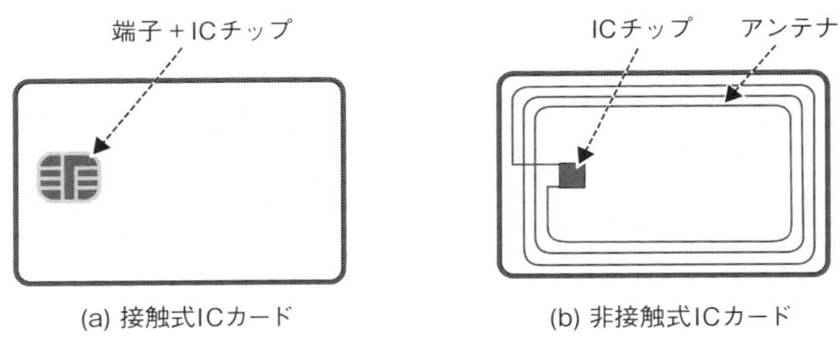

(a) 接触式ICカード　(b) 非接触式ICカード

図2.15　ICカード

2.4 入力装置

入力装置は，コンピュータに文字，画像，音声などのデータや命令を入力するための装置である．文字や数値を入力する装置，位置情報を入力する装置（ポインティングデバイス），イメージを入力する装置などがある．代表的な入力装置を**表2.3**に示す．

表2.3　入力装置

入力装置	内容
キーボード	キーで指定した文字や数値を入力する装置

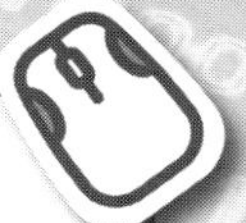

マウス 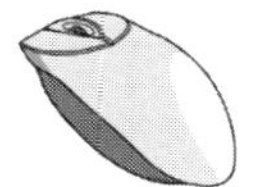	これを移動させることによって位置情報を入力する装置．機械式と光学式がある．ホイール付きがある
トラックボール 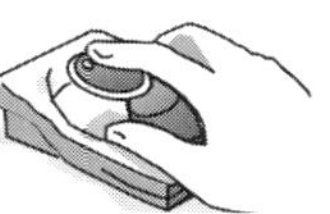	ボールを手で回転させて，回転方向や速さに応じて位置情報を入力する装置
タッチパッド 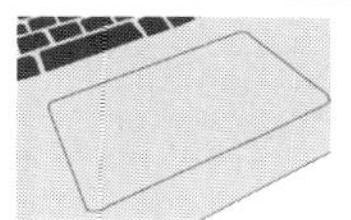	四角い平板状のセンサーを指でなぞることで位置情報を入力する装置．トラックパッドなどとも呼ばれる
タブレット／ディジタイザ 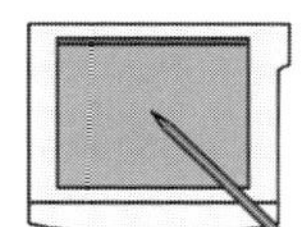	平面板をペンでなぞって位置情報を入力する装置．小さいものをタブレット，大きいものをディジタイザという．ディジタイザは精度が高く，設計などの用途で利用される
タッチパネル 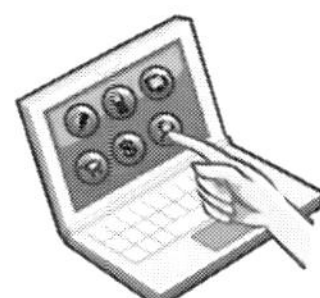	画面を直接指で触れることによって，位置情報を入力する装置．銀行のATMや電車の自動券売機，さらにタブレットPCやスマートフォンで利用されている
イメージスキャナ 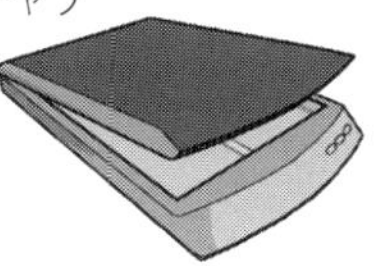	文章や絵，写真などに光を当てて，その反射光を撮像素子でデジタル信号として読み取る装置
OCR (Optical Character Reader)	手書きや印刷文字を光によって読み取る装置．イメージスキャナで取り込んだ画像データを文字データに変換する
OMR (Optical Mark Reader)	マークシートなどのマークされた部分を光によって読み取る装置．イメージスキャナで取り込んだ画像データのマークした位置を読み取る
バーコードリーダ 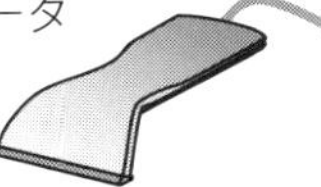	バーコードを光によって読み取る装置．スーパーなどのレジシステムで利用されている
デジタルカメラ 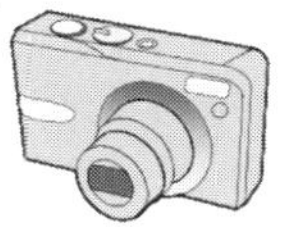	CCDやCMCSの撮像素子を使って撮影した画像をデジタル信号として記憶する装置．記憶装置として，メモリカードを利用している

2.5 出力装置

出力装置は，コンピュータの計算結果などの情報を外部に出力するための装置である．代表的なものにディスプレイやプリンタがある．

2.5.1 ディスプレイ

ディスプレイはモニタとも呼ばれ，コンピュータ内部の文字・画像などの情報を人間に見える形で表示する装置である．CPUでの計算結果を表示させるためには，GPU（Graphics Processing Unit）が必要である．このGPUにはビデオメモリ（VRAM: Video RAM）が搭載されており，このVRAMの中には，1画素ごとに赤（R），緑（G），青（B）のそれぞれデータが記録される．そのVRAMからRGBデータが1画素分ずつ読み出され，ディスプレイに描画される．現在のGPUには，3次元コンピュータグラフィックスなどに必要な大量な演算を並列に処理する機能もあり，描画のみならず，人工知能などの計算にも利用されている．

ディスプレイの解像度は画素数（ピクセル数）で表現される．代表的なディスプレイの解像度を**表2.4**に示す．またディスプレイの種類には，**図2.16**に示すようなブラウン管によるCRT（Cathode Ray Tube）ディスプレイ，背面からの光を液晶で制御した液晶ディスプレイ，自己発光の有機化合物による有機ELディスプレイ，および，スクリーンに光を照射して像を映し出すプロジェクタなどがある．

表2.4　代表的なディスプレイの解像度

サイズの名称	解像度（横×縦）
VGA	640×480
SVGA（Super-VGA）	800×600
XGA	1,024×768
SXGA（Super-XGA）	1,280×1,024
2K/FHD（Full-HD）	1,920×1,080
4K/UHD	3,840×2,160
8K/SHV	7,680×4,320

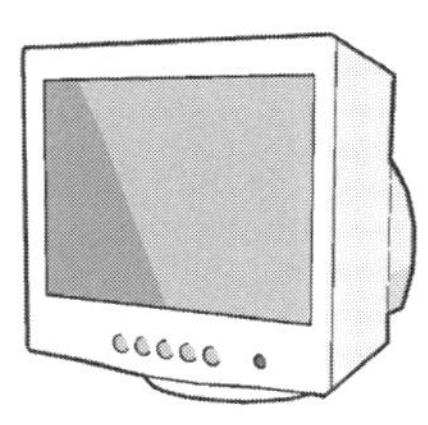
(a) CRTディスプレイ

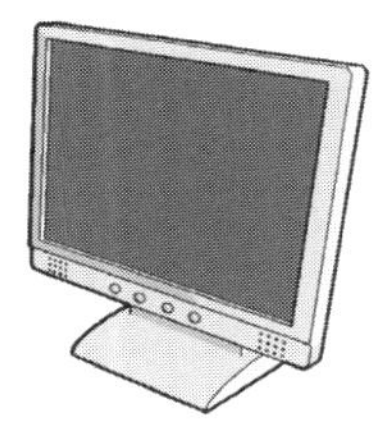
(b) 液晶ディスプレイ

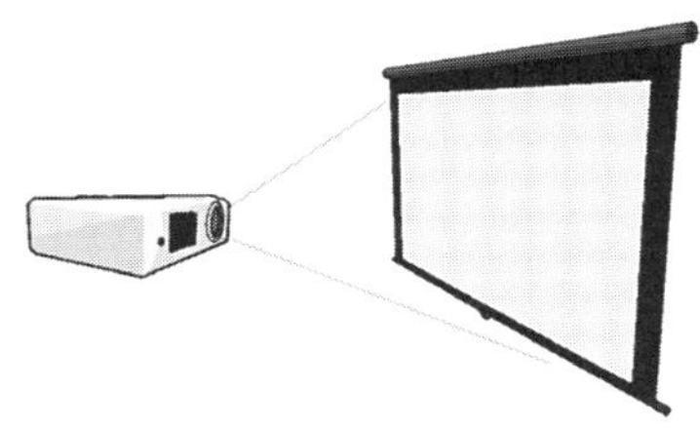
(c) プロジェクタ&スクリーン

図2.16　ディスプレイの種類

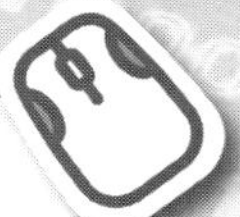

CRTディスプレイはブラウン管とも呼ばれる．図2.17に示すように電子銃から電子ビームを発射し，電磁石で電子ビームを曲げて，ディスプレイ前面の蛍光面の左上から右下まで順次照射して発光させる．電子ビームを発生させるために消費電力が高く，電子ビームを曲げるための距離が必要なため，薄型にすることは困難である．

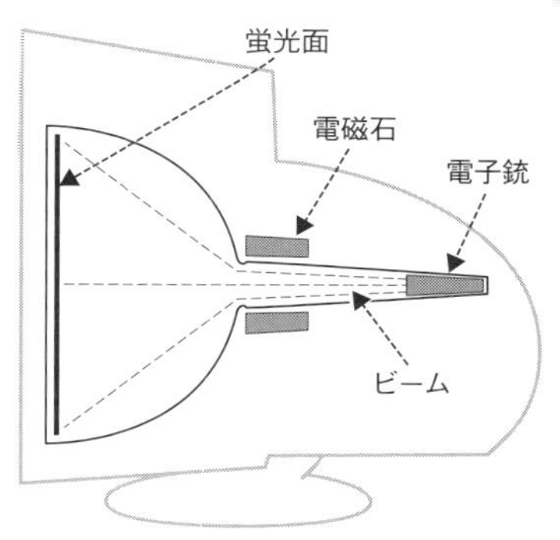

図2.17　CRTディスプレイの原理

液晶ディスプレイはディスプレイの後部に配置したバックライトの光を液晶によって制御し，光の透過率を増減することで表示させる装置である．光は波の性質をもっており，進行方向に対して直角であるが，それぞれの光の向きはそろっていない．液晶ディスプレイは図2.18に示すように，２枚の偏光フィルタで液晶を挟んだ構造になっている．２枚の偏光フィルタの向きは90度回転した状態である．バックライト側から発生した光は図中の右側の偏光フィルタで向きをそろえられる．電圧を

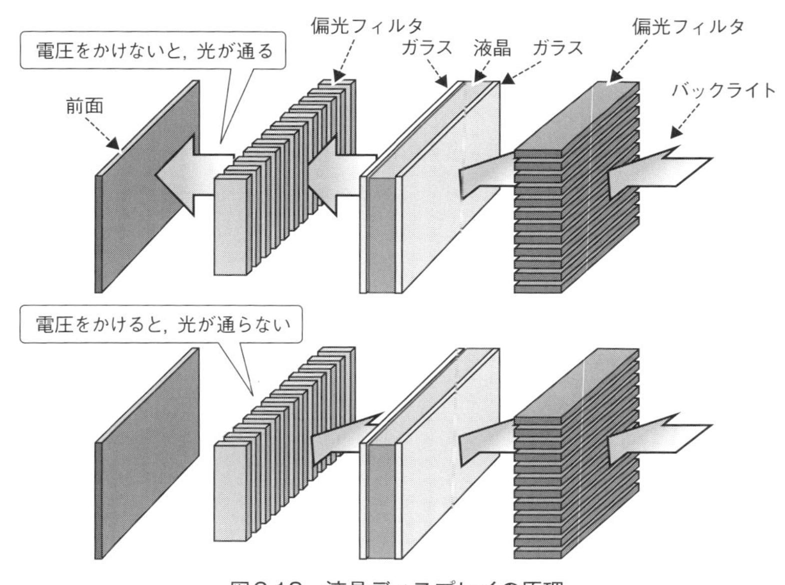

図2.18　液晶ディスプレイの原理

かけない場合には液晶が光を90度ねじまげ透過するが，電圧をかけると光がそのまま液晶部を通り抜けるために左側の偏光フィルタを通過せず暗く見えるという性質を利用したディスプレイである．液晶の後ろにバックライトがあり，それを照らすと，部分ごとに通す光量が調整できる．液晶の前にはRGBの各色のフィルタを置いて，それぞれの色の明るさを調整してフルカラーで表示する．低消費電力で，薄型化も容易である．視野角が狭いなどの欠点もある．

有機ELディスプレイは，図2.19のようなRGBの光を出す有機EL素子が並べて配置されている．有機EL素子のそれぞれ自体が光り，バックライトの必要がないため，消費電力が少なく，単純な構造である．有機ELディスプレイのRGBの素子それぞれを適切にコントロールすることで自然な色合いを自由に出すことができ，液晶ディスプレイでは困難であった真っ黒な画面も表現することができるため，コントラストの良い映像を作ることができる．

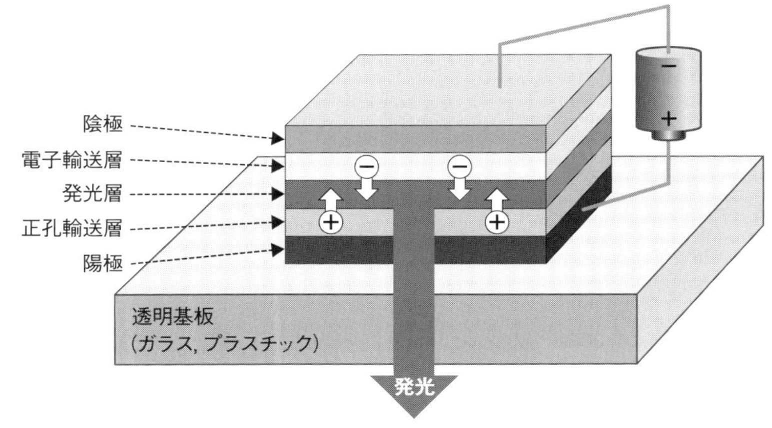

図2.19　有機EL素子

2.5.2 プリンタ

プリンタ (Printer) はコンピュータで作成・編集した文章や絵などの情報を紙などに印刷するための装置である．また，同様の装置として，本体に付属したペンで用紙上に図形を描く作図用のプロッタもある．

プリンタの解像度はdpi (dot per inch) を用いて表現する．dpiは1インチ (約2.54 cm) あたりの点 (ドット) の数である．図2.20に示すように数値が大きい

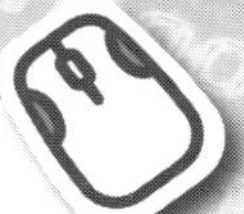

ほうが高精細である．また，2.4節で述べたイメージスキャナの解像度もdpiで表現する．

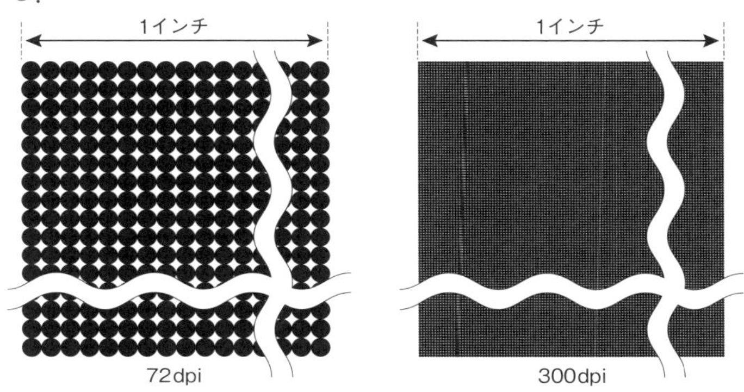

図2.20　プリンタの解像度（dpi）

プリンタには，印字の方法によって，レーザプリンタ，インクジェットプリンタ，ドットインパクトプリンタ，熱転写プリンタなどがある．

a) レーザプリンタ

レーザプリンタ（Laser Printer）は，図2.21(a)のような形であり，印刷品質が高く，処理速度が高速である．ビジネス用としての利用が多い．ページ単位で印刷ができるため，ページプリンタ（Page Printer）とも呼ばれる．

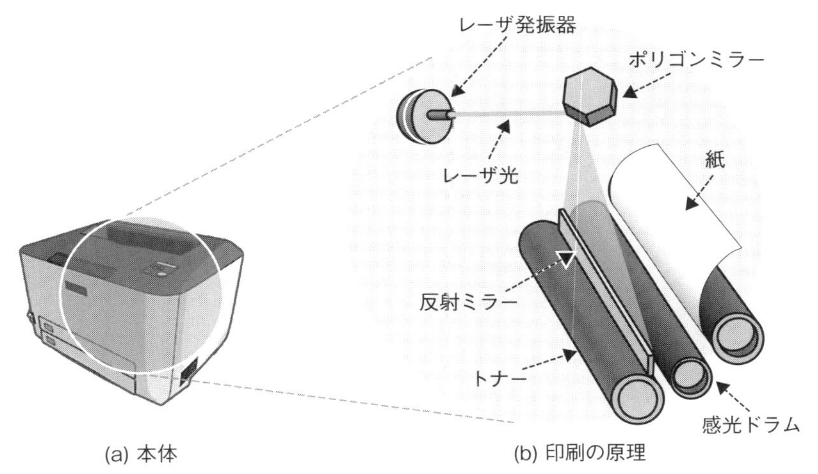

図2.21　レーザプリンタ

コンピュータからプリンタへはページ記述言語（PDL：Page Description Language）と呼ばれる一種のコンピュータ言語で表現されたデータがページ単位で送られ，これをプリンタの中で画像イメージとして生成して，その画像イメージを紙に印刷する．

レーザプリンタの印刷原理はコピー機と同じ仕組みである．同図(b)のようにレーザ発振器から照射されたレーザ光をポリゴンミラーと呼ばれる鏡で左右に振り，反射ミラーによって感光ドラムに画像を作る．静電気によって感光ドラムにトナーを付着させて，それを紙に転写する．

b) インクジェットプリンタ

インクジェットプリンタ（Inkjet Printer）は，図2.22(a)のような形であり，印刷品質が高く，カラー印刷が可能で比較的に安価である．家庭用としての利用が多い．インクジェットプリンタの印刷原理は同図(b)に示すようにプリンタヘッドの細かい穴から液状のインクを紙に噴出して印刷する．

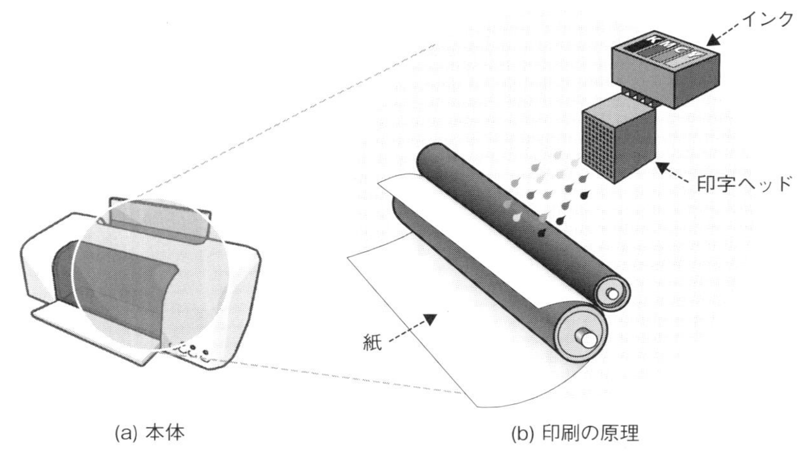

(a) 本体　　(b) 印刷の原理

図2.22　インクジェットプリンタ

c) ドットインパクトプリンタ

ドットインパクトプリンタ（Dot Impact Printer）は，図2.23(a)のような形であり，このプリンタの印刷原理は同図(b)に示すように印字ヘッドに並んだ細かいピンでインクリボンをたたいてインクを付着させる．印刷音が大きく，小さな文字の印刷には向かない．カーボン複写紙を用いた複写式伝票印刷ができる．

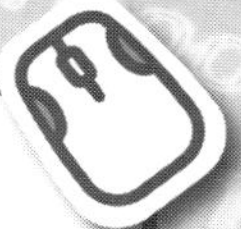

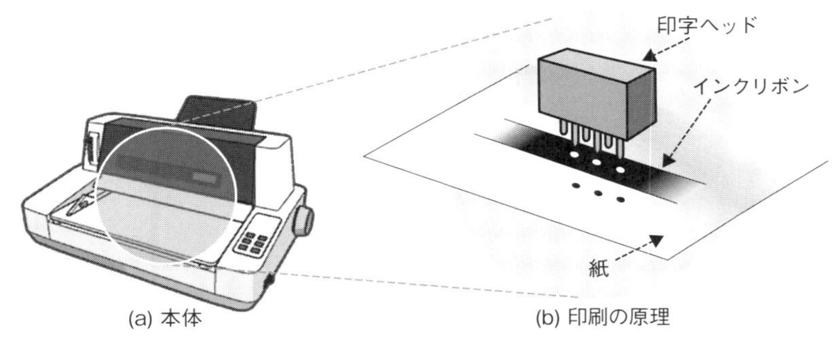

図2.23　ドットインパクトプリンタ

d) 熱転写プリンタ

熱転写プリンタ（サーマルプリンタ：Thermal Printer）とは，熱によって紙媒体に印字する仕組みをもつプリンタのことである．その種類としては，転写方法によってインクリボンを使用する熱転写プリンタと，専用の感熱紙に印刷をおこなう感熱式プリンタがある．

熱転写プリンタには，熱溶性顔料インクを熱で溶かして転写する熱溶融型と昇華性染料インクを昇華させて転写する昇華型とがある．昇華型の熱転写プリンタは特に，昇華型プリンタと呼ばれる．熱溶融型の熱転写プリンタの印刷原理は図2.24に示すように熱ヘッドによりインクリボンを加熱・加圧し，転写することによって印刷する．カラー印刷が可能であるが，印刷速度が遅い．感熱式プリンタは，紙の表面に熱を感知することで，化学反応を起こし色が変わる特殊な薬品が塗られている感熱紙に印刷するプリンタである．

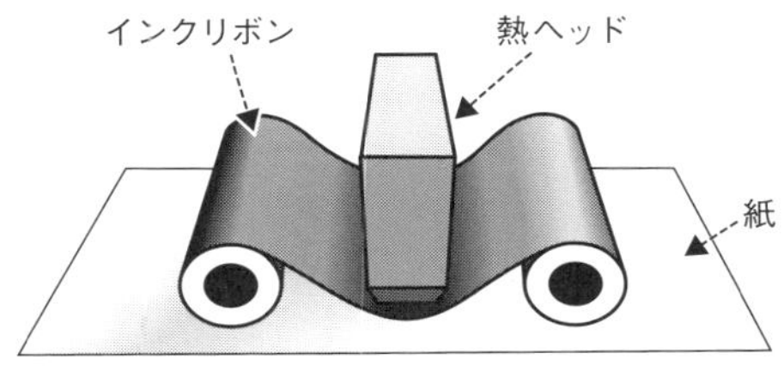

図2.24　熱転写プリンタの印刷原理

2.6 インタフェース

2.6.1 インタフェースとは

インタフェースとは，複数の装置を接続して情報や信号などをやり取りするための手順や規約を定めたものである．配線を接続するための末端部品であるコネクタの形状や電気通信の形式なども規定されている．

コンピュータと周辺機器装置間との通信に利用されているインタフェースはシリアルインタフェース(Serial Interface)とパラレルインタフェース(Parallel Interface)に大別することができる．**図2.25**に示すようにシリアルインタフェースは1本の信号線で1ビットずつ順番にデータを送受信する方法であり，RS-232C，USB，IEEE1394，および，内蔵のハードディスクやDVDなどを接続するSATA（Serial Advanced Technology Attachment：シリアルATA）などがある．これに対して，複数の信号線で一度に複数ビットを送受信する方法がパラレルインタフェースであり，セントロニクス，ATA（Advanced Technology Attachment），SCSI（Small Computer System Interface）などがある．最近では，回路が単純で高速転送可能なシリアルインタフェースが主流である．また，第4章で述べる無線方式のインタフェースもある．

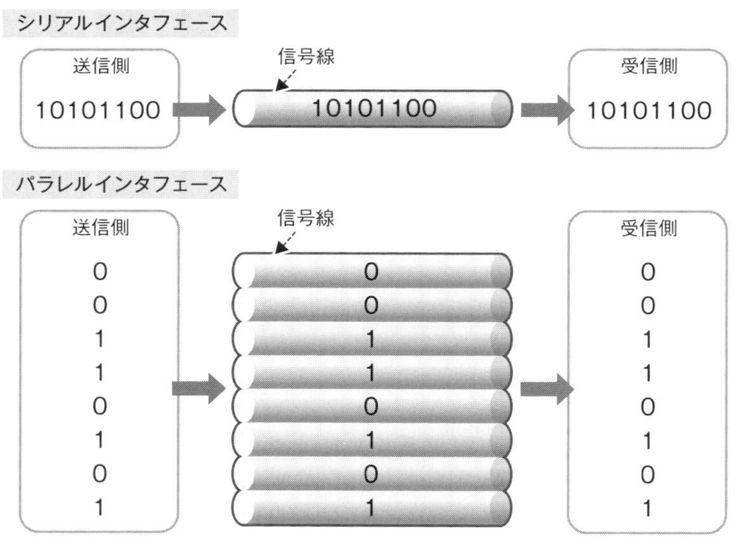

図2.25　シリアルインタフェースとパラレルインタフェース

2.6.2 代表的なシリアルインタフェース

a) RS-232C

RS-232C（Recommended Standard 232 version C）は，シリアルインタフェースの一つで古くから用いられているが，最近はUSBなどに取って代わられている．15mまでの距離を最高115.2kbpsの速度で通信できる．

図2.26(a)に示すようなケーブルの先に同図**(b)**のD-Sub 9ピンと同図**(c)** D-Sub 25ピンの2種類のコネクタがよく利用されている．D-Subの「D」はピンが並ぶピンコネクタがアルファベットのDの文字に似ているので，このような名前がつけられた．

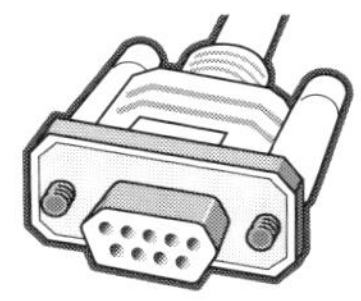
(a) RS-232Cケーブル

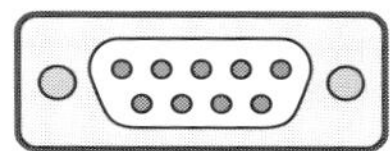
(b) D-Sub9ピン

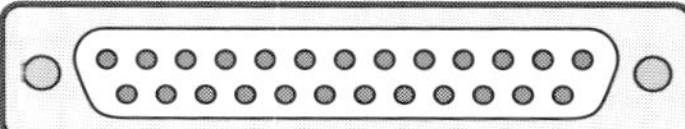
(c) D-Sub25ピン

図2.26　RS-232Cケーブルとコネクタ形状

b) USB

USB（Universal Serial Bus）はシリアルインタフェースの一つで，**表2.5**に示すように複数の規格が存在し，高速通信が可能である．さらに80Gbpsに通信速度が向上したUSB4 Gen4×2もある．キーボード，マウス，プリンタ，外付けハードディスクドライブなど多くの周辺機器を接続するのに用いられている．**図2.27**に示すUSBハブと呼ばれる分岐装置を用いて最大127台までの機器を接続することができる．

表2.5　USBの規格

規格	通信速度	最大伝送距離	対応ケーブル
USB1.1	12Mbps	5m	Type-A, Type-B, Mini-A, Mini-B
USB2.0	480Mbps	5m	Type-A, Type-B, Mini-A, Mini-B, Micro-A, Micro-B
USB3.0	5Gbps	3m	Type-A SuperSpeed, Type-B SuperSpeed, Type-C, Micro-A SuperSpeed, Micro-B SuperSpeed, Micro-AB SuperSpeed
USB3.1 Gen 1	5Gbps	3m	
USB3.1 Gen 2	10Gbps	1m	
USB3.2 Gen 1	5Gbps	3m	Type-C
USB3.2 Gen 2	10Gbps	1m	
USB3.2 Gen 2×2	20Gbps	1m	
USB4 Gen 2×2	20Gbps	0.8m	
USB4 Gen 3×2	40Gbps	0.8m	

また，USBケーブルを通じてコンピュータ本体から周辺機器に給電するUSBバスパワーと呼ばれる仕組みもある．そして，最大100Wの電力を供給できるUSB PD（Power Delivery）もある．さらにUSBは，コンピュータに新規に周辺機器を追加するときにOSが自動的に機器を検出して最適な設定をおこなう仕組みであるプラグアンドプレイやコンピュータの電源を入れたまま着脱が可能なホットプラグにも対応している．

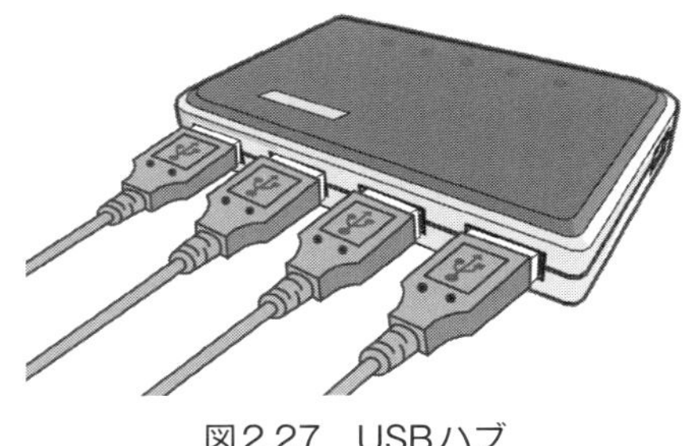

図2.27 USBハブ

図2.28(a)～(h)に示すようなType-A，Type-B，Mini-A，Mini-B，Micro-A，Micro-B，Type-A SuperSpeed，Type-B SuperSpeed，Type-C，Micro-A SuperSpeed，Micro-B SuperSpeedなどのケーブルがある．

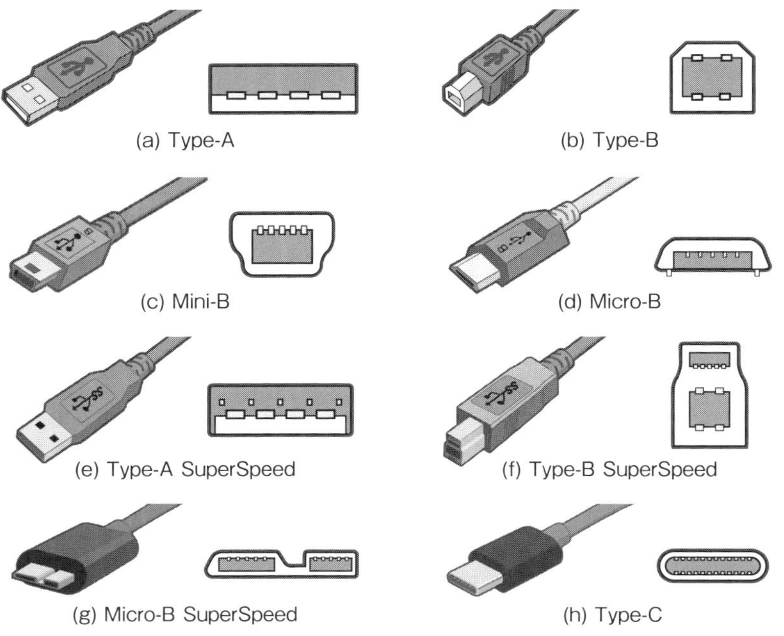

図2.28 USBケーブルの種類とコネクタ

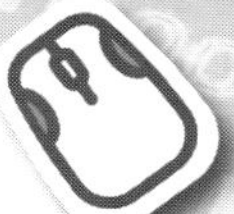

c) IEEE1394

IEEE1394 (Institute of Electrical and Electronics Engineers 1394) は高速なシリアルインタフェースの一つで，最大400Mbpsの通信速度である．USBと同様にプラグアンドプレイやホットプラグに対応している．機器と機器を結ぶケーブルの最大長は4.5m，総延長は72mまで可能である．接続方式では，図2.29に示す数珠つなぎに接続するデイジーチェーン方式やIEEE1394ハブを利用したツリー状の接続などがあり，最大63台の機器を接続できる．IEEE1394のコネクタ形状には図2.30に示す6ピンと4ピンがある．

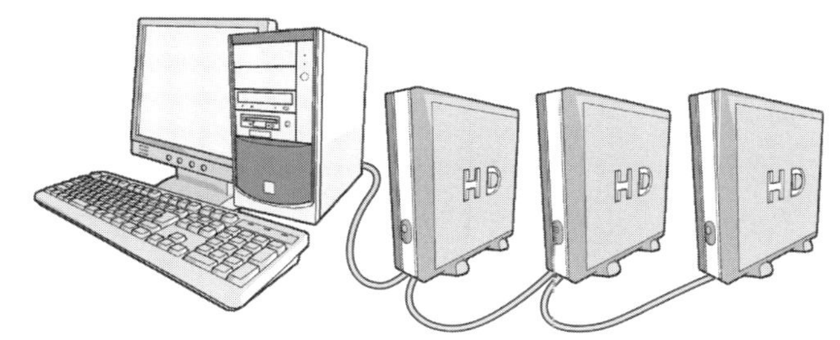

図2.29　デイジーチェーン方式

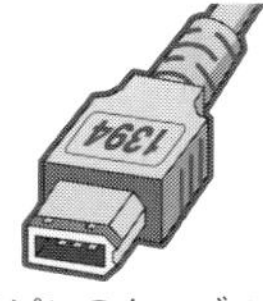

(a) 6ピンのケーブル

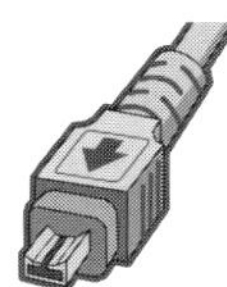

(b) 4ピンのケーブル

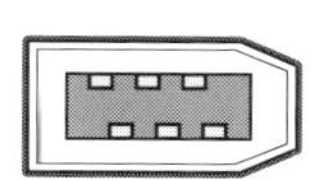

(c) 6ピンのコネクタ

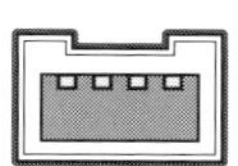

(d) 4ピンのコネクタ

図2.30　IEEE1394 ケーブルとコネクタ形状

2.6.3 ディスプレイ用インタフェース

パソコン向けのディスプレイのインタフェースは，アナログ方式とデジタル方式がある．アナログ方式の場合，パソコン内部でデジタル信号をアナログ信号に変換するため，画質の劣化が発生する．それに対し，デジタル方式の場合，デジタル信号をそのまま利用できるため，アナログ方式に比べ高画質である．ディスプレイ用のインタフェースとして，VGA端子，DVI，HDMI，DisplayPortなどがある．また最近では，映像信号も扱えるUSB Type-Cを備えたディスプレイも増加傾向である．

a) VGA 端子

VGA端子（別名：D-Sub 15ピン，アナログRGB端子）は，アナログ映像信号を出力するためのケーブルに用いられるコネクタである．最大解像度は1,280×1,024ピクセルである．コネクタ形状は，RS-232Cでも利用されるD-Subであるが，図2.31に示すような3列15ピンである．

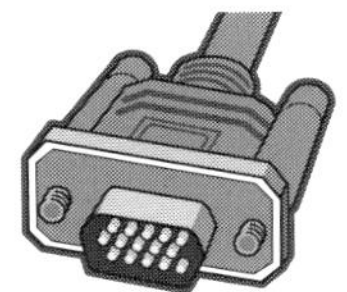

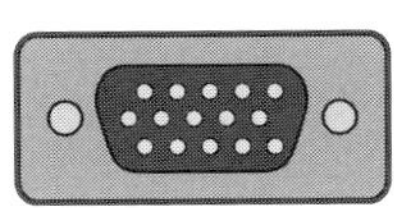

図2.31　VGA端子（D-Sub 15ピン）ケーブルとコネクタ形状

b) DVI

DVI（Digital Visual Interface）には，デジタル接続用のDVI-D，アナログ接続用のDVI-A，およびデジタル／アナログ両対応のDVI-Iの三つのコネクタがある．デジタル用にはシングルリンクとデュアルリンクがある．シングルリンクはディスプレイに表示できる最大解像度が1,920×1,200ピクセルで，デュアルリンクが2,560×1,600である．DVIのケーブルと各コネクタの形状を図2.32に示す．

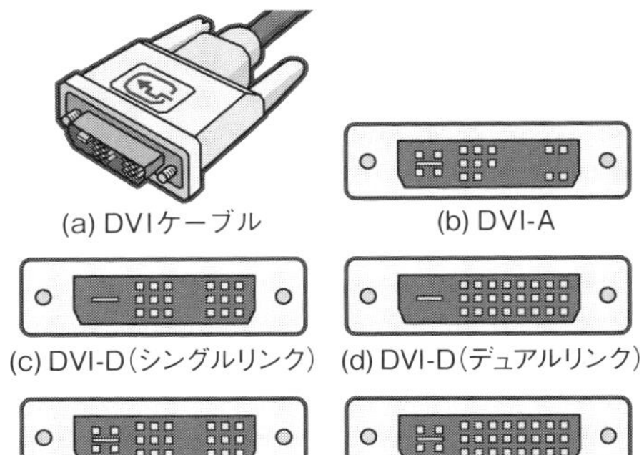

図2.32　DVI ケーブルとコネクタ形状

c) HDMI

HDMI（High-Definition Multimedia Interface）はデジタルインタフェースの一つとして，デジタルテレビとBlu-Rayレコーダなどの接続に多く利用されている．映像信号と音声信号を1本のケーブルでデジタル伝送できる．また，デジタルコンテンツの著作権保護技術であるHDCP（High-bandwidth Digital Content Protection system）にも対応している．バージョン2.1での最大解像度は7,680 × 4,320である．ケーブルならびにコネクタ形状を図2.33に示す．

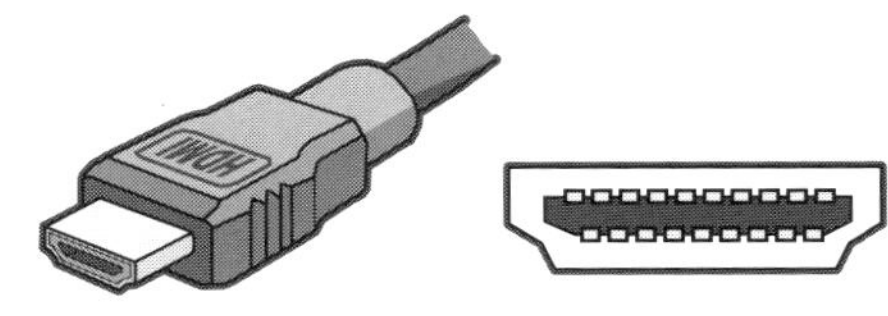

図2.33　HDMIケーブルとコネクタ形状

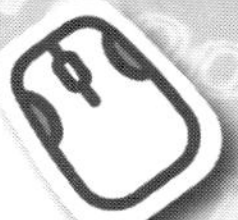

第1部

d) DisplayPort

DisplayPortは，DVIの後続を狙ったデジタルインタフェースの一つである．HDMIと同様に映像信号と音声信号を1本のケーブルでデジタル伝送でき，HDCPにも対応している．バージョン2.0での最大解像度は7,680×4,320である．医療分野などの超高解像度での利用にも配慮されている．ケーブルならびにコネクタ形状を図2.34に示す．

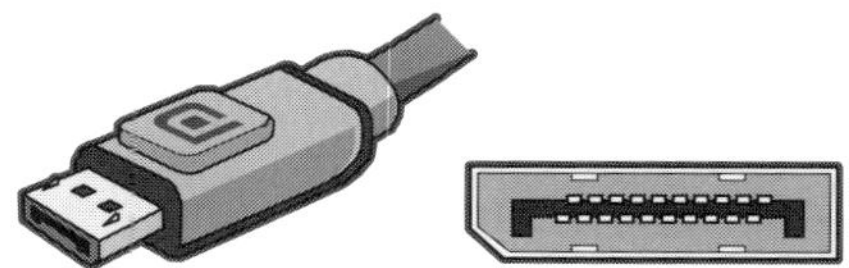

図2.34　DisplayPortケーブルとコネクタ形状

2.7 コンピュータの種類

コンピュータの種類としては，パーソナルコンピュータ，ワークステーション，スーパーコンピュータ，タブレットPC，スマートフォンなどがある．

2.7.1 コンピュータ

a) スーパーコンピュータ

スーパーコンピュータ（Super Computer）は気象予測，天体シミュレーションなどの大容量の計算を高速で処理することができる．複数の演算を一度におこなうための行列演算などに対応している．図2.35(a)にCray Research社が設計したベクトル型スーパーコンピュータのCray-1を示す．Cray-1は1970年代半ばまで世界最高速であった．高さ2m弱で，重さは5.5トンである．

b) メインフレーム

メインフレーム（Mainframe）は汎用コンピュータとも呼ばれ，企業の基幹業務などに利用される大規模なコンピュータである．第1章でも登場したIBM社のSystem/360は代表的なメインフレームである．図2.35(b)に示すような形であり，家庭用冷蔵庫よりも大きい．1990年代以降，コンピュータの小型化・軽量化の流れにより，その利用は減少し続けている．

c) ミニコンピュータ

ミニコンピュータ（Mini Computer）は，メインフレームに対して小さいためにこのように呼ばれるが，実際は家庭用冷蔵庫の半分ぐらいのサイズである．

メインフレームは設計室や研究室に入れることが困難な大きさであるため，小型化されたものである．しかし，パソコンの普及により衰退した．代表的なミニコンピュータにはDEC（現，HP）社のPDP-8，PDP-11などがある．

d) オフィスコンピュータ

オフィスコンピュータ（Office Computer）は1980年代後半から1990年代にかけて，中小企業の給与計算，財務計算，販売管理などの事務処理に利用されていたコンピュータである．

e) ワークステーション

ワークステーション（WS：Workstation）は，設計・開発，研究や事務処理に利用されるコンピュータである．特に，科学技術計算や設計などに利用されるものをEWS（エンジニアリングワークステーション）と呼ぶ．安定した電源供給，高性能のグラフィックス機能，高CPU性能などの特徴がある．もともとUNIXと呼ばれるOS（オペレーティングシステム）を用いたUNIXワー

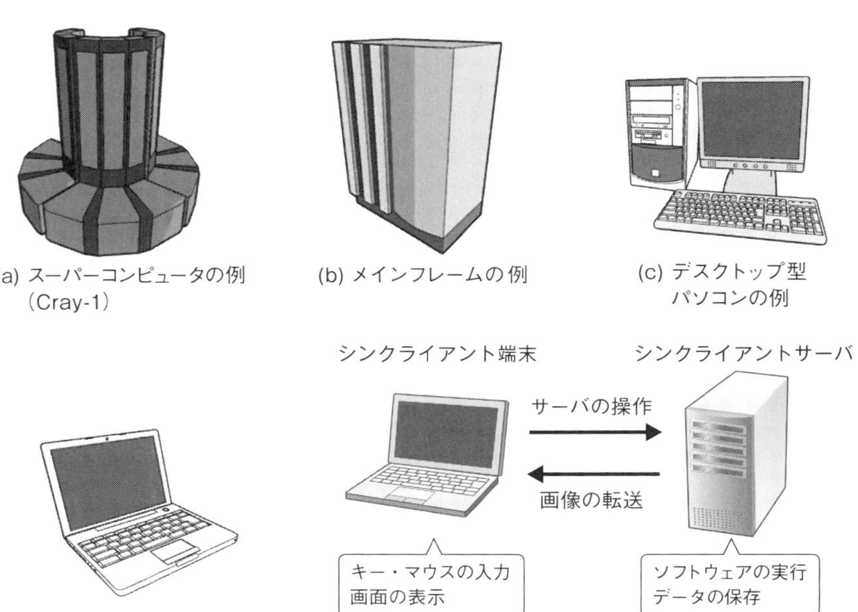

図2.35　コンピュータの種類

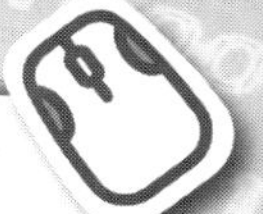

クステーションがワークステーションと呼ばれていたが，最近ではMicrosoft社のOSであるWindowsが搭載されたものもワークステーションと呼ばれ，パーソナルコンピュータの性能の向上により，その差異はなくなりつつある．

f) パーソナルコンピュータ

パーソナルコンピュータ（Personal Computer：単にパソコンと呼ぶ）は個人向けの汎用的なコンピュータである．図2.35(c)に示すような机上に置くデスクトップ型や同図(d)に示すような持ち運びに便利なノートブック型（単に，ノート型ともいう）などがある．

g) シンクライアント

シンクライアント（Thin Client）は，ユーザが利用するクライアント端末には表示や入力などの最小限の処理のみを搭載し，ほとんどの処理をサーバ側でおこなうための仕組みである．最小限の処理のみを搭載したクライアント端末のみをシンクライアントと呼ぶこともある．図2.35(e)に示すようにクライアント端末側でキーボードやマウスからサーバを操作して，サーバ側のアプリケーションソフトウェアを実行させ，その結果をクライアント端末に表示する．データの保存はサーバ側でおこない，ファイルなどの資源を管理する．ソフトウェアやデータを一元管理するため，運用・管理費用が低減できる．

2.7.2 携帯機器

a) PDA

PDA（Personal Digital Assistant）は個人用の携帯情報端末の総称である．図2.36(a)の形で片方の手のひらに収まるぐらいの大きさである．住所録，スケジュール管理，メモ，電卓などの機能をもつものが多い．最近では，携帯電話機能を有したPDAの一種であるスマートフォンが普及している．

b) タブレットPC

タブレットPC（Tablet PC）は，図2.36(b)に示すような板状の形の片方にタッチパネル式の液晶ディスプレイが搭載されたコンピュータの一種である．ほとんどの操作を手やペンで直接画面に触れることによっておこなう．タブレット端末や単に，タブレットとも呼ばれる．雑誌程度の大きさで，薄型軽量，充電池で駆動するため持ち運びに便利である．無線LANや携帯電話の回線を利用してインターネットへの接続も可能である．いろいろなアプリケーションソフトウェアが利用可能であり，電子書籍などの端末としての利用も多い．

c) スマートフォン

スマートフォン（Smartphone）は，図2.36(c)に示すようなタブレットPCを小さくしたような形状で，携帯電話や無線LANなどの通信機能をもった一種のPDAである．インターネットの利用はもちろん，PDAとしての住所録，スケジュール管理，メモ，電卓，カメラ，音楽・動画像の再生などの機能をもつ．いろいろなアプリケーションソフトウェアを利用することによって，パーソナルコンピュータと同様のことができる．タブレット端末と同様に，タッチパネル式の液晶ディスプレイが搭載されているものも多い．タブレットPCとスマートフォンの違いは電話機能の有無である．画面サイズにより区別される場合もあるが，厳密な定義はない．

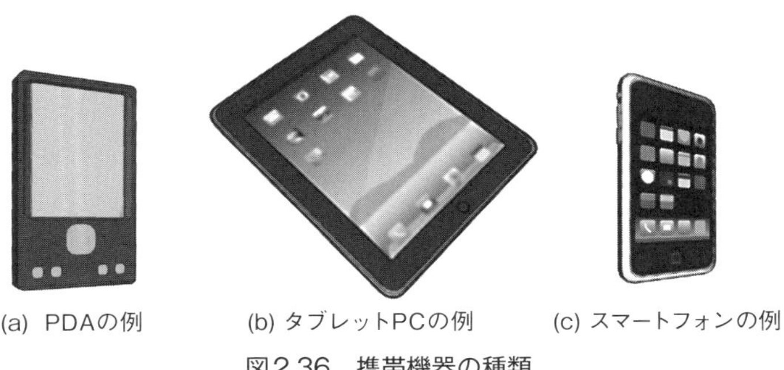

(a) PDAの例　(b) タブレットPCの例　(c) スマートフォンの例

図2.36　携帯機器の種類

2.8 耐障害性

コンピュータとその周辺装置は機械であり，いつか必ず壊れる．しかし，壊れた場合は業務に支障をきたすため，システムに障害が発生したときに，正常な動作を保ち続けるように配慮しなければならない．システムに障害が発生したときに，正常な動作を保ち続けるための能力のことをフォールトトレランスという．日本語では，耐障害性，故障許容などと訳される．コンピュータの一部に支障をきたすと機能が停止してしまうが，ある程度の冗長性をもたせることによって異常を回避する仕組みがとられている．たとえば，ハードディスクの多重化，電源の多重化，無停電電源装置の設置などが挙げられる．

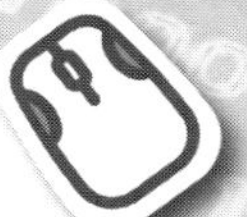

2.8.1 ハードディスクの多重化

ハードディスクを多重化し，耐障害性を高めたり，データの読み書きを高速化したりする技術をRAID（Redundant Arrays of Independent Disks：レイド）という．

RAIDは複数台のディスクをまとめて仮想的に1台のハードディスク装置として管理する技術である．RAIDには0～6のレベルがあり，一般にはRAID0，1，5，6および，これらの組合せが利用されている．

RAID0はストライピングと呼ばれ，図2.37(a)に示すように2台以上のディスクを組み合わせ，ディスクに対する読み書きの処理を複数のディスクに対して同時並行的に実行することで，アクセス速度を高速化する仕組みである．

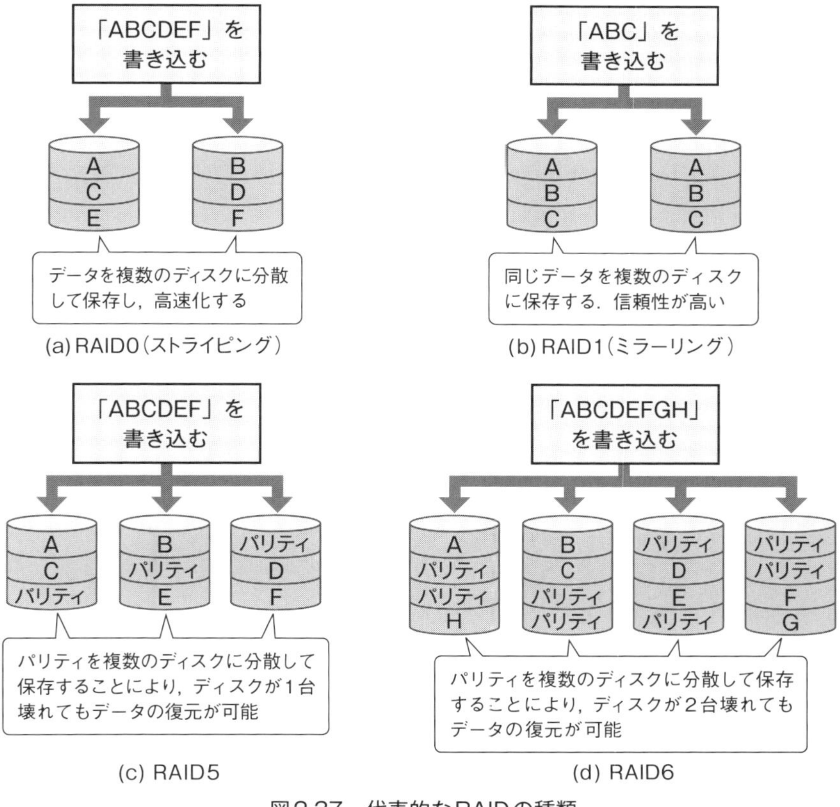

(a) RAID0（ストライピング）

(b) RAID1（ミラーリング）

(c) RAID5

(d) RAID6

図2.37　代表的なRAIDの種類

RAID1はミラーリングと呼ばれ，同図(b)に示すように同一のデータを複数のディスクに書き込み，一方のディスクが故障しても，他方で処理を続行できるように耐障害性を高めたものである．RAID5は，耐障害性の向上と高速化，大容量化のすべてを実現したものである．ディスクの故障時に記録データを復元するために「パリティ」と呼ばれる冗長な誤り検出符号を，同図(c)に示すように全ディスクに分散して保存する．3台以上のディスクを必要とし，1台のディスクが故障しても復元可能であるが，2台以上のディスクが故障すると復元は不可能である．保存できる実容量は(ディスク台数−1)台分である．RAID6は，同図(d)のようにパリティを二重に保存するため，4台以上のディスクを必要とし，2台のディスクが同時に故障しても復元可能であるが，保存できる実容量は(ディスク台数−2)台分である．

2.8.2 無停電電源装置

無停電電源装置(UPS：Uninterruptible Power Supply)は，図2.38に示すようにコンピュータなどと外部電源との間に設置し，外部からの電源供給が遮断された場合に，蓄電していた電力を使ってコンピュータなどに電源を数分から数十分程度供給する装置である．電源を供給している間に自動的にコンピュータにシャットダウンを命令し，コンピュータを安全に停止することができる．また，落雷などによる瞬断や一時的な電圧低下などの影響も回避することができる．

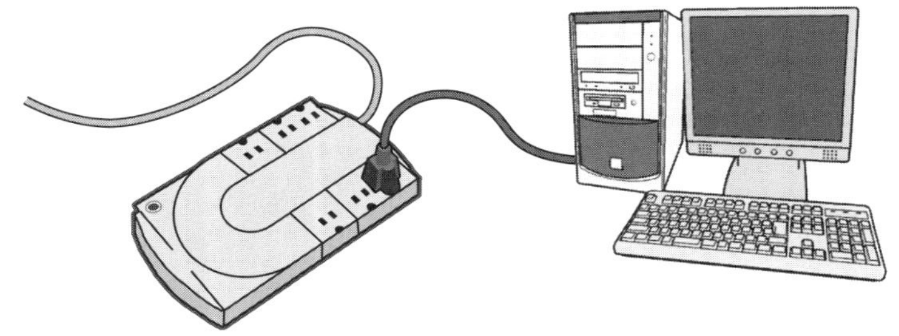

図2.38　無停電電源装置の例

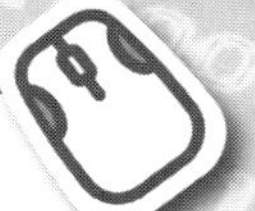

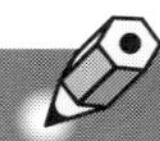

問　題

1. ノイマン型コンピュータの５大装置とは何か？
2. CPUは５大装置の演算装置と何装置からできているか？
3. CPUにプログラムやデータを直接受け渡しすることができる唯一の記憶装置は何か？
4. ハードディスクにおいて回転軸から同心円状に区切ったものは何か？
5. 片面１層のDVD-Rの記憶容量はいくらか？
6. 磁気とレーザ光を利用してディスクに記憶させる装置は何か？
7. 手書きや印刷文字などを画像データとして読み取り，文字データに変換する装置は何か？
8. プリンタの解像度を表す単位は何か？
9. カーボン複写紙を用いた複写式伝票印刷ができるプリンタは何か？
10. 停電に備えて用意する電源装置はアルファベット３文字で何か？

第3章 ソフトウェア

3.1 ソフトウェアの種類

ソフトウェア (Software) は，コンピュータを動作させる手順や命令をコンピュータが理解できる形式で記述したものであり，形をもたない手順や命令そのものである．広義にはプログラムにデータを加えたものをさす．単に，ソフトと呼ばれる場合もある．

ソフトウェアはシステムソフトウェアとアプリケーションソフトウェア（応用ソフトウェア）に大別される．システムソフトウェアとアプリケーションソフトウェアはさらに**表3.1**のように分けることができる．

表3.1　ソフトウェアの種類

分類	種類
システムソフトウェア	ファームウェア
	オペレーティングシステム（OS）
	ミドルウェア
	プログラミング言語
アプリケーションソフトウェア（応用ソフトウェア）	共通応用ソフトウェア
	個別応用ソフトウェア

また，**図3.1**のようにソフトウェアを階層図で表現すると，ハードウェアを最下層として，ハードウェアから近い順に同図のように並べることができる．

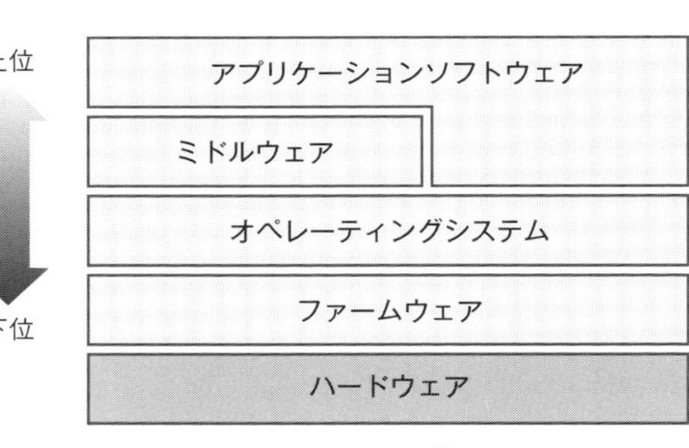

図3.1　ソフトウェアの階層図

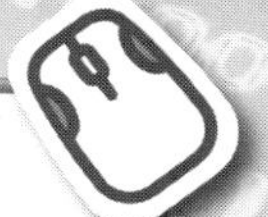

3.2 システムソフトウェア

3.2.1 ファームウェア

ファームウェア (Firmware) とは，ハードウェアを直接制御するためのソフトウェアである．代表的なものにBIOS (Basic Input/Output System)，デバイス・ドライバ (Device Driver，別名：ドライバプログラム，ドライバソフト) などがある．

BIOSは，コンピュータの基本的なハードウェアを制御するプログラムであり，コンピュータ内部のROMに保存されている．コンピュータの電源を入れたときに最初に起動するプログラムで，システムを初期化したりハードディスクからオペレーティングシステムのプログラムを読み出したりする．デバイス・ドライバはディスプレイやプリンタなどの周辺機器を利用するためのソフトウェアである．周辺機器を購入すると，それぞれのオペレーティングシステムに対応したデバイス・ドライバが付属されている．図3.2のように新しい周辺機器をコンピュータに接続すると，自動的にデバイス・ドライバを組み込み，設定する仕組みをプラグアンドプレイ (PnP：Plug and Play) といい，USB，IEEE1394，シリアルATA (SATA) などがそれに対応している．また，コンピュータの電源を入れたまま，周辺機器を抜き差しできる仕組みをホットプラグ (Hot Plug) やホットスワップ (Hot Swap) といい，USB，IEEE1394，シリアルATA (SATA) などがそれに対応している．

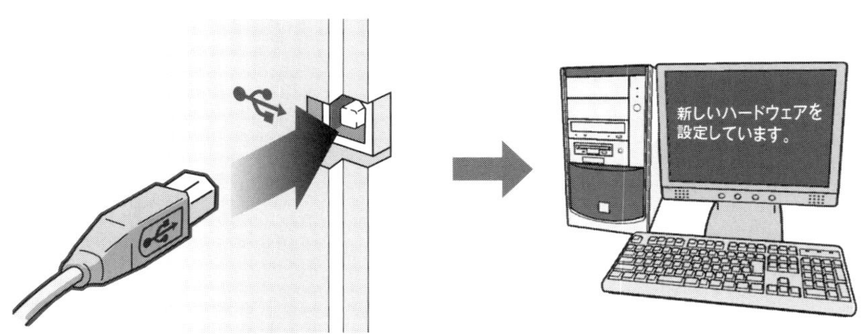

図3.2　プラグアンドプレイ

3.2.2 オペレーティングシステム

オペレーティングシステム（OS：Operating System）は基本ソフトウェアと呼ばれる場合もある．オペレーティングシステムの機能は，**表3.2**に示すように，メモリの管理，プロセスの管理，周辺装置の制御，ネットワークのサポート，ファイルシステムの管理，ユーザの管理，ユーザインタフェースの提供，多言語環境のサポート，および，電源の管理などである．

表3.2 オペレーティングシステムの機能

機能	説明
メモリ管理	プログラム開始時に主記憶装置にプログラムやデータを割り当てて，プログラム終了時に主記憶装置を解放する．見かけ上の主記憶の容量を拡大する仮想記憶もおこなう
プロセス管理	プログラムの実行単位であるプロセスに必要な資源（リソース）を割り当てて，その実行を制御する．複数のプロセスが同時に稼働する場合には，時分割でプロセスを切り替える
周辺装置の制御	キーボードやディスプレイなどの周辺機器の接続状況を管理する．新規の周辺機器に対して，自動的にデバイス・ドライバをインストールする機能（プラグアンドプレイ）が備わっているものも多い．
ネットワークのサポート	ネットワーク環境を提供する
ファイルシステムの管理	記憶媒体にファイルを記録したり，記憶媒体からファイルを探し出したり，ファイルを消去したりする機能を提供する
ユーザの管理	複数のユーザの同時利用をサポートしたり，ファイルへのアクセス権限を管理したりする．たとえば，コンピュータの利用開始時にユーザを識別するログイン（ログオン），ユーザの利用終了時にはログアウト（ログオフ）の操作を制御する
ユーザインタフェースの提供	キーボードから文字入力によって操作するCUI（Character User Interface）やマウスでアイコンをクリックすることによって操作するGUI（Graphical User Interface）などの人とコンピュータとのコミュニケーション手段を提供する
多言語環境のサポート	日本語に限らず，多言語が利用できるようにサポートする
電源の管理	電源を切る操作であるシャットダウンをおこなう．また，一定時間利用がない場合にディスプレイやハードディスク装置を停止したり，メモリ内容をハードディスクに退避させたりすることにより，電力の消費を抑える

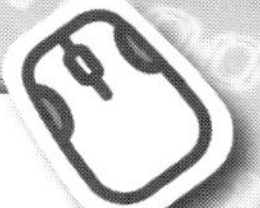

また，オペレーティングシステムの種類としては，**表3.3**に示すようなMicrosoft社のWindows，UNIX，Linux，Apple社のmacOS（旧OS X）やiOS，および，Google社のAndroidなどがある．

表3.3　OSの種類

OS	説明
Windows	米Microsoft社によって開発されたパソコン用のOS．グラフィカルユーザインタフェース（GUI）環境を有し，パソコン用OSの市場シェアは世界トップである
UNIX	米AT&T社のベル研究所によって開発されたOS．コンピュータ言語の一種であるC言語で記述されており，開発時以来マルチユーザやマルチタスクに対応している．このOSに実装されたネットワークがもととなりインターネットへと発展した
Linux	フィンランドヘルシンキ大学の学生によって作成されたUNIXと互換性のあるOS．自由に改変でき，無料で再配布を可能にしたため，世界中で開発が続いている
macOS（旧OS X）	米Apple社によって開発されたMacintosh用のOS．UNIXベースのOSであり，UNIXの利便性や安定性に加え，ユーザにとって使いやすいインタフェースが採用されている
iOS	米Apple社によって開発された組み込み用のOS．Apple社のスマートフォンであるiPhoneに採用されている．かつてはタブレット端末iPad，iPad miniなどにも採用されていたが，現在ではiPadには，iPadOSが利用されている
Android	米Google社によって開発されたスマートフォンやタブレットなどの情報端末用のOS．スマートフォン用のOSとしては世界の市場シェアトップである

a) ファイルの仕組み

私たちがアプリケーションソフトウェアを使って作成したデータは，主記憶装置に記憶されている．しかし，アプリケーションソフトウェアを終了すると，データはすべて消去される．そこで，作成したデータをハードディスクなどの記憶媒体に保存する．この記憶媒体に保存したデータのことをファイルという．ファイルの管理もOS機能の一つである．

ファイルを保存するときには，ファイル名をつける．ファイル名は**図3.3**に示すように本体（主ファイル名）と拡張子からなり，本体と拡張子の間は“.”（ピリオド）で区切られる．拡張子はファイルの種類を表す．代表的な拡張子を**表3.4**に示す．

図3.3　ファイル名

表3.4　ファイルの拡張子と種類

拡張子	ファイルの種類
exe	実行可能なプログラムのファイル形式
txt	一般的なテキスト形式のデータファイル
csv	項目をカンマで区切ったテキスト形式のデータファイル
doc, docx	MS-Wordで作成したデータのファイル形式．XML（Extensible Markup Language）に対応したファイルはdocxである
xls, xlsx	MS-Excelで作成したデータのファイル形式．XML（Extensible Markup Language）に対応したファイルはxlsxである
pdf	Adobe Systems社が開発した文書のデータファイル形式．環境に影響されず文章や画像がレイアウト表示できる
jpg, jpeg	JPEG（Joint Photographic Experts Group）画像ファイル形式
tif, tiff	TIFF（Tagged Image File Format）画像ファイル形式
gif	GIF（Graphics Interchange Format）画像ファイル形式
bmp	ビットマップ画像ファイル形式
png	PNG（Portable Network Graphics）画像ファイル形式
mpg, mp4	MPEG（Moving Picture Experts Group）-4の動画像ファイル形式
avi	AVI（Audio Video Interleave）動画像ファイル形式
wav	WAVE音声ファイル形式
wmv	WMV（Windows Media Video）動画像ファイル形式
mp3	MP3（MPEG-1 Audio Layer-3）音声ファイル形式

ファイルの種類には，バイナリ形式とテキスト形式がある．バイナリ形式のファイルは，コンピュータが読める2進数で表現されたものである．テキスト形式のファイルは，文字データだけで作成されたものであり，文字の装飾やフォントの指定などのレイアウトに関する情報はもっていない．バイナリ形式ファイルには，プログラムファイルや画像ファイル，音声ファイルなどがあり，テキスト形式ファイルには，テキストファイル，CSV（Comma Separated Values）ファイル，HTML（HyperText Markup Language）ファイル，および，各プログラミング言語で記載されたソースファイルなどがある．WordやExcelで作成されたデータファイルは，多くの部分にテキスト形式が読み取れる箇所が存在するが，レイアウト情報などがバイナリ形式のため，バイナリ形式ファイルに分類される．

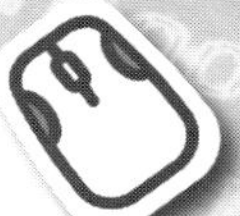

ファイルをハードディスクなどの補助記憶装置に保存する場合には，フォーマット（または，初期化，イニシャライズ）という作業が必要である．これは，**図3.4**に示すようにファイルを保存するための区画を分け，それに番号をつける作業である．OSごとにフォーマットの方法が異なるため，OSごとのフォーマット作業が必要である．

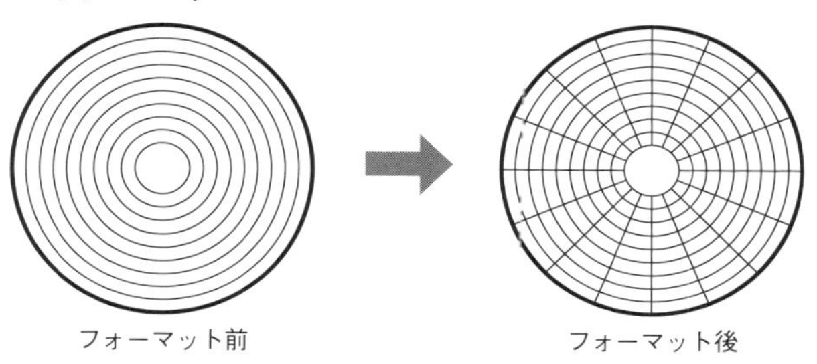

図3.4　フォーマット

ディスクにファイルを分類・整理・管理するための構造は**図3.5**に示すような階層構造になっていて，これをディレクトリ（Directory）構造という．ディレクトリ構造はちょうど木を逆さまにした形であるためにツリー（Tree）構造と呼ばれる．最上層は「根」を意味するルートディレクトリ（Root Directory）といい，枝分れした部分をディレクトリといい，葉にあたる部分がファイルである．ディレクトリはフォルダとも呼ばれる．ファイルの所在を示すものをパス（Path）という．パスにはルートディレクトリからファイルの所在を示す絶対

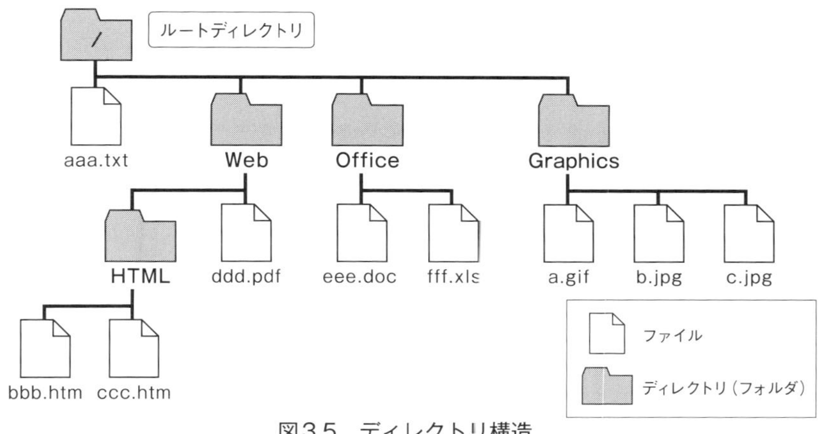

図3.5　ディレクトリ構造

パスと，あるディレクトリからファイルの所在を相対的に示す相対パスがある．また，現在自分が開いているディレクトリをカレントディレクトリという．

図3.5において，カレントディレクトリが「HTML」であり，指定したいファイルがa.gifであったとする．ファイルの所在を表現すると，図3.6のようになる．このときの「/」は区切り文字であり，「..」は自分の親ディレクトリを表す文字である．また，自分自身のディレクトリは「.」で表現する．絶対パスの場合には，必ず「/」から書き始める．Windowsでは，「/」の代わりに「¥」，または「＼」で表現する．

絶対パス	相対パス
/Graphics/a.gif	../../Graphics/a.gif

図3.6　パス

b) ユーザインタフェース

ユーザインタフェースは，コンピュータとその利用者であるユーザが情報をやり取りするためのインタフェースである．OSが提供するインタフェースにはCUI（Character User Interface）とGUI（Graphical User Interface）がある．CUIは図3.7(a)に示すようにユーザがキーボードから文字を入力してコンピュータを操作する方式である．一方のGUIは，同図(b)のようにコンピュータ画面上に表示されたウィンドウ，アイコン，ボタンなどをマウスなどのポインティングデバイスを用いてコンピュータを操作する方式である．たとえば，アイコン上でマウスを2回連続でクリック（ダブルクリック）し，ファイルを開く操作などがある．

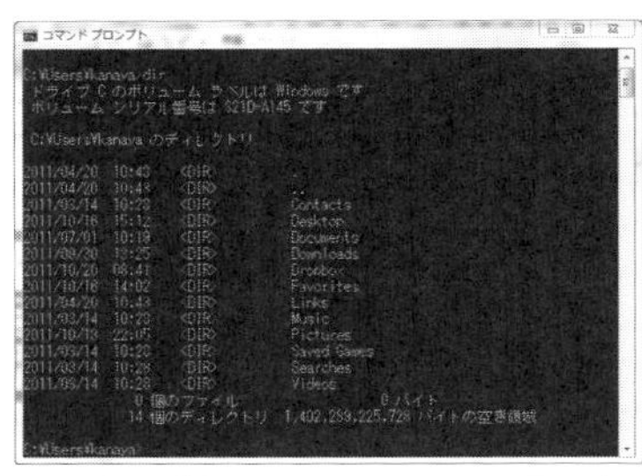
(a) CUI（Character User Interface）

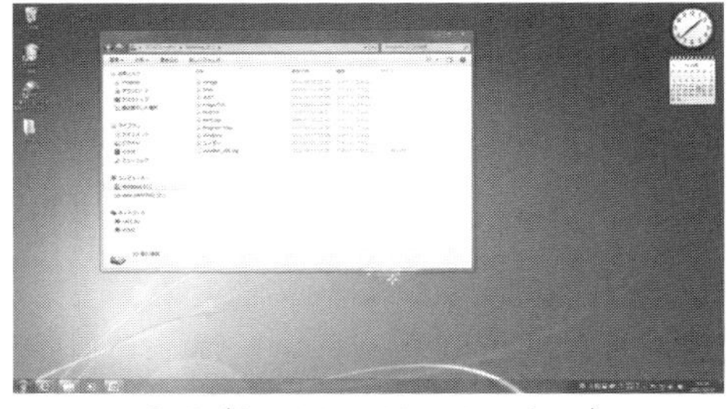
(b) GUI（Graphical User Interface）

図3.7　ユーザインタフェース

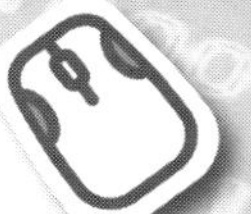

また，ファイルを移動する場合，CUIであると，図3.8(a)に示すように「move」というコマンドを入力するが，GUIの場合には，同図(b)に示すようにドラッグ＆ドロップを利用して移動させる．ドラッグ＆ドロップとは，マウスを使った操作法の一つであり，画面上のウィンドウやファイルのアイコンの上にマウスポインタを重ね，マウスボタンを押し，その状態のままマウスを移動させ，別の場所でマウスボタンを離すことである．

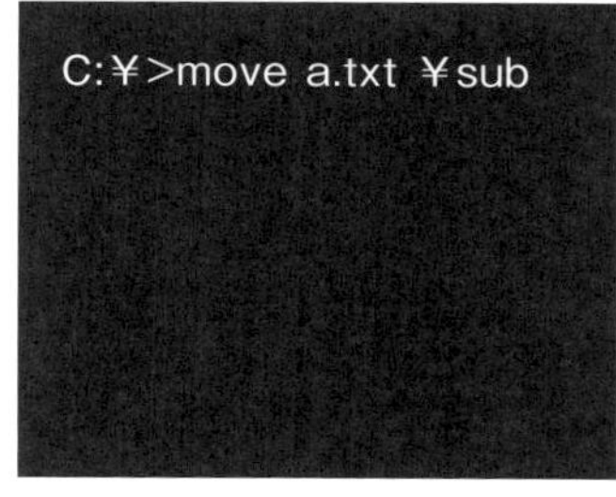

(a) CUIでの移動コマンド

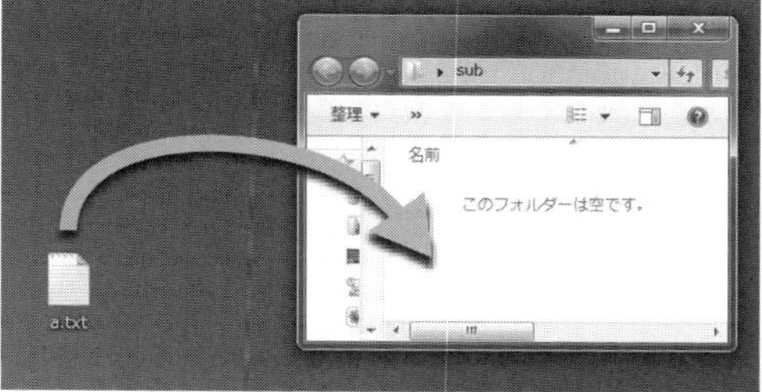

(b)ドラッグ＆ドロップ

図3.8　ファイル移動のCUIとGUIの例

c) ユーザ管理

一つのコンピュータを複数のユーザによって共有することをマルチユーザという．しかし，本来利用を許可されていないユーザが，ファイルを勝手に読んだり，書き換えたり，削除したりできないようにする必要がある．また，本来利用を許可されていないユーザにコンピュータを利用させるわけにはいかない．そこで，コンピュータやネットワークの利用開始時にユーザの身元を確認するための情報を入力し，ユーザの妥当性やアクセス権限に基づいた操作ができるようにすることをログイン（ログオン）という．あらかじめ目の前やネットワーク上のコンピュータにユーザの身元情報やアクセス権限を登録しておき，ログイン操作によって，その情報との整合性を確認する．一般的に，そのユーザしか知り得ないユーザIDやパスワードなどが身元確認のための情報である．逆に，コンピュータやネットワークの利用を終了するときにする操作をログアウト（ログオフ）という．また，コンピュータの利用が完全に終わり，電源を切る動作をシャットダウンという．シャットダウンは単に電源を切るだけでなく，現在稼働しているアプリケーションソフトウェア，そして

OSの各プロセスを終了させ，メモリを解放し安全に電源を切ることである．

3.2.3 ミドルウェア

ミドルウェアはオペレーティングシステムとアプリケーションソフトウェアの中間的な処理や動作をおこなうソフトウェアのことである．オペレーティングシステムにない機能を提供し，アプリケーションソフトウェアの開発や稼働を助けるソフトウェアの総称である．代表的なミドルウェアはデータベースを運用・管理する「データベース管理システム（DBMS：Database Management System）」やコンピュータ上でのアプリケーションソフトウェアの実行を管理・補助する「アプリケーションサーバ（Application Server）」などがある．

3.2.4 コンピュータ言語

コンピュータ言語（Computer Language）とは，コンピュータで用いられる人工的な言語の総称である．コンピュータ言語にはプログラムを記述するためのプログラミング言語，ホームページを記述するためのマークアップ言語，文章のレイアウトを記述するためのスタイルシート言語，データベースを操作するためのデータベース言語（または，問合せ言語）などがある．

a) プログラミング言語

プログラミング言語（Programming Language）はコンピュータ言語の一種であり，ソフトウェアの動作を記述するための言語である．プログラミング言語を用いて書くことをプログラミングという．代表的なプログラミング言語には，Python，Ruby，JavaScript，Java，C言語，C++，アセンブリ言語，機械語などがある．プログラミング言語には図3.9に示すように，よりハードウェアに近い言語である低水準言語（低級言語）とより人間に近い言語である高水準言語（高級言語）に分けることができる．機械語とアセンブリ言語が低水準

```
01011011
11011101
10100100
11011011
01101011
```

(a) 機械語

```
push   ebp
mov    bp,esp
push   ecx
push   ebx
push   esi
mov    esi,edx
```

(b) アセンブリ言語

```
void main()
{
  printf("Hello World¥n");
}
```

(c) 高水準言語（C言語）

図3.9　プログラミング言語の例

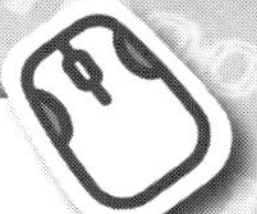

言語に分類される．

また，高水準のプログラミング言語で書かれたプログラムは実行する際，機械語に変換する必要がある．この変換方法はインタプリタとコンパイラに分けられる．インタプリタは，プログラムの実行時にプログラムを1行ずつ機械語に変換するためのプログラムである．コンパイラは，図3.10に示すようにプログラミング言語で書かれたソースプログラム（原始プログラム，ソースコード）を一括して機械語，もしくは中間言語によるオブジェクトプログラム（目的プログラム，オブジェクトコード）に翻訳（変換）するためのプログラムである．ここで得られたオブジェクトプログラムにリンカを用いて必要に応じて部品であるモジュールなどを付け加え，実行可能なファイルであるロードモジュールに変換する．コンパイラは一括変換後にプログラムを実行させるため，1行ずつ変換させるインタプリタよりも高速に実行できる．

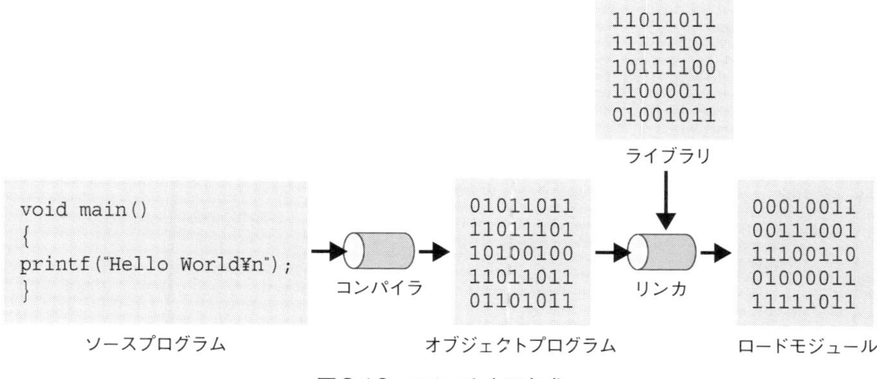

図3.10　コンパイラ方式

b) マークアップ言語

マークアップ言語（Markup Language）は，データのみを記述することを目的としたデータ記述言語の一つで，「タグ」と呼ばれる特定の文字列で，文に情報の意味や構造，装飾などを埋め込んでいる．代表的なマークアップ言語には，Webページ（ホームページ）を記述するためのHTML（HyperText Markup Language）やユーザが独自のタグを定義できるXML（Extensible Markup Language）などがある．

HTMLはWebページを記述するためのマークアップ言語である．文章の論理構造や表示の仕方などを記述することができる．文章の一部を“<”と“>”で挟まれた「タグ」と呼ばれる文字列で囲むことによって，文章の構造や修飾についての情報を文章に埋め込んで記述する．文章の中で表題や段落の区切りを指定したり，箇条書きの項目を列挙したり，文章の一部として画像や動画，音声を埋め込んだり，他の文書を結びつけるハイパーリンクを設定したりすることができる．レイアウトについても記述可能であるが，一般的には，CSS（Cascading Style Sheets）と呼ばれるレイアウト専用のスタイルシート言語を用いて記述することが多く，HTMLとCSSの組合せでWebページを作成している．図3.11(a)のHTMLをWebブラウザで表示させると同図(b)のようになる．

```
<html> ◀---タグ
<head>
<title>基礎から学ぶ医療情報</title>
</head>
<body>

<h1>コンピュータ言語</h1>

<p>コンピュータ言語とは，コンピュータで用い
られる人工的な言語の総称である。</p>

<ul>
<li>プログラミング言語</li>
<li>マークアップ言語</li>
</ul>

</body>
</html>
```

(a) HTML

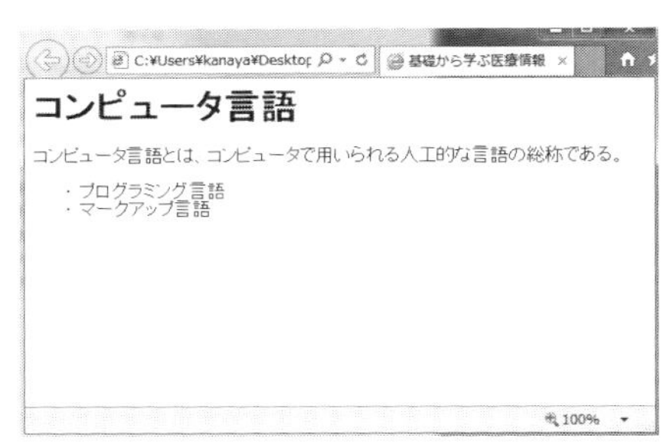

(b) (a)のブラウザによる表示

図3.11　HTMLの例

XMLはHTMLと同様にタグによって，情報の意味，論理構造，表示の仕方などを記述するマークアップ言語である．HTMLと異なる点は，図3.12のようにユーザが独自のタグを指定できるというところである．なお，HTMLをXMLの文法で定義し直したXHTML（Extensible HyperText Markup Language）もある．XMLにより，独自の意味や構造をもたせることができるため，ソフトウェア間

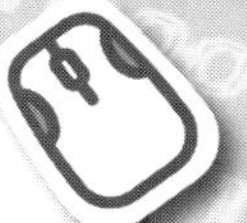

の通信・情報交換に用いるデータ形式や，WordやExcelなどをはじめ，さまざまな種類のデータを保存するためのファイルフォーマットなどの定義に使われている．医療情報交換の規格であるMedical Markup Language（MML）は，XMLをベースにしたものである．

```
<patient>
<patient_id>1</patient_id>
<name>青木太郎</name>
<disease>胃がん</disease>
</patient>

<patient>
<patient_id>2</patient_id>
<name>井上花子</name>
<disease>糖尿病</disease>
</patient>
```

図3.12　XMLの例

3.3 アプリケーションソフトウェア

アプリケーションソフトウェア（Application Software：応用ソフトウェア）は，共通応用ソフトウェアと個別応用ソフトウェアに大別できる．共通応用ソフトウェアは多様な業種，業務で共通して利用できるものである．個別応用ソフトウェアは共通応用ソフトウェアでは十分な作業がおこなえない特定業務のために独自に開発されたものである．ここでは，共通応用ソフトウェアを主に述べる．

アプリケーションソフトウェアには，**表3.5**に示すような文章の作成，データの分析，スライドの作成などのように，ある特定の目的のために利用されるソフトウェアである文書処理ソフトウェア,表計算ソフトウェア,プレゼンテーションソフトウェア，データベース管理ソフトウェアなどがあり，それぞれの例を**図3.13**に示す．

表3.5　アプリケーションソフトウェアの種類

ソフトウェア	説明
文書処理ソフトウェア	文書作成，編集用のソフトウェア．ワードプロセッサとも呼ばれる．図の挿入や文字の装飾，レイアウトを整えることもできる． 例）Microsoft社 Word，Apple社 Pagesなど
表計算ソフトウェア	数値データの集計・分析用のソフトウェア．スプレッドシートとも呼ばれる．数値データをグラフ化できる． 例）Microsoft社 Excel，Apple社 Numbersなど
プレゼンテーションソフトウェア	会議や報告会などで聴衆に情報を提示するためのソフトウェア． 例）Microsoft社 PowerPoint，Apple社 Keynoteなど

データベース管理ソフトウェア	データベースの作成と運用を支援するためのソフトウェア．データの追加，削除，変更，抽出などをおこなう． 例）Microsoft社 Access，Claris社 FileMakerなど
画像処理ソフトウェア	写真や図などの画像を加工するためのソフトウェア．ビットマップデータであるラスタ画像やベクトルデータであるベクタ画像に対して操作をおこなう． 例）Adobe社 PhotoShop，Adobe社 Illustratorなど
メールソフトウェア，メーラー	電子メールの作成，送受信，メールやメールアドレスを管理するためのソフトウェア． 例）Microsoft社 Outlook，Mozilla社 Thunderbirdなど
Webブラウザ	ウェブサイトを閲覧するためのソフトウェア． 例）Microsoft社 Edge，Google社 Chromeなど

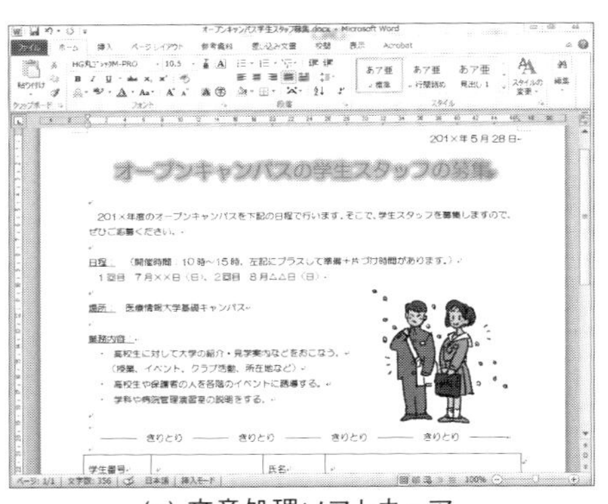

(a) 文章処理ソフトウェア

(b) 表計算ソフトウェア

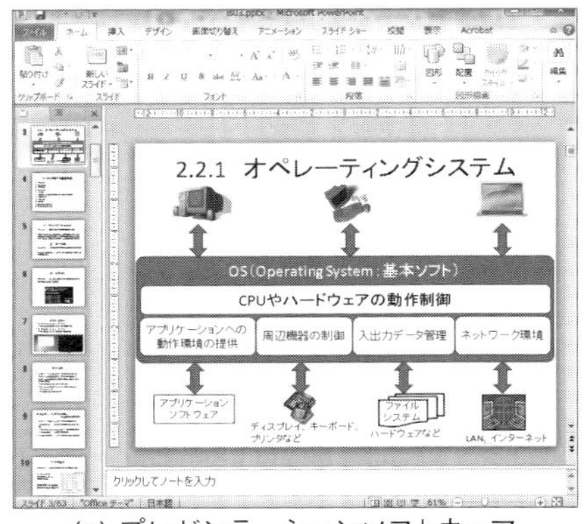

(c) プレゼンテーションソフトウェア

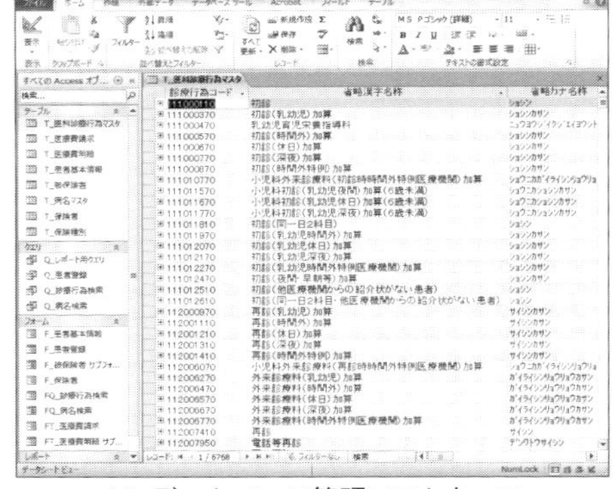

(d) データベース管理ソフトウェア

図3.13 アプリケーションソフトウェアの例

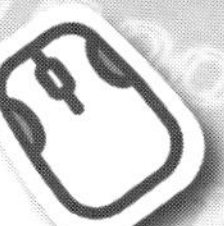

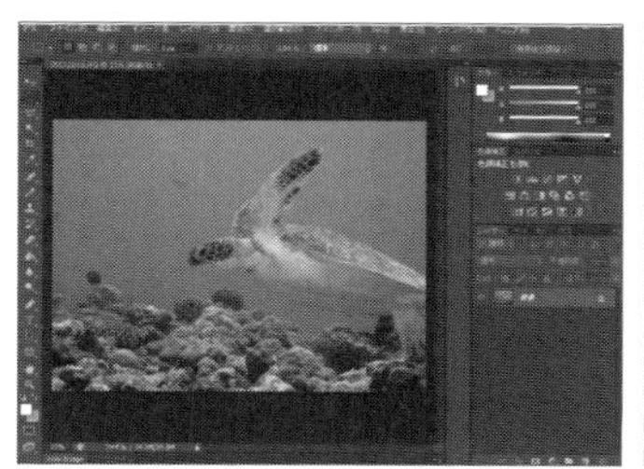
(e) 画像処理ソフトウェア

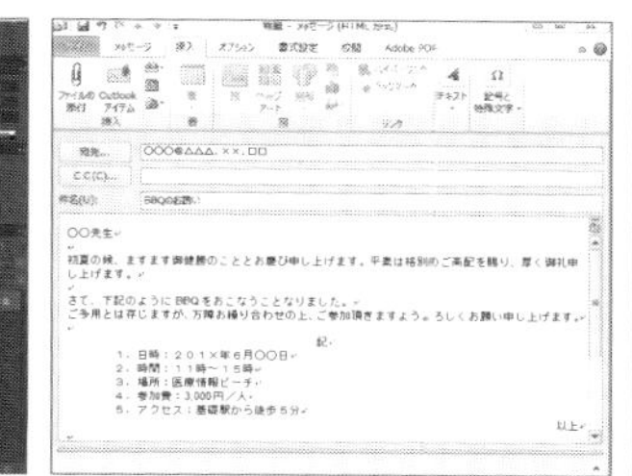
(f) メールソフトウェア

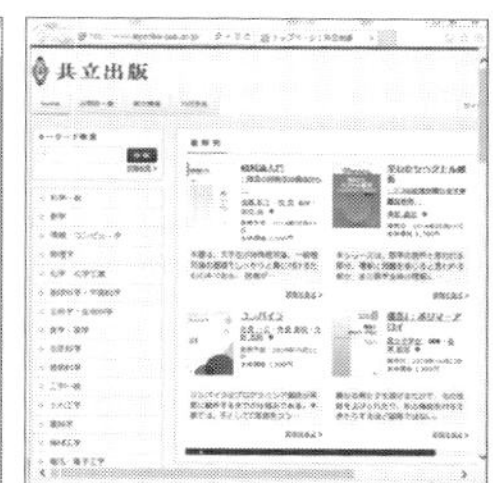

(g) Webブラウザ

図3.13　アプリケーションソフトウェアの例

3.4 ソフトウェアライセンス

ソフトウェアライセンスは，ソフトウェアの利用に関してユーザが遵守すべき事項を記載した文書である．ソフトウェアライセンスは，一般的には各国の著作権法に基づくソフトウェアの利用許諾契約の一部として取り扱われるものであり，ソフトウェアライセンスに反してソフトウェアを使用することは，著作権法に反する不法行為とみなされる．ライセンス形態の種類としては，**表3.6**に示すような市販ソフトウェア，シェアウェア，フリーウェア，オープンソースソフトウェアなどがある．

表3.6　ソフトウェアのライセンス形態

種類	説明
市販ソフトウェア	代金を支払って購入し，使用時にライセンス契約が成り立つ
シェアウェア	試用期間後，もしくは，追加機能で課金される
フリーウェア	プログラムの著作権を保持した状態で，無料で利用できる
オープンソースソフトウェア (OSS: Open Source Software)	ソースコードを公開したソフトウェアで，著作権を放棄していないが，再頒布は可能である
PDS (Public Domain Software)	プログラムの著作権を放棄し，改変，コピーが自由にできる

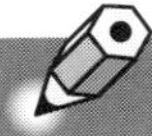

問　題

1. 新しい周辺機器をコンピュータに接続すると，自動的にデバイス・ドライバを組み込む仕組みは何か？
2. コンピュータの電源を入れたまま，周辺機器を抜き差しできる仕組みは何か？
3. 米AT&T社のベル研究所によって開発された，C言語で記述されたOSは何か？
4. 文字データだけで，文字の装飾やフォントの指定などのレイアウトに関する情報をもっていないファイル形式は何か？
5. コンピュータ画面上に表示されたウィンドウ，アイコン，ボタンなどをマウスなどを用いてコンピュータを操作する方式は何か？
6. データベース管理システムのようにオペレーティングシステムとアプリケーションソフトウェアの中間的な処理や動作をおこなうソフトウェアは何か？
7. プログラムを1行ずつ機械語に変換しながら実行する方式は何か？
8. Webページを記述するためのコンピュータ言語は何か？
9. 文章の一部をタグで囲むことによって，文章の構造や修飾についての情報を文章に埋め込んで記述するコンピュータ言語は何か？
10. 無料で利用できるソフトウェアのライセンス形態は何か？

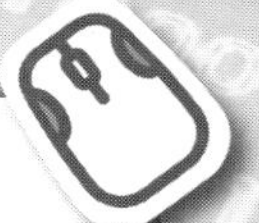

第4章 ネットワーク

4.1 ネットワークの基礎

4.1.1 LAN と WAN

ネットワークとは，複数のコンピュータをケーブルや通信回線で接続し，お互いにデータのやり取りを可能にする技術である．その規模により表4.1に示すようにLAN（Local Area Network），MAN（Metropolitan Area Network），WAN（Wide Area Network），および，インターネット（Internet）などの種類がある．

表4.1　ネットワークの種類

種類	説明
LAN (Local Area Network)	会社，学校，病院などの同一構内に，局所的に設置されたネットワークである
MAN (Metropolitan Area Network)	都市や市街地の一部または全部を対象にしたネットワークである．LANよりも範囲が広く，WANよりは狭い
WAN (Wide Area Network)	離れた場所の複数のLANを相互に接続したネットワークである
インターネット (Internet)	世界中のWANやLANを相互に接続したネットワークである

4.1.2 クライアント／サーバ

ネットワークに接続されるコンピュータはサービスを提供する側とされる側という役割をもつ．その役割が分かれたネットワークをクライアント／サーバ（C/S：Client/Server）型ネットワークという．クライアント（Client）はサービスを受ける側であり，サーバ（Server）はサービスを提供する側である．図4.1(a)に示すようにクライアントはサーバに対して，インターネットへの接続，ファイルの提供，プリンタの利用などの要求をおこない，サーバがその要求に応じる．それに対して同図(b)に示すように，各コンピュータがお互いにファイルやプリンタなどの資源を共有し合う形態をピアツーピア（Peer to Peer：P2P）型ネットワークという．

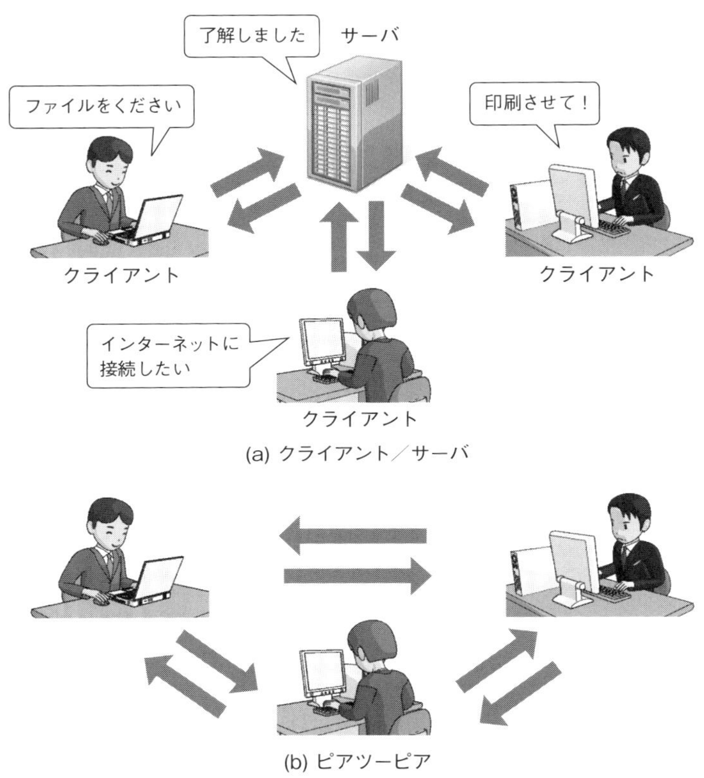

(a) クライアント／サーバ

(b) ピアツーピア

図4.1 クライアント／サーバとピアツーピア

4.1.3 パケット通信

パケットとは，コンピュータ通信において小さく分割した通信データのひと塊であり，それを用いた通信をパケット通信という．

ネットワーク上に大きなデータを送信すると，そのデータがネットワークを優先し，効率的な通信ができない．そこで，データをネットワーク上に送信するときに，図4.2に示すように送信側でデータをパケット単位に分割して送り，受信側で受信したパケットを組み立てる方式が取られている．

各パケットには，送信元と送信先のアドレス，有効期限などの情報が付加されている．

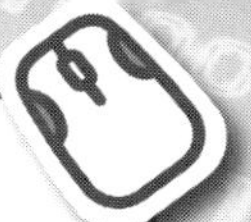

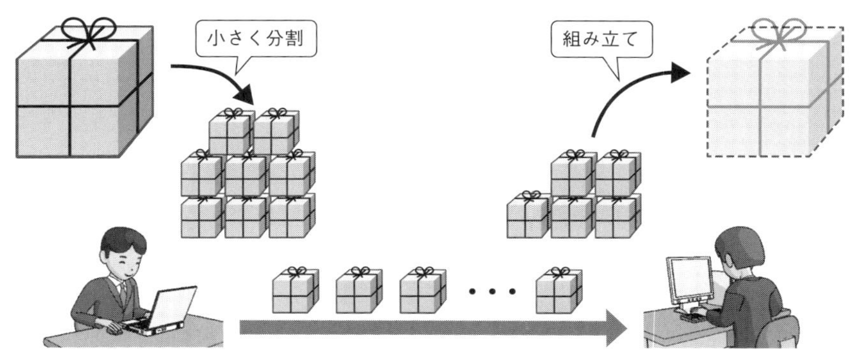

図4.2 パケット通信

4.1.4 プロトコル

たとえば，図4.3に示すように私たちが電話で話をするときに電話の開始は「もしもし」といい，相手が特定できてから要件を伝え，そして，最後に電話を切る．このときに両方が一斉に話をすると何をいっているかわからない．また，一方が英語で，他方が日本語でというように勝手に言語を選んでいては話が通じない．このようなことがコンピュータの世界でも決められており，その取り決めのことをプロトコルという．

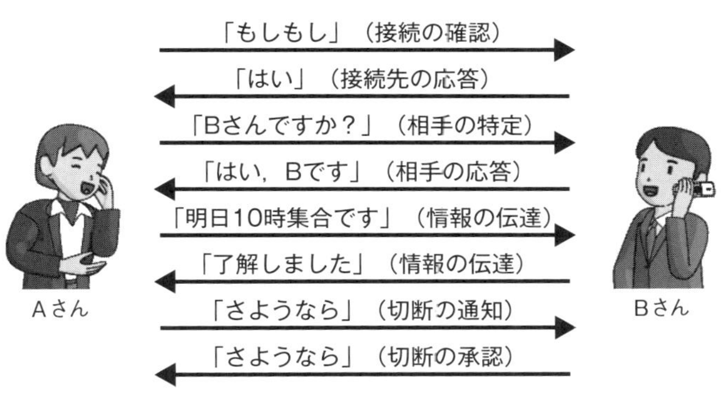

図4.3 電話におけるプロトコルの例

通信用のプロトコルとしては，OSI（Open Systems Interconnection）参照モデル（または，OSI基本参照モデル）がある．OSI参照モデルはISO（International Organization for Standardization：国際標準化機構）によっ

て通信プロトコルの標準となるガイドラインを示したものである．通信プロトコルをそれぞれの機能別に分類し，複数の層として管理している．機能別に層として管理することで，ある層に含まれるプロトコルに変更があっても，他の層に影響することがなく，管理を効率よくおこなうことが可能になる．OSI参照モデルは，七つの層で構成されており，ソフトウェアに関する部分が上位層で，物理的な部分に近くなるにつれて下位層に配置されている．OSI参照モデルの各層について**表4.2**に示す．各層の頭文字を上から順に並べて，「あぷせとねでぶ」とすると，覚えやすい．

表4.2　OSI参照モデル

層		説明
上位層	第7層 アプリケーション層	Webブラウザや電子メールなどのアプリケーションソフト間のプロトコルを制御する
	第6層 プレゼンテーション層	文字コードや画像データの表現形式を制御し，アプリケーションソフト間のデータ形式を確認する
	第5層 セッション層	アプリケーションソフト間でのデータの流れなど，通信方式の管理や情報転送に関する通信制御をおこなう
下位層	第4層 トランスポート層	エラー制御にかかる再送処理やパケットの順序制御などの通信の信頼性を確保するための処理をおこなう
	第3層 ネットワーク層	ネットワークの媒体を介して，データの転送をおこなうルーティングやデータの中継機能に関する処理をおこなう
	第2層 データリンク層	物理層が提供する伝送機能を使って，隣接するシステム間での正確なデータ転送をするための処理をおこなう
	第1層　物理層	データを電気信号に変換し，実際の転送をおこなう

4.2 ネットワーク機器

ネットワーク機器は大別すると，**図4.4**に示すように三つの要素で構成されている．一つ目はパソコンやプリンタなどの他の機器とデータをやり取りするものである．それには，NICと呼ばれるネットワークに接続するための機器が取り付けられている．二つ目はハブ，スイッチ，およびルータなどのデータを中継するものである．そして，三つ目は，LANケーブルや無線LANなどの機器同士をつなげるものである．

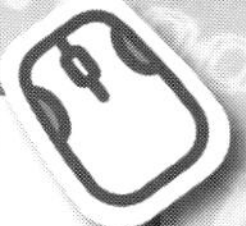

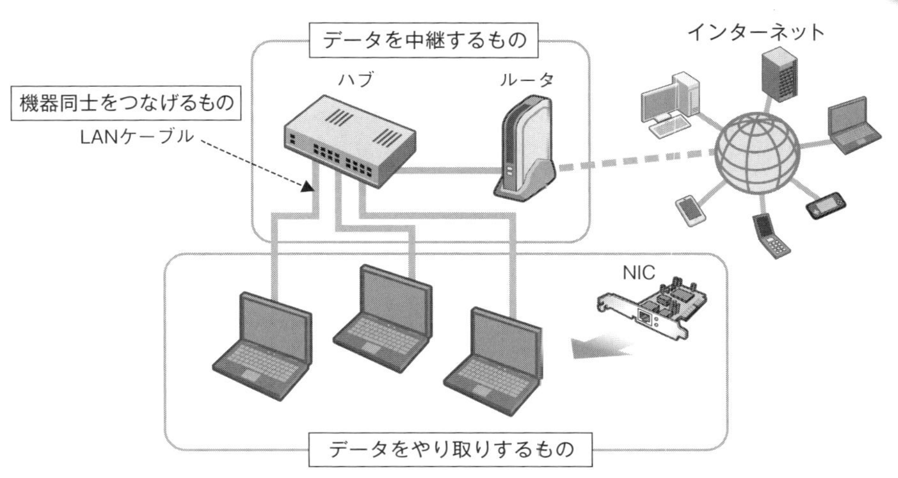

図4.4　ネットワークの構成

機器を接続するネットワークの構成をネットワーク・トポロジーという．代表的なネットワーク・トポロジーを図4.5に示す．リング型は環状に接続したもの，スター型は集線装置から放射状に接続したもの，そして，バス型は1本の幹線に複数接続したものである．

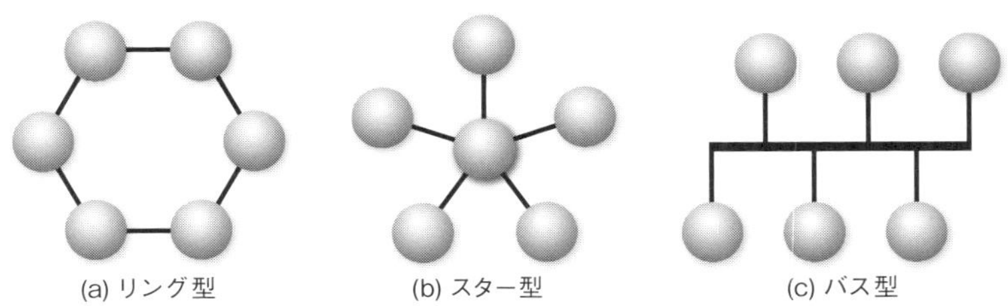

図4.5　ネットワーク・トポロジーの種類

4.2.1 データをやり取りするもの

パソコンやプリンタなどがデータをやり取りする機器である．これらの機器はネットワークの利用を可能にするためのNIC（Network Interface Card：ニック）と呼ばれるハードウェアを有する．NICにはMAC（Media Access Control：マック）アドレスと呼ばれる，その機器を一意に識別するための48ビットの符号が製造時に割り当てられている．また有線LANの場合，NICは

LANケーブルを接続するためのLANコネクタを有する．LANコネクタの種類にはBNC（Bayonet Neill Concelman），AUI（Attachment Unit Interface）などもあるが，最近では**図4.6**に示すようなツイストペアケーブル用のRJ45が主流である．

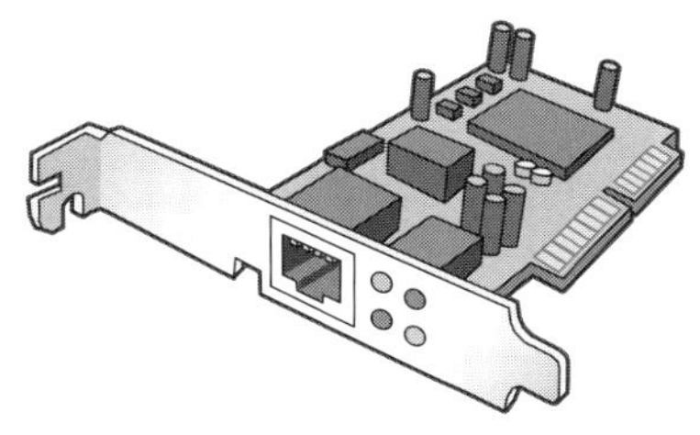

図4.6　RJ45コネクタのNIC

4.2.2 データを中継するもの

ネットワークに複数の機器を接続するものとして，ハブ（Hub）がある．ハブはパソコンから接続されている伝送媒体を束ねる集線装置である．ケーブル上の電気信号を増幅して中継する役目がある．リピータハブ，スイッチングハブ（スイッチ）などの種類があり，現在はスイッチングハブが主流である．

図4.7(a)に示すリピータハブは，OSI参照モデルの物理層で働く装置であり，すべてのデータを中継するのに対し，同図**(b)**のスイッチングハブはOSI参照

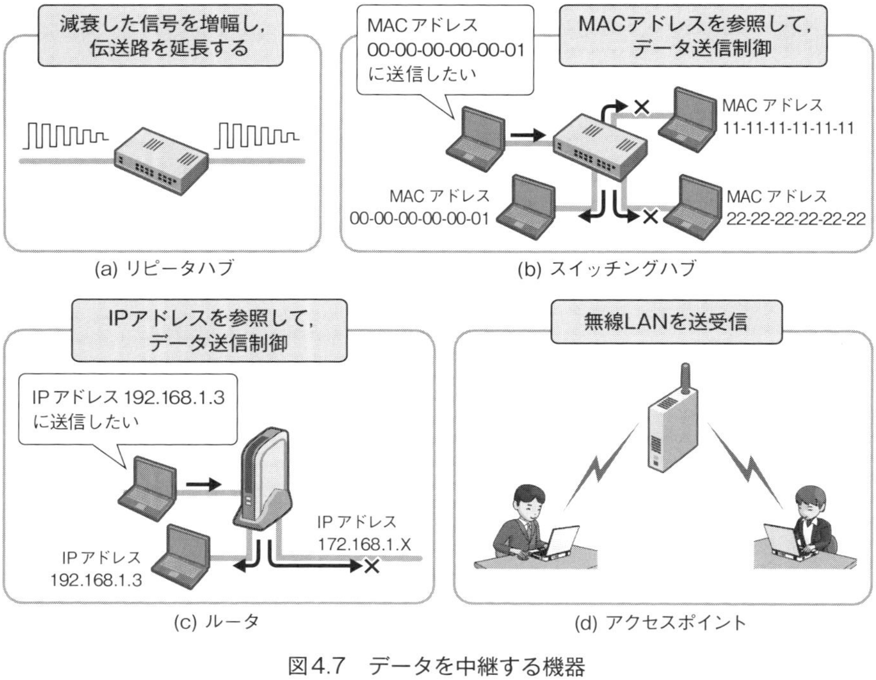

図4.7　データを中継する機器

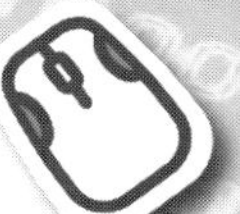

モデルの第2層のデータリンク層で働く装置であるためL2スイッチとも呼ばれる．MACアドレスを参照して，不要なパケットが流れないように制御する．また，いくつかのハブでつながってできたネットワーク同士をつなげる装置として，ルータがある．同図(c)に示すルータはOSI参照モデルの第3層のネットワーク層で働く装置であるためL3スイッチとも呼ばれる．通信相手までデータを届けるためにIPアドレスを利用して経路選択や中継をおこなう装置である．さらに，後述する無線LANを中継する装置として，同図(d)に示すアクセスポイントがある．無線LANを相互に接続したり，無線LANから電波を受け，有線LANと相互に接続したりする．アクセスポイントには，無線LANルータや無線ハブなどが存在する．

4.2.3 機器同士をつなげるもの

機器同士をつなげるものとして，線を有する有線LANと，線を有しない無線LANがある．有線LANのケーブルには表4.3のようなものがある．一方の無線LANは2～6 GHzの電波を利用してデータを送受信するものである．その種類には，Wi-Fi，Bluetoothなどがある．

表4.3　LANケーブルの種類

名称	説明
ツイストペアケーブル（UTP，STP）	より対線とも呼ばれ，電線を2本対でより合わせたケーブルである．ノイズに弱く，減衰量は多いが，安価であるため家庭や企業などで利用されている．ハブを用いたスター型接続に利用される．内部にノイズに対するシールドが施されているSTP（Shielded Twisted Pair）とシールドが施されていないUTP（Unshielded Twisted Pair）がある
光ファイバケーブル	光信号を伝達するためのケーブルである．ノイズに強く，減衰量が少なく，高速であるため，長距離の伝送に向いている
同軸ケーブル	内部は中心から内部導体，絶縁体，外部導体，被覆で構成され，断面は，それらが同心円状に重なった形状である．ノイズに強く，減衰量は少ない．企業内などの幹線として利用される．壁面のテレビ端子とテレビなどをつなげるのにも利用されている

a) Wi-Fi

Wi-Fi（Wireless Fidelity：ワイファイ）は一般的な無線LANの規格である．国際標準規格であるIEEE802.11で規定されている．Wi-Fi規格の種類を**表4.4**に示す．ところで，Wi-Fi規格の正式名称は表4.4に示すように「IEEE802.11＋アルファベット」と長いために，2018年10月に名称に4，5，6のように番号表記するナンバリング規格を導入した．なお，1から3までは未定義である．

表4.4　Wi-Fiの種類

規格名	周波数帯域	最大通信速度	ナンバリング規格
IEEE802.11a	5GHz	54Mbps	―
IEEE802.11b	2.4GHz	11Mbps	―
IEEE802.11g	2.4GHz	54Mbps	―
IEEE802.11n	2.4GHz/5GHz	1.2Gbps	Wi-Fi 4
IEEE802.11ac	5GHz	6.9Gbps	Wi-Fi 5
IEEE802.11ax	2.4GHz/5GHz	9.6Gbps	Wi-Fi 6
	2.4GHz/5GHz /6GHz		Wi-Fi 6E

b) Bluetooth

Bluetooth（ブルートゥース）は，数～数十mを対象にした電波による簡易な無線規格であり，パソコンやスマートフォンにキーボードやマウスのような比較的低速な通信をおこなう用途で利用されている．Bluetoothは赤外線を利用するIrDA（Infrared Data Association）と異なり電波を利用するため，機器間の距離が10m以内であれば障害物があっても利用することができる．Bluetoothの種類としては，最高通信速度24MbpsのBluetooth Classic（別名：Bluetooth Basic Rate/Enhanced Data Rate (BR/EDR)）と，2Mbps以下に通信速度を抑制し，省電力化されたBluetooth Low Energy（LE）がある．

c) PLC

PLC（Power Line Communication）は，建物内の送電用の電気配線を利用した通信技術である．**図4.8**に示すように電気用のコンセントに専用のPLCアダプタを設置して，このPLCアダプタ間の電気配線を利用して通信する．約200Mbps程度の通信速度である．既存の電気配線が利用できるため手軽であるが，他の電気機器の利用によるノイズなどに影響されるという欠点がある．

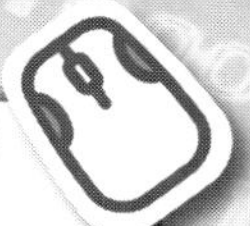

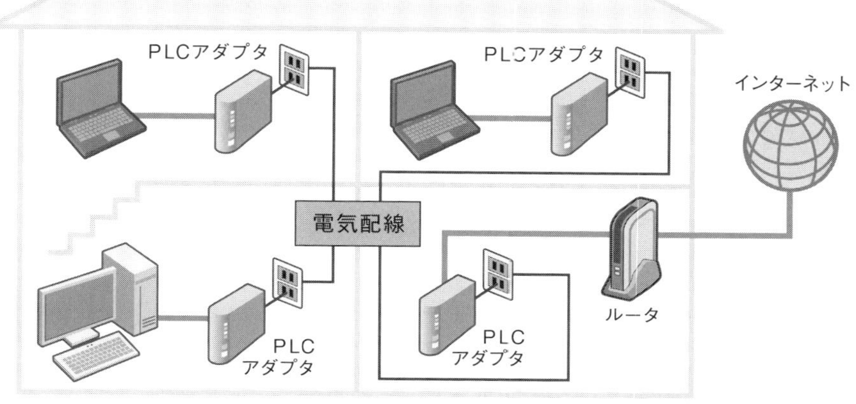

図4.8　PLC

4.2.4 ブロードバンド

ブロードバンド（Broadband）とは，広い帯域をもつ通信回線で，光ファイバなどによる高速ネットワークである．ブロードバンドに対して数百kbps程度の低速ネットワークのナローバンド（Narrow Band）というものもある．

a) CATV

CATV（ケーブルテレビ）は，ケーブルテレビサービスの回線を利用した常時接続が可能な高速ネットワークである．図4.9(a)に示すように利用者宅にCATVモデムが必要である．これに同軸ケーブルを接続して利用する．通信速度は上り数十Mbps，下り数百Mbps程度である．

b) FTTH

FTTH（Fiber To The Home）は，アナログ電話用の銅線の代わりに，光ファイバケーブルを利用した常時接続が可能な高速ネットワークである．もともと全家庭に電話，インターネット，テレビなどに対して高速な通信環境を構築しようという計画（FTTH）があり，これが転じて光ファイバケーブルを用いたネット接続サービスをFTTHと呼称するようになった．光ファイバは銅線と異なり，ノイズなどの外部からの影響を受けにくいため，最大で10Gbps程度と高速な通信が実現可能である．図4.9(b)に示すように光信号・電気信号間の変換と光信号の多重・分離をするためのデータ回線終端装置が必要である．

c) WiMAX

WiMAX（Worldwide Interoperability for Microwave Access：ワイマックス）は，図4.9(c)に示すように最長伝送距離が50km程度の中長距離エリアを対象とした無線通信を目的としており，市街地などの範囲で利用されている．また，電話回線や光ファイバが幹線の末端部分となる地域での利用も考えられている．さらに，人口密度の低い地域で安価にネットワーク環境を提供する手段としても利用されている．WiMAXは固定区間に用いられる方式と移動端末に用いられる二つの方式に大別される．後者はモバイルWiMAXと呼ばれる．

WiMAXは，IEEE802.16作業部会とWiMAXフォーラムにより規格の標準化がおこなわれており，規定されている通信速度は最大で75Mbpsであるが，各社によりもっと高速な通信速度が実現されている．

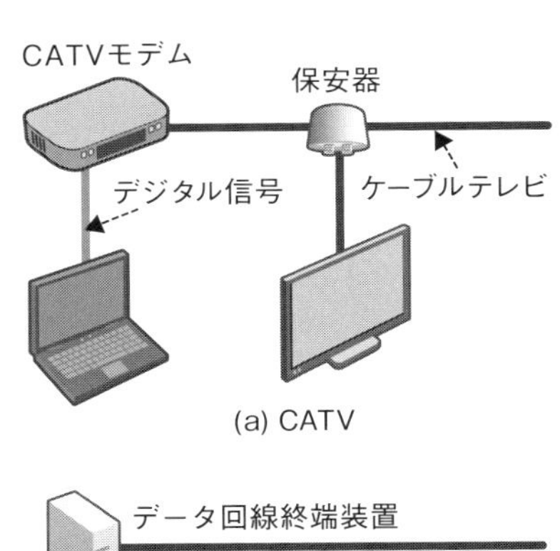

(a) CATV

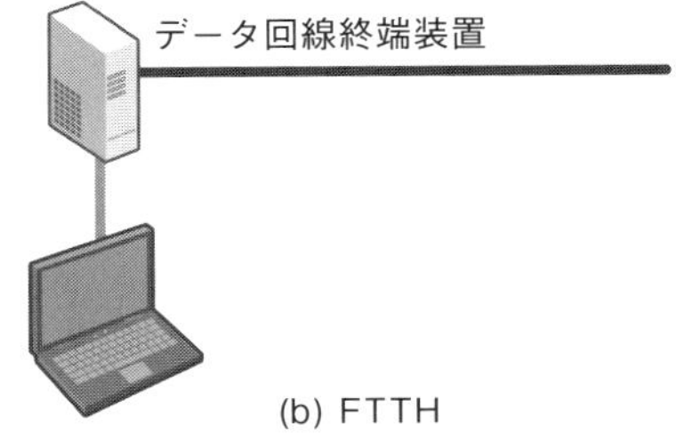

(b) FTTH

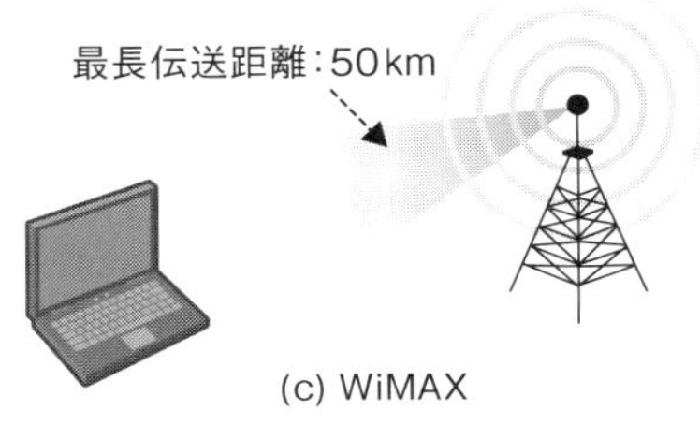

(c) WiMAX

図4.9　ブロードバンド

4.3 TCP/IP

インターネットは通信プロトコルTCP/IP（Transmission Control Protocol / Internet Protocol）を用いて，全世界のネットワークを相互に接続した巨大なコンピュータネットワークである．その前身は米国防総省の高等研究計画局（ARPA：Advanced Research Projects Agency）が始めた分散型コンピュータネットワークの研究プロジェクトであるARPANET（アーパネット）である．TCP/IPはOSI参照モデルと異なり，4階層で構成されている．TCP/IPはOSI

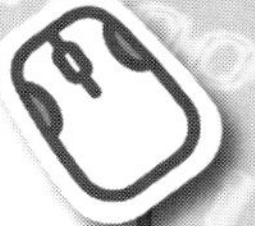

参照モデルと対比すると**表4.5**のようになる．

表4.5　OSI参照モデルとTCP/IP

OSI参照モデル		TCP/IP	
第7層	アプリケーション層	アプリケーション層	HTTP, FTP, SMTP, POP3, IMAP4, DHCP
第6層	プレゼンテーション層		
第5層	セッション層		
第4層	トランスポート層	トランスポート層	TCP, UDP
第3層	ネットワーク層	ネットワーク層	IP
第2層	データリンク層	ネットワーク・インタフェース層	イーサネット
第1層	物理層		

4.3.1 イーサネット

イーサネット（Ethernet）は，OSI参照モデルの物理層とデータリンク層にあたり，通信に使用するケーブルとその上を流れる信号を規定している．現在のLANのほとんどがイーサネットを利用している．バス型LANには，10BASE2や10BASE5などの規格があり，スター型LANには，10BASE-T, 100BASE-TX, 1000BASE-Tなどの規格がある．○BASE-△のような記述には**図4.10**に示すような意味がある．また，イーサネットの一例を**表4.6**に示す．

○ BASE △
①　②

○ BASE -△
①　③

① データ転送速度（Mビット／秒の単位）
② ケーブルの最大伝送距離（100m単位）
③ 伝送媒体　T：ツイストペアケーブル
　　　　　　F：光ファイバ
　　　　　　X：規格の拡張

図4.10　イーサネット

イーサネットは通信制御方法の一種であるCSMA/CD（Carrier Sense Multiple Access / Collision Detection）を用いている．CSMA/CD方式では，**図4.11**に示すように他に送信をおこなっていない場合にパケットを送信する．それでもパケットの衝突が発生したら，ランダムに時間を待ってパケットを再送する．このようにすることによって，1本のケーブルを複数のコンピュータで共有できる．

表4.6 イーサネットの例

名称	伝送速度	セグメント長	ケーブル
10BASE5	10 Mbps	500 m	同軸ケーブル
10BASE2	10 Mbps	185 m	簡易同軸ケーブル
10BASE-T	10 Mbps	100 m	ツイストペアケーブル
100BASE-T	100 Mbps	100 m	ツイストペアケーブル
100BASE-FX	100 Mbps	2000 m	光ファイバケーブル
1000BASE-T	1 Gbps	100 m	ツイストペアケーブル
1000BASE-SX	1 Gbps	550 m	光ファイバケーブル
1000BASE-LX	1 Gbps	550 m	光ファイバケーブル
10GBASE-T	10 Gbps	100 m	ツイストペアケーブル
10GBASE-SR	10 Gbps	400 m	光ファイバケーブル
10GBASE-LR	10 Gbps	10 km	光ファイバケーブル

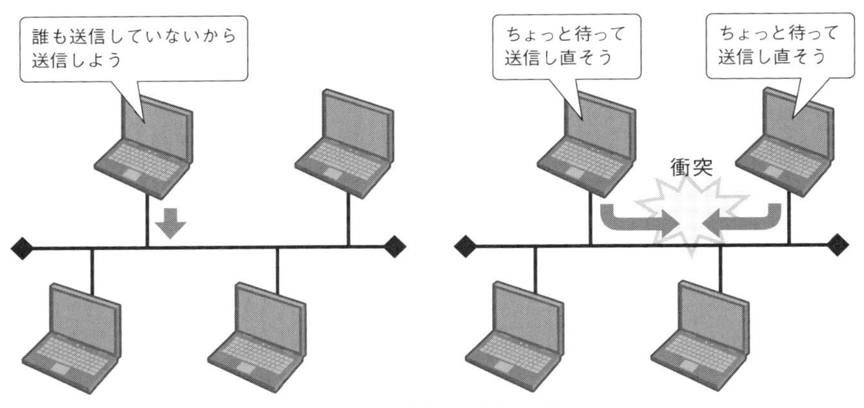

図4.11 CSMA/CD方式

4.3.2 TCPとUDP

TCP/IPにおけるトランスポート層では，TCP（Transmission Control Protocol）とUDP（User Datagram Protocol）というプロトコルがある．TCPは図4.12(a)に示すようにデータ転送前に送受信間で接続が確立され，届かなかったデータを再送するなどの処理をおこなうため信頼性は高いが，転送速度が遅い．UDPは同図(b)に示すように，とりあえずパケットをどんどん送りつけるという簡素な通信のため転送速度は速いが，信頼性が低い．そこで，UDPは信頼性

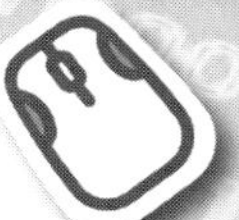

よりもリアルタイム性が要求される，インターネットを通じて映像をダウンロードしながら再生するストリーミング配信などに利用されている．

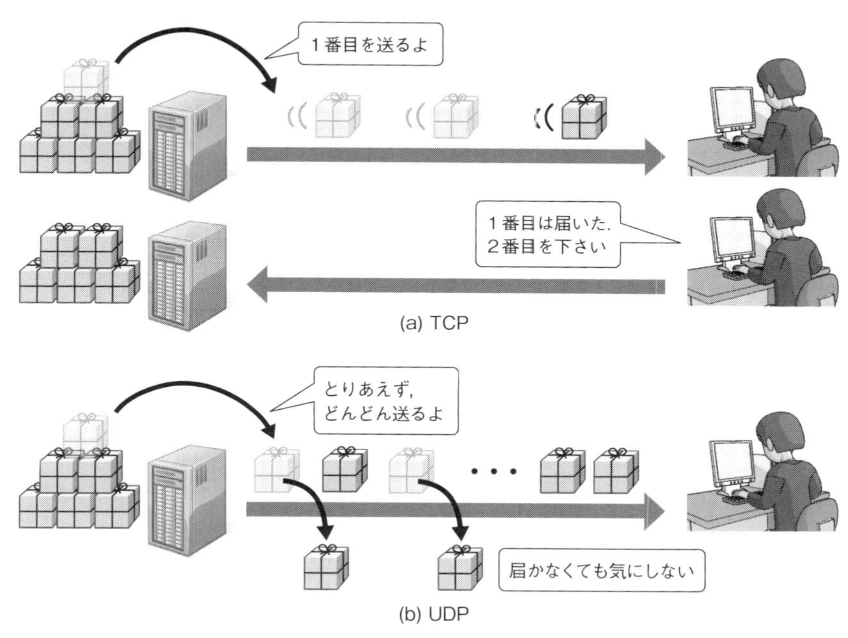

図4.12　TCPとUDP

4.3.3 IPアドレス

TCP/IPにおけるネットワーク層ではIP（Internet Protocol）が利用される．IPを利用して通信をおこなうためには，ネットワークに接続された機器にIPアドレスと呼ばれるインターネット上の住所を割り当てる必要がある．IPアドレスはインターネット上の住所であり，重複が許されないため，IANA（Internet Assigned Numbers Authority）を頂点として，各地域や国でIPアドレスを管理している．日本における管理組織はJPNIC（Japan Network Information Center）である．なお，これまで主流のIPアドレスは32ビットのバージョン4（IPv4）であったが，インターネットの世界的普及により，2011年2月3日にIANAにおいて新規に割り振りできるIPv4アドレスがなくなった．そのため，今後新規に割り振られるのは，128ビットのIPアドレスバージョン6（IPv6）

である．現状は両者が共存しているが，本章でのIPアドレスと言えば，現在もなお主に用いられているIPv4のこととする．

IPアドレスは**図4.13**に示すように32ビットの2進数で構成されている．その32ビットを8ビットずつ四つに区切り，それらの8ビットを10進数に変換し，ピリオドを使って表現するのが一般的である．ちなみに8ビットごとに分けた固まりを左から第1オクテット，第2オクテット，第3オクテット，第4オクテットと呼ぶ．

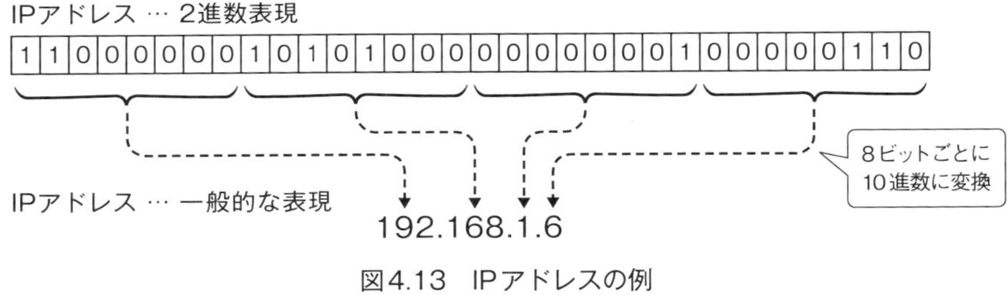

図4.13　IPアドレスの例

ネットワークを細分化したものをサブネットワークという．ネットワークを小さくすることによって，コンピュータの管理がしやすくなるなどの利点がある．サブネットワークを利用するためには，IPアドレスをサブネットマスクを用いて，ネットワーク部とホスト部に分ける．ネットワーク部を表現したアドレスをネットワークアドレス，ホスト部を表現したアドレスをホストアドレスと呼ぶ．ネットワークアドレスはどのネットワークに属しているかを表すものであり，ホストアドレスは一つのネットワーク内で一意にその機器を識別するためのものである．**図4.14(a)**に示すようにサブネットワークがない場合には，病院のすべてのコンピュータを識別しないといけないが，サブネットワークを用いると，同図(b)のように内科，外科，小児科のように診療科を分けて，それぞれの診療科内のコンピュータだけを識別することができるため，効率がよい．このときの診療科がネットワーク部であり，各コンピュータがホスト部である．

サブネットマスク（Subnet mask）は，**図4.15**に示すようにネットワーク部に相当するビットを「1」で，ホスト部に相当するビットを「0」で表現する．

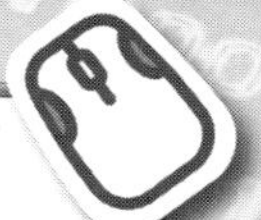

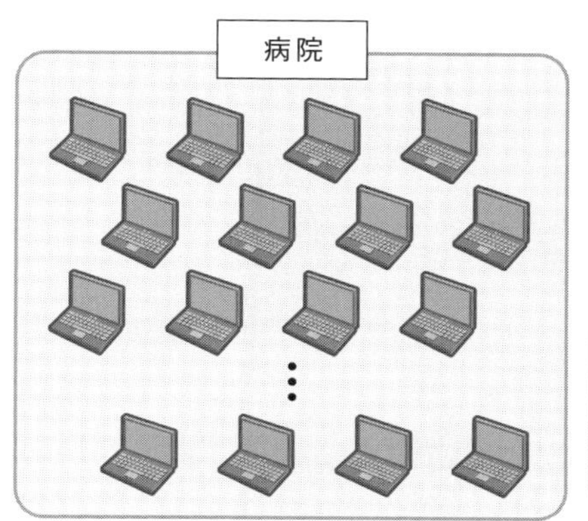

(a) サブネットワークがない場合

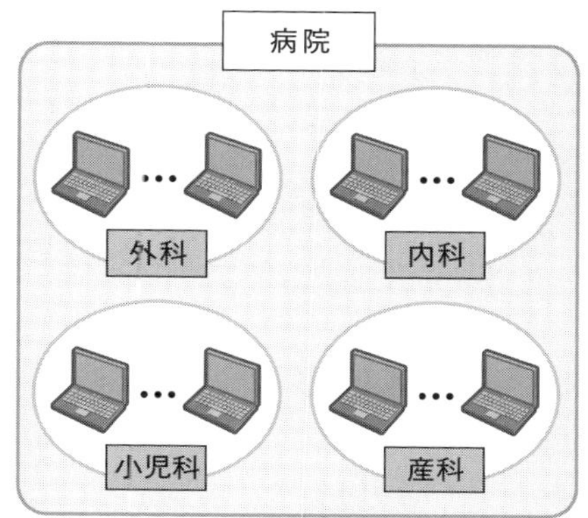

(b) サブネットワークがある場合

図4.14　ネットワークアドレス部とホストアドレス部

サブネットマスク … 2進数表現

1	1	1	1	1	1	1	1	1	1	1	1	1	1	1	1	1	1	1	1	1	1	1	1	0	0	0	0	0	0	0	0

ネットワーク部	ホスト部

サブネットマスク … 一般的な表現

255.255.255.0

図4.15　サブネットマスクの例

つまり,「1」と「0」の境界がネットワーク部とホスト部の境界である. サブネットマスクもIPアドレスと同様にオクテットを用いて「255.255.255.0」のように表現される. また, ネットワーク部のビット数を用いて表現される場合もある. たとえば, ネットワークアドレスが「192.168.1.0」で, ネットワーク部が28ビットであると,「192.168.1.0 ／ 28」となる.

IPアドレスには, グローバルIPアドレスとプライベートIPアドレスがある. グローバルIPアドレスは世界で唯一のIPアドレスである. それに対して, プライベートIPアドレスは, ある組織内だけで自由に使用できるIPアドレスである. そのため, 違う組織では同じIPアドレスが利用されていることがある. プライベートIPアドレスの範囲は表4.7のように規定されている.

ある組織内のプライベートIPアドレスが割り振られたコンピュータで外部のインターネットサービスを受けたい場合には, そのままではサービスを受ける

表4.7 プライベートIPアドレス

プライベートアドレス	ネットワークアドレスのビット数
10.0.0.0 ~ 10.255.255.255	8ビット
172.16.0.0 ~ 172.31.255.255	12ビット
192.168.0.0 ~ 192.168.255.255	16ビット

ことはできない．そのために，図4.16に示すようにプライベートIPアドレスをグローバルIPアドレスに変換する必要がある．このようにIPアドレスに変換する技術をNAT（Network Address Translation）という．NAT機能を利用してIPアドレスの変換をおこなうだけでは，内部の複数台の機器が同時にインターネット上の機器と通信することはできない．そこで，複数台の機器が同時にインターネット上の機器との通信を可能にするのがNAPT（Network Address Port Translation，別名：IPマスカレード，PAT（Port Address Translation））である．インターネットサービスには電子メール送信25番，電子メール受信110番，Webページサービス80番のようにサービスを特定するための番号があり，これをポート番号(Port Number)という．このポート番号についても，IPアドレスと同様に変換する必要がある．NATやNAPTはルータなどに実装されている．これらの技術を利用することによって，IPアドレスの枯渇化の一助となる．

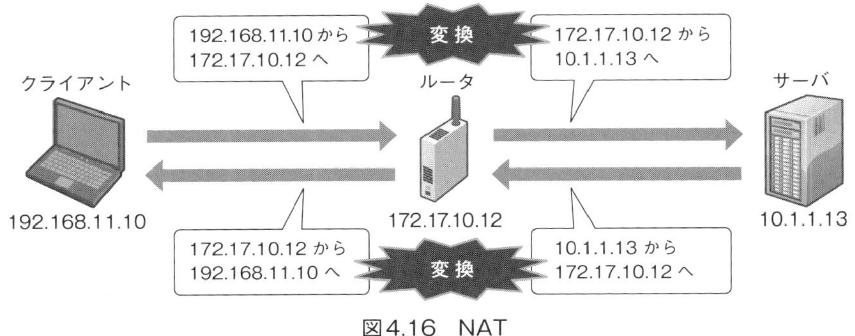

図4.16 NAT

コンピュータにネットワークを設定する場合には，上記のIPアドレスとサブネットマスク以外に，デフォルトゲートウェイアドレスとDNS（Domain Name System）サーバを設定する必要がある．図4.17にMS-Windows11の

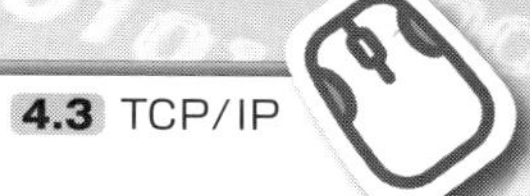

例を示す．

ゲートウェイとは，ネットワークとネットワークの境界に設置されたデータを中継する装置のことである．送信元となるコンピュータがデータを送信する際に，送信相手までの経路がわからない場合に，一時的にデータを送信する中継機器のIPアドレスをデフォルトゲートウェイアドレスと呼ぶ．

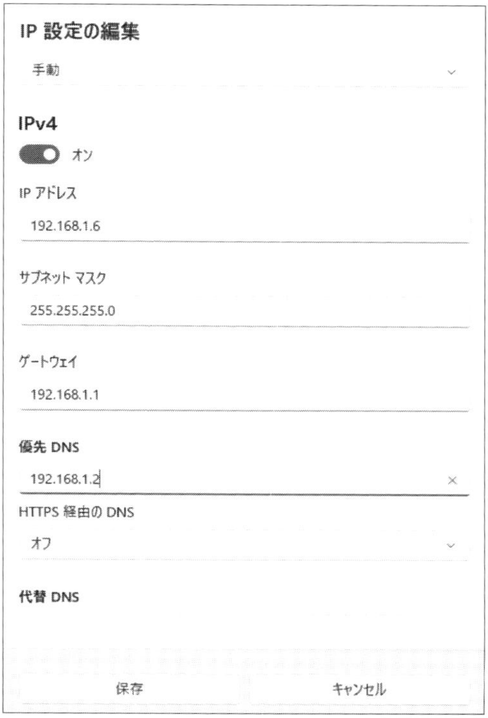

IP 設定の編集
手動
IPv4
オン
IP アドレス
192.168.1.6
サブネット マスク
255.255.255.0
ゲートウェイ
192.168.1.1
優先 DNS
192.168.1.2
HTTPS 経由の DNS
オフ
代替 DNS
保存　キャンセル

図4.17　ネットワーク設定（Windows11の例）

DNSサーバとは，インターネット上でのコンピュータ名にあたるドメイン名をIPアドレスに変換するサーバのことである．IPアドレスは32ビットの「0」と「1」の羅列であり，人間にはわかりづらい．そこで，「www.kyoritsu-pub.co.jp（共立出版株式会社）」のようにアルファベットや数字などを組み合わせた別名であるドメイン名で運用している．しかし，コンピュータが処理できるのはIPアドレスであるため，DNSサーバがドメイン名をIPアドレスに変換する．DNSサーバの例を図4.18に示す．

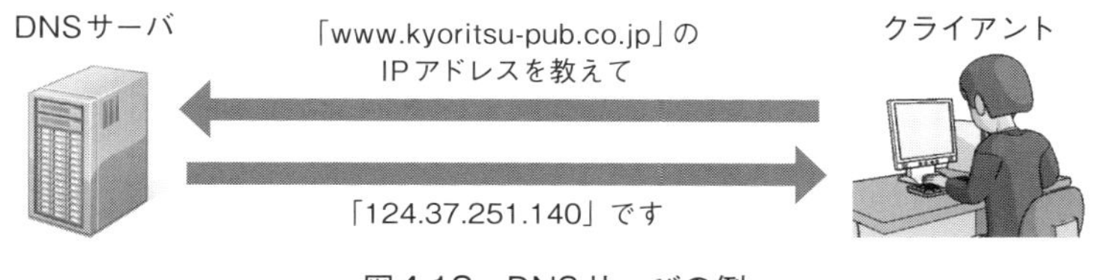
DNSサーバ
「www.kyoritsu-pub.co.jp」の
IPアドレスを教えて
クライアント
「124.37.251.140」です

図4.18　DNSサーバの例

4.4 ネットワークサービス

4.4.1 電子メール

電子メールとは，コンピュータネットワークを通じて文字情報を交換するシステムである．元来，電子メールは文字メッセージのみを送受信するものであったが，MIME（Multipurpose Internet Mail Extension：マイム）という，バイナリ形式をASCIIのテキスト形式に変換する規格が規定され，画像，音声，バイナリデータなどの非文字情報も送受信できるようになった．

図4.19に示すように電子メールを送るためのサーバと電子メールを受けるためのサーバは別である．電子メールを送信するためのプロトコルにはSMTP（Simple Mail Transfer Protocol）があり，受信するためのプロトコルにはPOP3（Post Office Protocol Version 3）やIMAP4（Internet Message Access Protocol Version 4）などがある．POP3はメールをメールサーバからユーザ側のコンピュータなどにコピーしてメールを管理するのに対し，IMAP4はメールをメールサーバ上に保存したまま管理する．

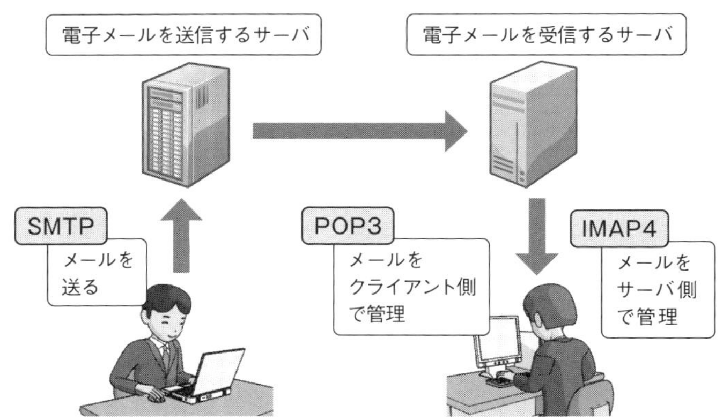

図4.19　電子メール

4.4.2 FTP

FTP（File Transfer Protocol）は，サーバに蓄積されているプログラムや文書をユーザ側に転送したり，ユーザからサーバにプログラムや文書を転送したりするためのプロトコルである．図4.20に示すようにプログラムや文書を

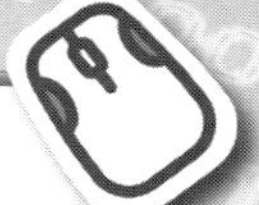

ユーザ側が取得することをダウンロード，プログラムや文書をサーバに送信することをアップロードという．

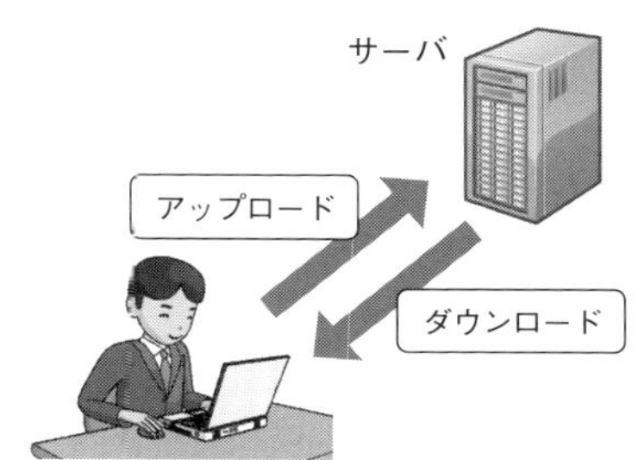

図4.20　FTP

4.4.3 DHCP

DHCP(Dynamic Host Configuration Protocol)は，コンピュータがネットワーク接続するときに必要な情報（例：IPアドレス，サブネットマスク，デフォルトゲートウェイ，DNSサーバ）を自動的に割り当てるプロトコルである．DHCPサーバは事前に複数のIPアドレスを用意しておき，図4.21に示すようにコンピュータがネットワーク接続を要求したときに，その一つを割り当てる．コンピュータをネットワークに接続する場合に，1台ずつネットワークの設定をおこなわなければならないが，DHCPを利用することによりその手間を省くことができる．

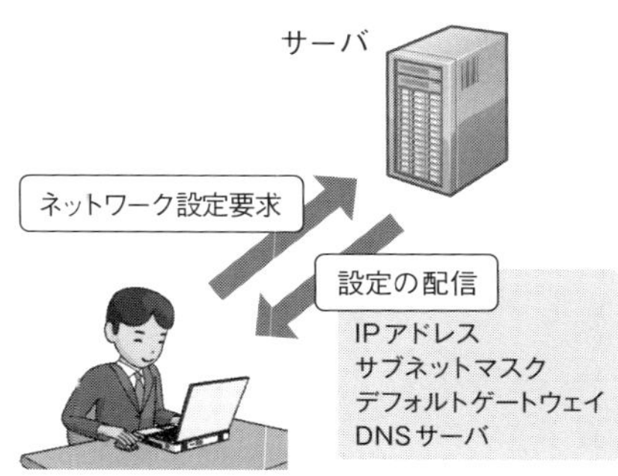

図4.21　DHCP

4.4.4 HTTP

HTTP（HyperText Transfer Protocol）は，ハイパーテキストをクライアントとサーバ間で送受信するためのプロトコルである．インターネット上で提供されるハイパーテキストシステムは，World Wide Web（WWW），もしくは単にWebと呼ばれる．ハイパーテキストとはHTML（HyperText Markup Language）やXML（Extensible Markup Language）で記述された複数のテキストを相互に関連づけるための仕組みである．最近はHTMLとCSS(Cascading Style Sheets）と呼ばれる表示制御用のコンピュータ言語の組合せで作成されることが多い．HTMLファイルを提供するサーバはWebサーバ（もしくは，WWWサーバ）と呼ばれ，ハイパーテキストを閲覧するソフトウェアはWebブラウザ（もしくは，WWWブラウザ）と呼ばれる．Webブラウザで HTMLファイルを表示し，文章，画像，動画，音声などの情報を得ることができる．

Webブラウザで表示されたものを一つの単位としてWebページと呼ぶ．この中でWebブラウザを起動したときに表示されるWebページは，特にホームページと呼ばれる．これらの情報の所在を表すのに，URL（Uniform Resource Locator）が利用される．前述のドメインを利用して表現する．たとえば，https://www.kyoritsu-pub.co.jp/category/index.htmlのように記述される．最初の「https:」はスキームと呼ばれる情報資源に到達するための手段であり，この場合には，セキュリティを高めたHTTPを利用することを意味する．他にも，FTPの「ftp:」などがある．続く，「www.kyoritsu-pub.co.jp」はホスト名，「category」はパス名，「index.html」はファイル名を表す．

Webブラウザに URLを入力して，**図4.22**のようにWebブラウザからWebサーバにファイルを要求する．すると，Webサーバはその要求に返答し，ファイルを送信する．このやりとりによってWebページを閲覧することができる．

ブログなどのWebページを閲覧するたびに，数値が変わるアクセスカウンタやオンラインショッピングのように利用者の要求によって変化するWebページがある．これはWebサーバ側で外部プログラムが実行されているからである．この外部プログラムを実行し，Webページを動的に変化させる仕組みはCGI（Common Gateway Interface）と呼ばれる．CGIを利用してWebブラウザからデータベースなどと連携させることができ，検索などの処理結果はHTMLとしてWebブラウザで閲覧可能であり，クライアント側の環境に依存しない．

CGIを利用したWebページにオンラインショッピングがある．オンラインショッピングでは，欲しいものをショッピングカートに入れていき，最後に決済する．このときWebサーバは，Webブラウザを通じてWebブラウザ側のコンピュータに一時的にデータ

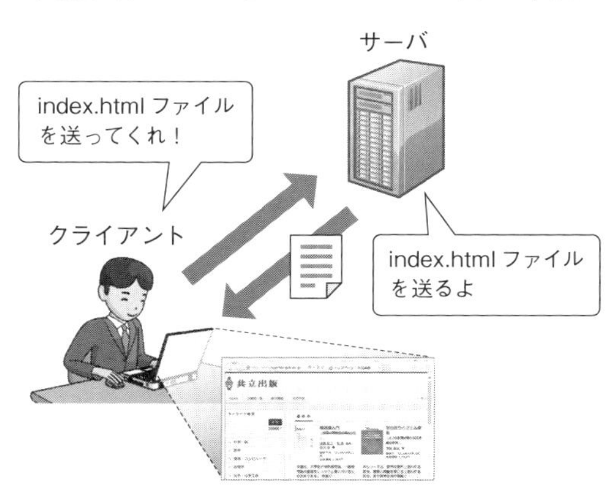

図4.22　HTTP

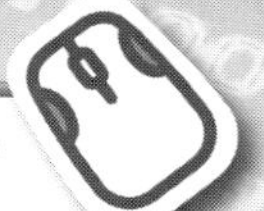

を書き込んで保存する仕組みを使って，ショッピングカートを実現している．この仕組みをCookie（クッキー，またはHTTP Cookie）という．この仕組みを使って，ログイン時のユーザID入力の手間を省いたり，次回利用時に前回の続きから利用できたりする．

4.4.5 プロキシサーバ

プロキシサーバ（Proxy Server：代理サーバ）は，内部ネットワークにあるコンピュータが外部ネットワークへアクセスする場合に，内部ネットワークのコンピュータに代わってアクセスするサーバである．プロキシサーバは6.4.3項g）で述べるファイアウォール上で稼働している．ファイアウォールは内部ネットワークと外部ネットワークを遮断してセキュリティを保つ役割がある．プロキシサーバを用いると，内部ネットワークから外部ネットワークへのアクセスが集中管理でき，ファイアウォールと合わせてセキュリティ対策をより強化できるという利点がある．また，代行して取得した外部ネットワークからのデータを一時的に蓄えておくこと（キャッシュ）ができるので，図4.23に示すように内部ネットワークの他のコンピュータが同じデータを要求したときは，外部ネットワークにアクセスすることなくプロキシサーバからデータを取得できるため，高速なアクセスが可能となる．

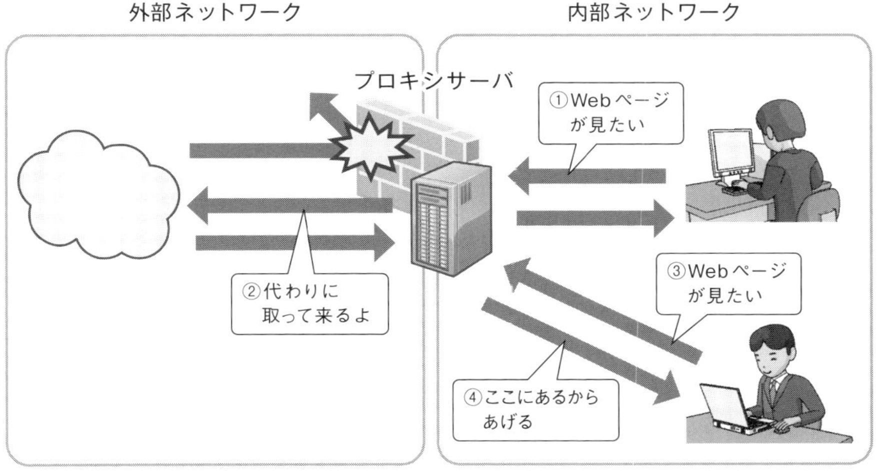

図4.23　プロキシサーバ

4.5 クラウドコンピューティング

クラウドコンピューティングは，図4.24に示すようにインターネットを利用してソフトウェアで処理をおこなったり，データを保存したりするサービスのことである. 従来は, 自分のコンピュータにインストールされたソフトウェアを利用し，自分のコンピュータ上に保存していたが，現在はネットワークを通じて必要なときに必要なだけ利用する仕組みとなっている.

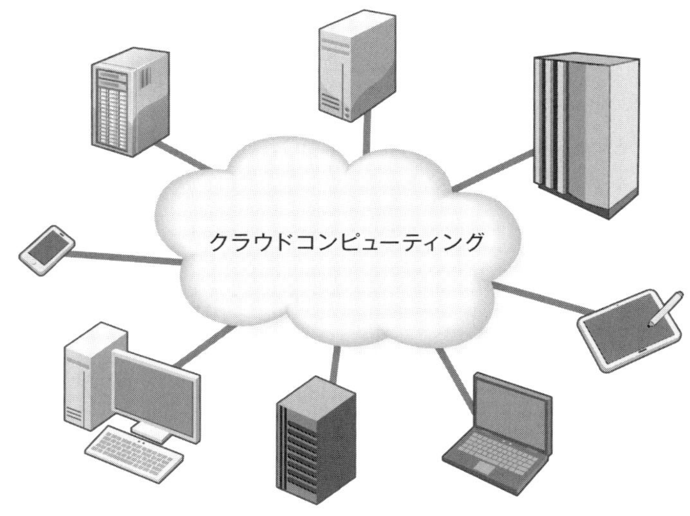

図4.24　クラウドコンピューティング

クラウドコンピューティングは，1990年代後半にASP（Application Service Provider）と呼ばれるビジネス用のアプリケーションソフトウェアの機能をネットワーク経由で顧客に提供した事業者が発端である．しかし，当時の回線速度では十分にアプリケーションソフトウェアが動作せず，その利用は限定的であった．そのような中，1999年に米Salesforce.com社によって，SaaS（Software as a Service：サース）が提唱された．SaaSはアプリケーションソフトウェアの機能のうち，ユーザが必要とするものだけをサービスとして配布し利用できるようにしたソフトウェアの配布形態である．アプリケー

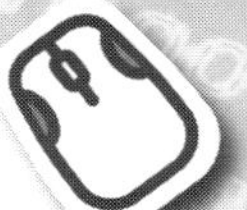

ションソフトウェアをネットワークを介して利用するという点でASPと似ており，SaaSを提供するプロバイダをASPとする場合もある．これらの発展形がクラウドコンピューティングである．クラウドコンピューティングには，ネットワーク経由でアプリケーションソフトウェアを提供するSaaS，ネットワーク経由でソフトウェアを構築するために必要なOSやデータベースシステムなどのミドルウェアの機能のプラットフォームを提供するPaaS（Platform as a Service：パース），さらにネットワーク経由で必要なサーバや外部記憶装置などのハードウェアを提供するIaaS（Infrastructure as a Service：イアース）のような利用形態がある．

クラウドコンピュータの特徴としては，開発費や運用費の削減，導入期間の短縮化，システム担当者が開発や運用業務から解放されるなどの利点があるが，セキュリティ面，サービス内容の自由度，通信障害などの欠点もある．

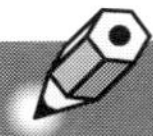

問　題

1. 会社，学校，病院などの同一構内に，局所的に設置されたネットワークは何か？
2. コンピュータ通信において小さく分割した通信データのひと塊は何か？
3. パソコンやプリンタなどがもつNICを一意に識別するための48ビットの符号は何か？
4. OSI参照モデルのネットワーク層で働く，通信相手までデータを届けるためにIPアドレスを利用して経路選択や中継をおこなう装置は何か？
5. Wi-Fiの種類で2.4 GHzの周波数帯域で，データ転送速度が最大54 Mbpsの規格は何か？
6. アナログ電話用の銅線に代わり，光ファイバケーブルを利用した常時接続が可能な高速ネットワークはアルファベット4文字で何か？
7. とりあえずパケットをどんどん送りつけるという簡素な通信のため転送速度は速いが，信頼性が低いOSI参照モデルのトランスポート層のプロトコルは何か？
8. IPアドレスバージョン4（IPv4）は何ビットか？
9. ドメイン名をIPアドレスに変換するためのサーバは何か？
10. Webサーバ側で外部プログラムを実行し，Webページを動的に変化させる仕組みは何か？

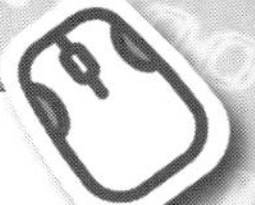

第5章 データベース

データベース（Database：DB）とは，複数のアプリケーションソフトウェアや利用者によって共有されるデータの集合である．また，データベースを管理するシステム自体を含める場合もある．

現在は，複数のデータ間の関係を表の形で表現する関係データベース（リレーショナルデータベース（Relational Database：RDB））が主流であるが，データ1件を1枚の名刺のように扱うカード型データベースや，データとその操作である手続きを一体化したオブジェクトの集合として扱うオブジェクトデータベースなどもある．

5.1 関係データベース

5.1.1 表

関係データベースは数学上のモデルである関係モデルに基づいて作成されたデータベースである．データ間の関係を図5.1に示すように表を用いて表現する．複数の表を関係づけることによって柔軟に対応することができる．

職員表（主キー：職員番号，外部キー：部門コード）

職員番号	氏名	部門コード
123	青木　太郎	01
456	井上　花子	03
789	内海　三郎	02

部門表（参照キー：部門コード）

部門コード	部門名
01	内科
02	外科
03	産科

図5.1　関係データベースの例

関係データベースは図5.1に示すような複数の表（Table：テーブル）で表現される．同図の職員表では，職員番号，氏名，部門コードという三つの項目がある．この項目を属性（Attribute：アトリビュート）やカラム（Column：列）と呼ぶ．この表では横1行で1人の職員の情報を管理しているが，この1件1件のデータ行を組（Tuple：タプル）やロー（Row：行）と呼ぶ．関係データベース以外のデータベースでは表の概念が存在せずに，表に相当するものを「ファイル」，列に相当するものを「フィールド」，行に相当するものを「レコード」と呼ぶために，関係データベースでも列をフィールド，行をレコードと呼ぶことも多い．たとえば，MS-Accessにおいては，レコードとフィールドを使用している．

5.1.2 キー

関係データベースの表において，キー（Key）は重要な役割を果たす．キーには**表5.1**に示す候補キー，主キー，外部キー，参照キーがある．

表5.1　キーの種類

キー	説明
候補キー	表の中の組を一意に識別できる属性または属性の集合
主キー	候補キーのうち主たるキー
外部キー	二つの表における属性において参照整合性が成り立つとき，参照元となるキー
参照キー	二つの表における属性において参照整合性が成り立つとき，参照先となるキー

候補キー（Candidate Key）とは，表の中の組を一意に識別できる属性である．そのため，図5.1の職員表においては「職員番号」が，部門表においては「部門コード」と「部門名」が候補キーになる．部門表に二つの候補キーが存在する理由は，部門名が重複することがないからである．主キー（Primary Key）とは，候補キーのうち主たるキーのことである．部門表については候補キーが二つ存在するが，部門コードが主キーとなる．その理由は，たとえば，内科から消化器内科のように，部門名は変更する可能性があるからである．図5.1の職員表の部門コードは部門表の部門コードと対応している．ここで，部門表にない部門コードを登録してしまったり，職員表から参照されている部門コードを部門表から削除してしまったりすると不具合が生じる．このような関係を参照整合性と呼ぶ．このような関係が成り立つ場合に，職員表の部門コードは外部キー（Foreign Key）と呼ばれ，職員表において部門表の部門コードは参照キー（Reference Key）と呼ばれる．なお，部門表において，部門コードは主キーである．

図5.2のようなデータベースがあったとする．下線が主キーを表す．図5.2の表の属性は，患者名，診療科，担当医である．表の条件を下記のようにする．

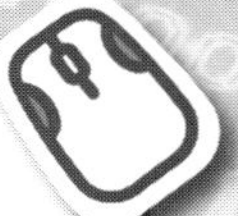

A) 患者名を主キーとする.
B) 患者は複数の診療科を受診することができる.
C) 一つの診療科を担当する医師は1人である.

患者名	診療科	担当医
金田	内科	青木
木村	外科	内海
栗山	産科	井上
毛塚	内科	青木

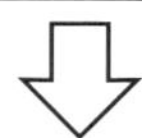

患者名	診療科	担当医
金田	内科	青木
木村	外科	内海
栗山	産科	井上
毛塚	内科	青木
	小児科	江本

(a) 追加の不具合

患者名	診療科	担当医
金田	内科	岡本
木村	外科	内海
栗山	産科	井上
毛塚	内科	岡本

(b) 修正の不具合

患者名	診療科	担当医
金田	内科	青木
~~木村~~	~~外科~~	~~内海~~
栗山	産科	井上
毛塚	内科	青木

(c) 削除の不具合

図5.2　データベース不具合の例

同図(a)のように，内科，外科，産科があり，新たに小児科（担当医：江本）を追加しようとしたと仮定する．しかし，患者がいないので，主キーが存在せず，登録することができない．次に，同図(b)において，内科の担当医の青木先生が転勤により，岡本先生に変わった場合に表の該当箇所を見つけ出し，すべて変更しなければならない．さらに，同図(c)のように，外科に1人の患者しかおらず，その患者が来なくなった場合，表からその患者のデータを削除する．この場合，外科を担当していたのは内海先生であるという情報までも消えてしまう．

このように，追加，修正，削除に伴い，さまざまな不具合が生じる可能性がある．そこで，このような不具合を起こさないように次項に示す正規化と呼ばれる作業をおこなう．

5.1.3 正規化

正規化（Normalization）とはデータの関係に着目し，データの一貫性を保つことができるようにデータ構造を最適化する作業である．その作業は，データの冗長性やあいまい性の排除，データメンテナンス性の向上，整合性の確保である．正規化には，第1正規化から第5正規化，および，ボイスコッド正規化があるが，一般的には第1正規化から第3正規化までで十分である．各正規化によってできた表の形を第1正規形，第2正規形のように呼び，まったく正規化をおこなっていない表の形を非正規形と呼ぶ．**表5.2**にそれぞれの正規化の概要を示す．また，**図5.3**に正規化の例を示す．

表5.2　正規化の種類

種類	説明
第1正規化	非正規形に対して属性の値として繰り返しなどがない状態にすること
第2正規化	第1正規形に対して，すべての非キー属性が主キーに対して完全に関数従属である状態にすること．関数従属とは，ある属性の値Aが定まると他の属性Bも一意的に定まること（A→B）である
第3正規化	第2正規形に対して，すべての非キー属性が主キーに対して推移的に関数従属でない状態にすること．また，他の属性から演算などにより導き出せる属性を削除した状態にすること．推移的関数従属とは，ある属性の値Aが定まると他の属性Bが定まり，Bが定まるとCが定まること（A→B→C）である

非正規形

患者No.	氏名	誕生日	年齢	受診日	受診療科	医師
1	金田	1950.4.12	64	2014.4.3	内科	青木
				2014.4.10	整形外科	江田
2	木村	1965.5.6	49	2014.4.5	外科	内海
3	栗山	1988.6.27	25	2014.4.8	産科	井上
				2014.4.11	歯科	大西
4	毛塚	1977.10.21	36	2014.4.9	内科	青木

第1正規化

第1正規形

患者No.	氏名	誕生日	年齢	受診日	受診療科	医師
1	金田	1950.4.12	64	2014.4.3	内科	青木
2	木村	1965.5.6	49	2014.4.5	外科	内海
3	栗山	1988.6.27	25	2014.4.8	産科	井上
4	毛塚	1977.10.21	36	2014.4.9	内科	青木
1	金田	1950.4.12	64	2014.4.10	整形外科	江田
3	栗山	1988.6.27	25	2014.4.11	歯科	大西

第2正規化

第2正規形

患者No.	氏名	誕生日	年齢
1	金田	1950.4.12	64
2	木村	1965.5.6	49
3	栗山	1988.6.27	25
4	毛塚	1977.10.21	36

受診No.	受診日	患者No.	診療科No.
1	2014.4.3	1	1
2	2014.4.5	2	2
3	2014.4.8	3	3
4	2014.4.9	4	1
5	2014.4.10	1	4
6	2014.4.11	3	5

診療科No.	受診療科	医師
1	内科	青木
2	外科	内海
3	産科	井上
4	整形外科	江田
5	歯科	大西

第3正規化

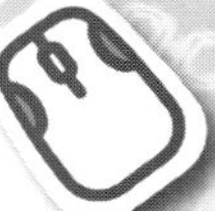

第3正規形

（患者表）

患者No.	氏名	誕生日
1	金田	1950.4.12
2	木村	1965.5.6
3	栗山	1988.6.27
4	毛塚	1977.10.21

（受診表）

受診No.	受診日	患者No.	診療科No.
1	2014.4.3	1	1
2	2014.4.5	2	2
3	2014.4.8	3	3
4	2014.4.9	4	1
5	2014.4.10	1	4
6	2014.4.11	3	5

（診療科表）

診療科No.	受診療科
1	内科
2	外科
3	産科
4	整形外科
5	歯科

（医師表）

医師No.	医師
1	青木
2	内海
3	井上
4	江田
5	大西

（担当医表）

担当No.	診療科No.	医師No.
1	1	1
2	2	2
3	3	3
4	4	4
5	5	5

図5.3　正規化の例

5.2 データベース言語

利用者が関係データベースに対してデータの定義やデータ操作をおこなうときは，データベース言語（または，問合せ言語）であるSQL（Structured Query Language）を利用する．SQLの主な機能に，**表5.3**に示すように，データ定義，データ操作，データ制御である．また，SQLの実行例を**図5.4**に示す．実行例は，「患者基本情報（patient_table）から性別（patient_sex）が男（M）である組の中から，属性『患者ID（patient_id）』と『患者氏名（patient_name）』を抽出する」を表す．

表5.3　SQLの主な機能

機能名	機能
データ定義	データベースの生成・削除，表の生成・削除，表の属性変更
データ操作	データの取得，データの挿入，データの更新，データの削除
データ制御	権限の付与・取消，トランザクションの確定・破棄

```
SELECT patient_id, patient_name
    FROM patient_table
    WHERE patient_sex = 'M' ;
```

患者基本情報（patient_table）の中の性別（patient_sex）が男（M）である組から，属性「患者ID（patient_id）」と「患者氏名（patient_name）」を抽出する

図5.4　SQLの実行例

5.3 データベース管理システム

データベース管理システム（Database Management System：DBMS）とは，データベースの操作，保守・管理をおこなうためのソフトウェアシステムの

ことである．データベース管理システムの主な役割は，①複数の利用者が同時にデータベースを更新しても矛盾を起こさず，効率よく処理できるように管理すること，②利用者ごとにデータへのアクセスの許可／制限をおこなうこと，③障害時に，データベースの内容を復元することである．**図5.5**に示すように共有するデータとアプリケーションソフトウェアから独立して存在し，データに統一的な操作を提供する．そのため，ミドルウェアに分類される．

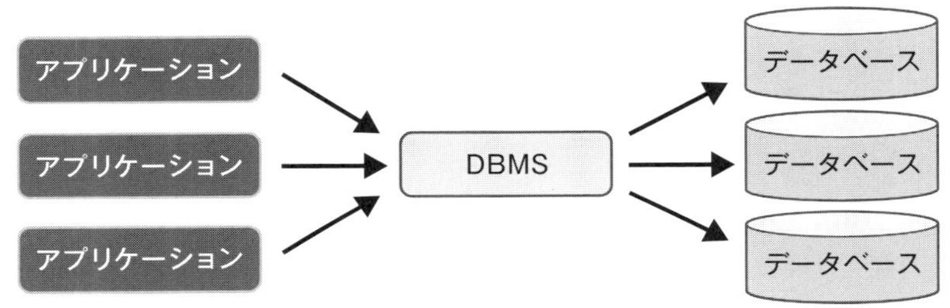

図5.5　データベース管理システム

5.3.1 バックアップ

データベースの障害時にはデータの一貫性，整合性を確保しなければならない．そのために，データベース管理者は定期的に管理作業をおこなう必要がある．管理作業の一つにバックアップ(Backup)がある．バックアップとは，データの破損や紛失に備えて複製を取る作業である．バックアップの種類としては，**図5.6**に示すようにデータベース全体をバックアップするフルバックアップ (完全バックアップ)，前回のフルバックアップからその都度増えたデー

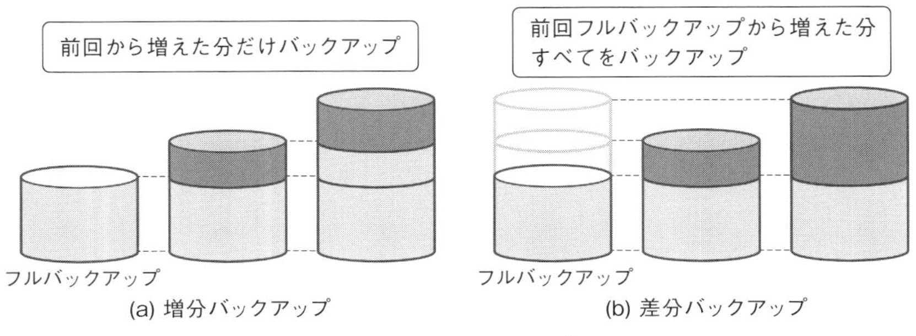

図5.6　バックアップ

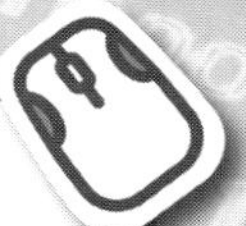

タのみをバックアップする増分バックアップ，前回のフルバックアップからの差の部分すべてをバックアップする差分バックアップがある．バックアップしたデータを使用して復旧する作業をリストア（Restore）といい，障害が発生した機器を交換したり，OSを再インストールしたり，リストアしたりして障害発生前の状態に戻すことをリカバリ（Recovery）という．

5.3.2 データベースファイルの種類

データベースではさまざまなファイルを扱う．そこで，表5.4にデータベースファイルの種類を示す．

表5.4 データベースファイルの種類

ファイルの種類	説明
マスタファイル（単にマスタ）	変更の少ない，固定的・基本的なデータを格納したファイル
ログファイル	作業履歴（ログ）が保存されたファイル
トランザクションファイル	日々発生する情報を記録したファイル
バックアップファイル	障害発生時に備えて修復のためのデータなどを保存したファイル

5.3.3 トランザクション

データベース管理システムにはデータの一貫性，整合性を確保する仕組みがある．データベースは，複数の利用者からアプリケーションソフトウェアを介して同時に利用されることがある．そのような場合でもデータに矛盾が生じないようにトランザクション管理をおこなっている．

トランザクション（Transaction）とは，利用者がデータベースにアクセスしておこなう一連の処理をまとめたものである．データベースにアクセスしたときに，それに依存する複数の操作をすべて完了する（コミット：Commit）か，すべてキャンセルしてもとの状態に戻す（ロールバック：Roll Back）ことで保証する．このようなトランザクションの特性を原子性（Atomicity）といい，この他にもトランザクションは一貫性（Consistency），独立性（Isolation），および，永続性（Durability）の合計四つの特性をもっており，それらの英語の頭文字をとってACID（アシッド）特性と呼ばれる．ACID特性を表5.5に示す．

表5.5　ACID特性

種類	内容
Atomicity（原子性）	処理がすべて実行されたか，まったく実行されなかったか
Consistency（一貫性）	データベースの内容に矛盾がない，整合性が保たれている
Isolation（独立性）	処理途中の状態が他に影響しない
Durability（永続性）	処理が完了したら，状態を保持する

図5.7に示す更新トランザクションの例を用いて，障害が発生した場合について考える．コンピュータの電源をオフにしたときは，メモリ領域にあるデータは消え，ディスク上のデータは消えないことに留意してもらいたい．また，取り扱っている情報は，データベースの一部であるデータと作業履歴であるログに分かれている．したがって，このときディスクにはデータファイルとログファイルがあり，メモリにはデータ領域とログ領域がある．データファイルにある内容を更新する手順は次のようである．①ディスク上のデータファイルのマスタ情報をデータ領域に読み出す．②マスタの更新前の情報をログ領域に書き込む．③データ領域内のマスタ情報に対して，書き換え処理をおこなう．④ログ領域の情報をディスク上のログファイルに書き込む．⑤データ領域内のデータが書き換えられたマスタ情報をデータファイルに書き込む．

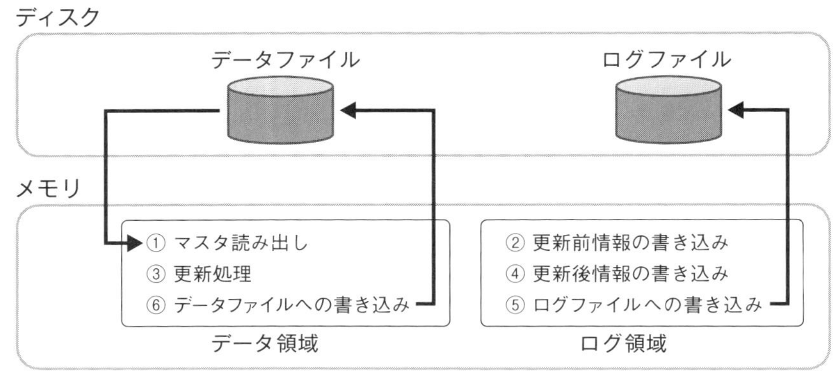

図5.7　更新トランザクションの例

このような手順でおこなっているために，トランザクション処理の途中で障害が発生しても，ログファイルを確認して，次に示すロールバックやロール

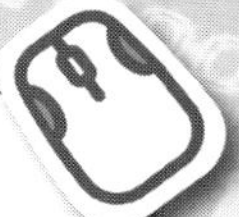

フォワードによってデータを正しく保つことができる．

ロールバック（Roll Back）とはトランザクションの処理の途中に何らかの障害が発生したときに，ログファイルを用いて，トランザクション開始時点の状態に戻すことである．ロールフォワード（Roll Forward）とはデータが記録されているハードディスクに何らかの障害が発生したときに，バックアップファイルとログファイルを用いて，ハードディスクを障害が発生する前の状態に戻すことである．ロールバックとロールフォワードの手順を図5.8に示す．

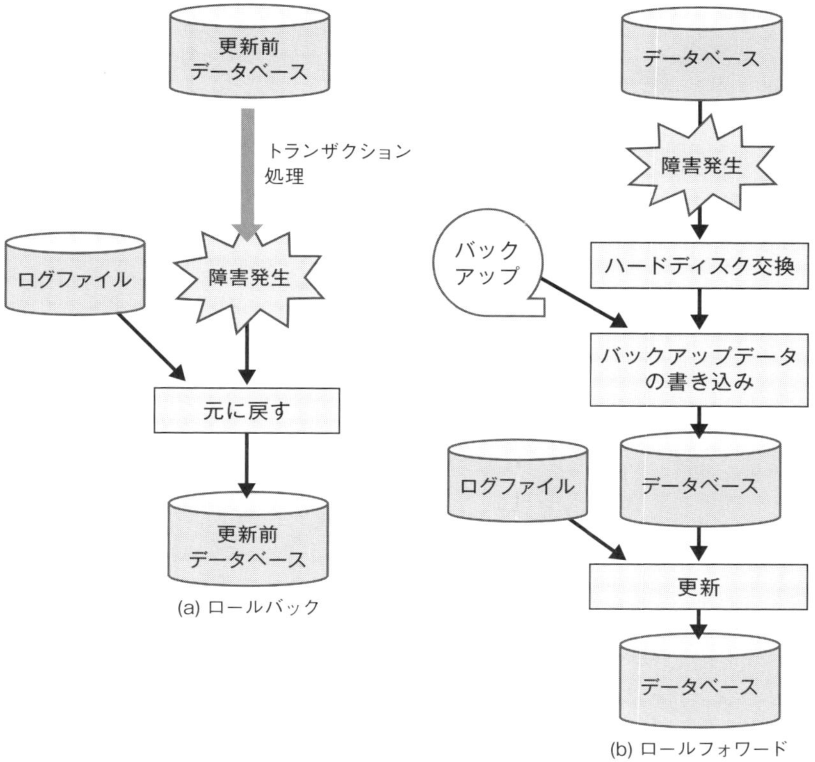

図5.8　ロールバックとロールフォワード

複数の利用者が同時にデータベースにアクセスした場合に，矛盾が生じることが考えられる．たとえば，図5.9のようなりんごを管理しているデータベースがあったとする．AさんとBさんが同じりんごデータベースに在庫を確認すると30個の在庫があった．両者が10個を仕入れたので，同時にりんご10個を加える．すると，本来50個になるべきところが，40個になるという矛盾が生じる．そこで矛盾を生じないために，ある利用者のみにそのデータベースを占有させ，他の利用者にそのデータベースに対して更新や参照の処理を禁止する．このことをロック(Lock)という．また，複数の利用者が同時におこなって相互に処理の進行を妨げる場合をデッドロック (Deadlock) という．

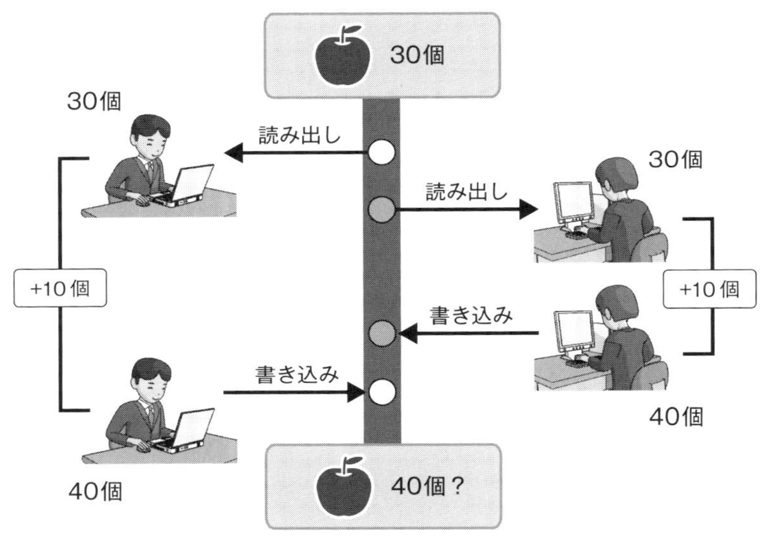

図5.9　複数利用者による矛盾が生じる例

5.4 データベースの二次利用

データベースを利用する利点の一つにデータの二次利用が挙げられる．二次利用とは，データベースに蓄積された莫大なデータから必要なデータを抽出して，分析をおこない，新たな知見を得て，将来に役立てることを目的とすることである．二次利用をおこなうために，**表5.6**に示すようなデータウェアハウス (DWH：Data Ware House) やデータマートのようなシステムやデータマイニング (DM：Data Mining) などの技術がある．

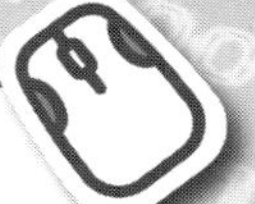

表5.6　データベースの二次利用技術

二次利用技術	説明
データウェアハウス（DWH）	複数のデータベースから，それぞれのデータベースで扱われる過去から現在に至るまでの時系列の実績データの集合を統合的に蓄積したもの．主題で分類され，意思決定支援などで役立つデータの集合
データマート	データウェアハウスの莫大なデータの中から，部門によって必要な情報のみを抽出して小規模化したデータの集合
データマイニング	蓄積されたデータを知識工学や統計学などの手法に基づいて，何らかの新しい知識・知見を発見する技術

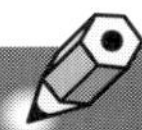

問　題

1. 複数のデータ間の関係を表の形で表現するデータベースは何か？
2. データの一貫性を保つことができるようにデータ構造を最適化する作業は何か？
3. 関係データベースの操作言語は何か？
4. データベースの操作，保守・管理をおこなうためのソフトウェアシステムは何か？
5. バックアップしたデータを使用して復旧する作業は何か？
6. 変更の少ない，固定的・基本的なデータを格納したファイルは何か？
7. トランザクションの処理の途中に何らかの障害が発生したときに，ログファイルを用いて，トランザクション開始時点の状態に戻すことは何か？
8. 大量のデータから新しい知見を見つけ出すための手法は何か？
9. データベースに複数の利用者が同時にアクセスして相互に処理の進行を妨げることは何か？
10. 複数のデータベースから，それぞれのデータベースで扱われる過去から現在に至るまでの時系列の実績データの集合を統合的に蓄積したものは何か？

第6章 情報セキュリティ

6.1 情報セキュリティとは

情報セキュリティ（Information Security）とは，情報や情報システムなどを無許可のアクセスや漏洩，改ざん，破壊から守ることである．このとき守る対象としては，財務情報，人事情報，技術情報，人の記憶や知識などの組織にとって価値のあるものであり，これを情報資産（Information Asset）と呼ぶ．この情報資産はハードウェア，ソフトウェア，ネットワークなどに電子的に蓄積されているものもあれば，紙などに記載されている場合もある．JIS（Japanese Industrial Standards：日本産業規格）においては，情報セキュリティを「情報の機密性，完全性，および可用性を維持すること．さらに，真正性，責任追跡性，否認防止および信頼性のような特性を維持することを含めてもよい．（ISO/IEC27001:2005 3 用語及び定義より）」として定義している．また，この定義文書の中の「機密性」,「完全性」,「可用性」は情報セキュリティの3要素と呼ばれる．

a) 機密性

機密性（Confidentiality）は，「認可されていない個人，エンティティまたはプロセスに対して，情報を使用不可または非公開にする特性」とJIS Q 13335-1:2006に定義されている．つまり，図6.1のように許可された者だけが情報にアクセスできるということである．

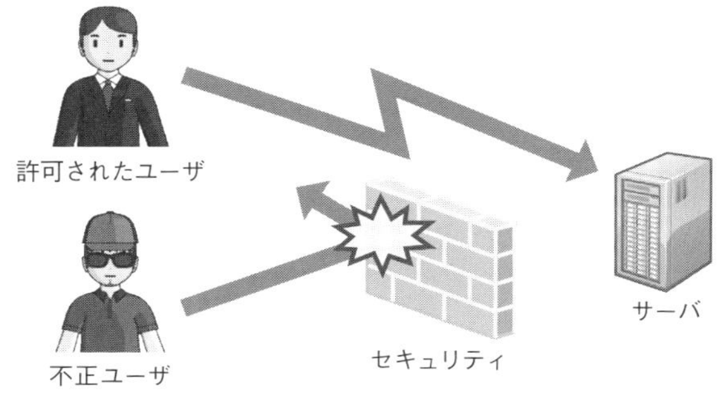

図6.1　機密性

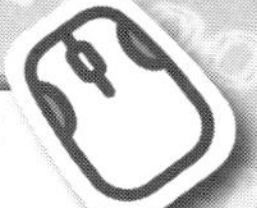

b) 完全性

完全性 (Integrity) は,「資産の正確さおよび完全さを保護する特性」とJIS Q 13335-1:2006に定義されている. つまり, 図6.2のような途中で情報が書き換えられることなく, 正確かつ完全である状態を保つことである.

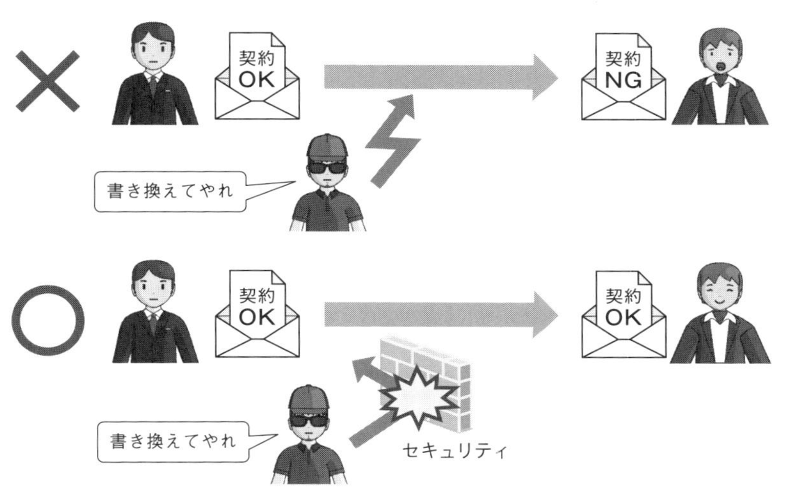

図6.2 完全性

c) 可用性

可用性 (Availability) は,「認可されたエンティティが要求したときに, アクセスおよび使用が可能である特性」とJIS Q 13335-1:2006に定義されている. つまり, 図6.3のようなサーバの故障もなく, 許可された利用者が必要なときにアクセスできるということである.

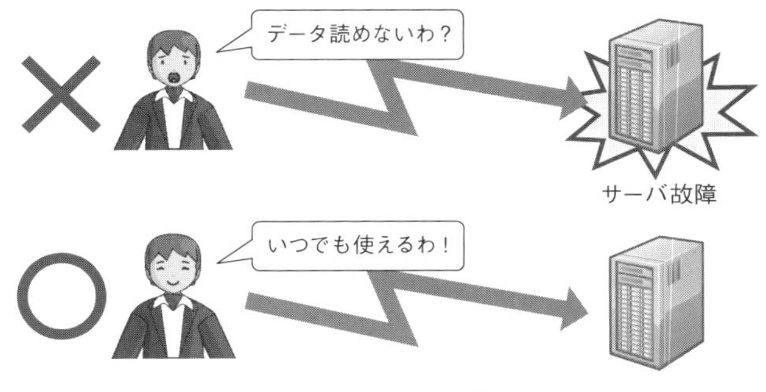

図6.3 可用性

また，その他の情報セキュリティ要素もJISにおいて**表6.1**のように定義されている．

表6.1 その他の情報セキュリティ要素

要素	説明
真正性 (Authenticity)	ある主体または資源が，主張どおりであることを確実にする特性．真正性は，利用者，プロセス，システム，情報などのエンティティに対して適用する
責任追及性 (Accountability)	あるエンティティの動作が，その動作から動作主のエンティティまで一意に追跡できることを確実にする特性
信頼性 (Reliability)	意図した動作および結果に一致する特性
否認防止 (Non-Repudiation)	ある活動または事象が起きたことを，後になって否認されないように証明する能力

(JIS Q 13335-1:2006より)

6.2 脅威

情報セキュリティは，組織として価値がある情報資産を機密性，完全性，可用性を阻害しうる要因である脅威 (Threat) から守ることである．脅威によって，情報資産が損なわれる可能性をリスク (Risk) と呼ぶ．また，脅威がつけ込むことのできる情報資産がもつ弱点を脆弱性 (Vulnerability) という．なお，脆弱性のことを，セキュリティホール (Security Hole) と呼ぶこともある．さらに，実際に情報資産が損なわれてしまった状態はインシデント (Incident) と呼ばれ，重大な事故に至った場合を含むこともある．**図6.4**に情報資産と脅威のイメージを示す．

情報資産を取り巻く脅威は，人が介在する人為的脅威と自然災害などの環境的脅威，さらに，人為的脅威を，故意に損害を与えようとする意図的脅威と不慮な事故などの偶発的脅威に分けることができる．これらの中で人為的かつ意図的脅威には，許可されていない者が外部から不正に侵入する不正アクセスと，サーバが本来の仕事をできなくす

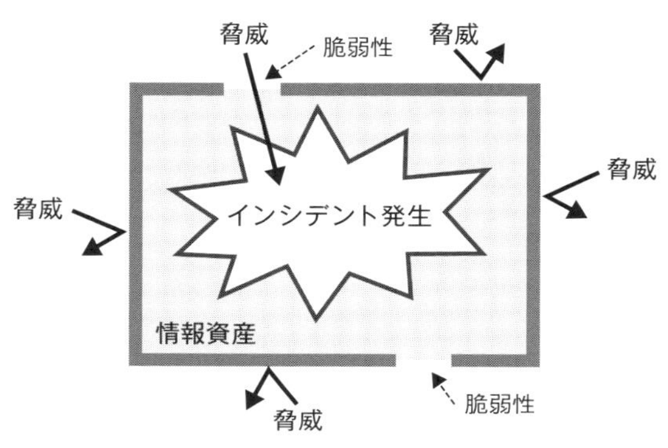

図6.4 情報資産と脅威

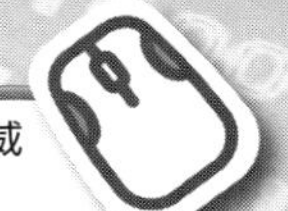

るサービス妨害があり，これらの行為をおこなう人をクラッカーと呼ぶ．不正アクセスは，**表6.2**に示す，盗聴，なりすまし，改ざんなどがある．

表6.2 不正アクセス

種類	説明
盗聴	第三者がネットワークに流れている機密情報などのデータを不正に盗むこと
なりすまし	他人のユーザIDやパスワードを使って，本人のふりをしてシステムを利用したり，虚偽の取引をおこなったりすること
改ざん	Webページやメールの内容を不正に書き換えること
破壊	データやプログラムを破壊，消去すること
不正利用	第三者が他人のユーザIDやパスワードを使って，不正に侵入したり，サービスを悪用したりすること
不正プログラムの埋め込み	ユーザが知らない間に情報を外部に漏洩したり，ファイルを破壊したりするなどの不正なプログラムを埋め込むこと
踏み台	不正アクセスをおこなう場合の中継地点とすること

一方のサービス妨害には，**表6.3**に示すDoS (Denial of Service) 攻撃やバッファオーバーフロー攻撃などがある．

表6.3 サービス妨害

種類	説明
DoS (Denial of Service) 攻撃 攻撃者　踏み台　サーバダウン	意味のない大量のデータをサーバやルータに送り，それらの装置の処理能力以上の処理をさせ，通常のサービスを利用できなくさせる攻撃．特に多数のコンピュータに攻撃用のプログラムを仕込んで一斉に標的を攻撃することをDDoS (Distributed DoS) 攻撃という
バッファオーバーフロー攻撃 データ領域　プログラム領域 不正データ バッファオーバーフロー　不正データの実行	コンピュータがプログラムを実行する場合，データをバッファと呼ばれるメモリに一時的に蓄える必要がある．そのバッファに対して許容量を超えるデータを送り，システムを機能停止状態にさせる攻撃
メール攻撃 サーバダウン	DoS攻撃の一種で，メールサーバに対して大量のメールを送り，メールサーバに正規のメール処理をできなくさせる攻撃

最近では，表6.4に示すようなその他の脅威も増えている．

表6.4　その他の脅威

脅威	説明
ソーシャルエンジニアリング	関係者を装ってシステム管理者に電話で情報を聞き出したり，パスワードや情報をユーザの背後からのぞき見したり，ゴミ箱から情報を入手したりするなどのコンピュータの技術を利用せず機密情報を入手すること
フィッシング	メールなどを用いて，実在する企業のWebサイトを装った偽のWebサイトにユーザを誘導し，クレジットカード番号，ID，パスワードなどを入力させて盗み取ること
P2P（Peer to Peer）ファイル交換ソフト（ファイル共有ソフト）	このソフトウェア自体は，ネットワークに接続されたコンピュータ同士が対等な立場で相互に接続して，直接ファイルなどを送受信するものである．しかし，コンピュータウイルスに感染するなどすることにより，このファイル共有ソフトウェアを介して勝手に機密情報が流出したり，著作権侵害をほう助したりすることがある

6.3 コンピュータウイルス

不正アクセスの一つとして不正プログラムの埋め込みがある．この不正プログラムを総称して，マルウェア（Malware）と呼ぶ．マルウェアには，表6.5に示すコンピュータウイルス（Computer Virus），ワーム（Worm），トロイの木馬（Trojan Horse），スパムメール（Spam Mail），ランサムウェア（Ransomware）などが挙げられる．

表6.5　マルウェアの種類

種類	説明
コンピュータウイルス	電子メールにファイルとして添付されたり，Webページからダウンロードされたりしてコンピュータに知らない間に取り込まれ，他のファイルやプログラムに寄生して不正をおこなうマルウェア
ワーム	単独で自分自身を複製して，ネットワークやメディアを経由して他のコンピュータに拡散する性質をもつマルウェア
トロイの木馬	有益なプログラムのふりをしてユーザの知らない間に不正な行為をおこなうマルウェア
スパムメール	宣伝や勧誘，いたずら目的で大量に送られてくる迷惑なメール
ランサムウェア	暗号化することでファイルを利用不可能な状態にし，そのファイルを元に戻すことと引き換えに金銭（身代金）を要求するマルウェア

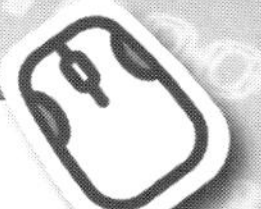

経済産業省のコンピュータウイルス対策基準によれば，コンピュータウイルスは下記のように定義され，三つの機能を有している．

第三者のプログラムやデータベースに対して意図的に何らかの被害を及ぼすように作られたプログラムであり，次の機能を一つ以上有するもの．

(1) 自己伝染機能

自らの機能によって他のプログラムに自らをコピーし，またはシステム機能を利用して自らを他のシステムにコピーすることにより，他のシステムに伝染する機能

(2) 潜伏機能

発病するための特定時刻，一定時間，処理回数などの条件を記憶させて，発病するまで症状を出さない機能

(3) 発病機能

プログラム，データなどのファイルの破壊を行ったり，設計者の意図しない動作をするなどの機能

（経済産業省　コンピュータウイルス対策基準より）

広義では，コンピュータウイルスを上記のように機能の一つ以上を有するものとしているが，狭義では，三つすべての機能を有しているものをコンピュータウイルスとして，ワームやトロイの木馬とは区別している．

コンピュータウイルスの感染経路の主なものとしては，ネットワーク経由と記憶メディア経由のものがある．具体例を**表6.6**に示す．

表6.6　コンピュータウイルスの感染経路の例

感染経路	具体例
ネットワーク	・電子メールの添付ファイル ・電子メール本文のリンク先への遷移 ・ウイルス感染したWebページの閲覧 ・インターネットからのダウンロード など
記憶メディア	・CD ・DVD ・USBメモリ など

コンピュータウイルスの種類を感染するファイル形式で**表6.7**にまとめる．この他にもウイルスの亜種と呼ばれる改造版のウイルスが多数存在している．

表6.7　コンピュータウイルスの種類

タイプ	説明
ファイル感染型	実行可能なプログラムファイルに感染するウイルス．感染したプログラムを実行することで他の実行ファイルにも感染する
マクロ感染型（マクロウイルス）	Word，Excelなどの文書ファイルのマクロ言語で作成されたウイルス．感染した文書ファイルを開くと感染し，感染したファイルが電子メールなどに添付されると感染が拡大するため，最も感染力の強いウイルスである
システム領域感染型	コンピュータの起動システムに感染するウイルス．以前はフロッピーディスクを介して感染が拡大していたが，フロッピーディスクの利用の減少に伴い，被害が減少した

6.4 情報セキュリティ対策

情報セキュリティの対策として，**表6.8**に示す人的・組織的セキュリティ対策，物理的セキュリティ対策，技術的セキュリティ対策に分類して説明する．また，無線LANでのセキュリティ対策にもふれる．

表6.8　情報セキュリティ対策の分類

セキュリティ対策	説明
人的・組織的セキュリティ対策	情報資産を扱う上での，手続きやルール（入退室管理規則やマニュアルなど）の遵守徹底，責任体制の確立，セキュリティポリシーの策定など
物理的セキュリティ対策	災害や人的破壊などから，施設，設備，装置，記憶媒体などを，物理的な方法で守ること
技術的セキュリティ対策	ネットワーク，サーバ，コンピュータやシステムなどを，コンピュータ技術を用いて守ること

6.4.1 人的・組織的セキュリティ対策

組織として情報資産を守るためには，職員の責任と権限を明確に定め，安全管理に関する規定や手順書を整備運用し，その実施状況を日常の自己点検などによって確認しなければならない．そのために，情報セキュリティポリシーの策定や社内倫理規定の見直しなどが重要になる．

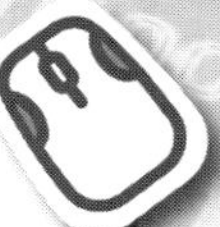

情報セキュリティポリシーとは，組織が情報資産に対してどのように取り組み，職員がどのように行動すべきか，という方針を明文化したものである．情報セキュリティポリシーは図6.5に示すような階層構造になっている．最上位から情報セキュリティ対策に関する組織の統一的な考え方である「情報セキュリティ基本方針」，情報セキュリティ基本方針を実行に移すための「情報セキュリティ対策基準」，および，実施するための具体的な手順である「情報セキュリティ対策実施手順」である．狭義には，「情報セキュリティ基本方針」と「情報セキュリティ対策基準」を情報セキュリティポリシーと呼ぶ．

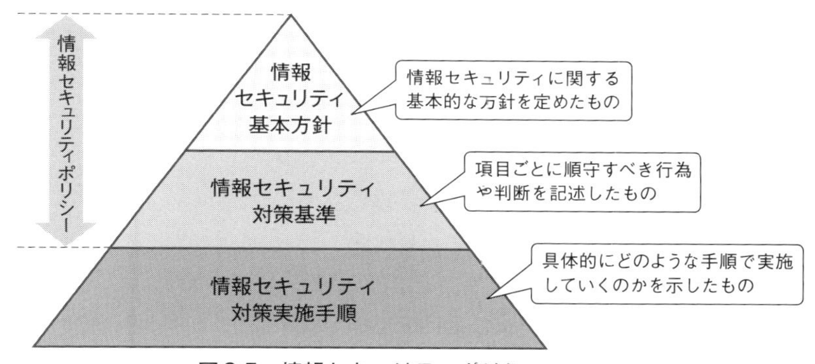

図6.5　情報セキュリティポリシー

情報セキュリティポリシーに基づき，情報セキュリティを確保・維持するためには，情報セキュリティマネジメントシステム（ISMS：Information Security Management System）を構築する必要がある．ISMSとは，組織が情報を適切に管理し，機密を守るための取組みであり，コンピュータシステムに対する情報セキュリティ対策だけでなく，具体的に計画，実施と運用，監視，見直しをおこない，PDCAサイクルによって改善していく仕組みである．PDCAサイクルは，計画（Plan），実施と運用（Do），監視（Check），見直し（Act）の各頭文字を取ったものである．図6.6にISMSのPDCAサイクルについて示す．

また，情報セキュリティポリシーに従い，ユーザである職員に情報資産の取扱い方を示すユーザマニュアルを整備して，職員がどのような行動をとるべきか，また，違反したときにどのような影響があり，処罰されるかなどの情報資産の安全管理に関する教育や訓練を定期的におこなわなければならない．

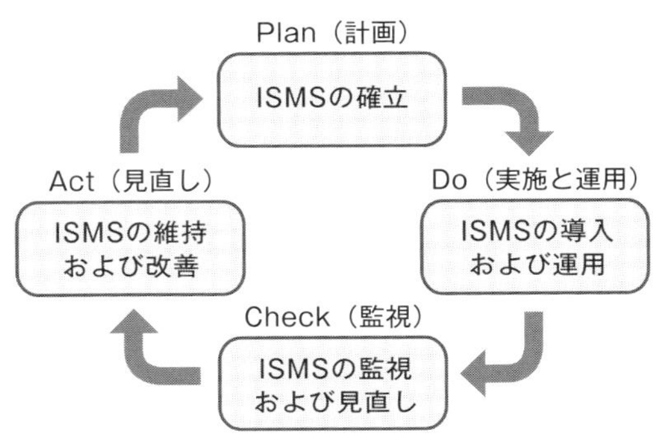

図6.6　ISMSのPDCAサイクル

6.4.2 物理的セキュリティ対策

物理的セキュリティ対策とは，情報システムにおいて個人情報が入力，参照，格納される情報端末やコンピュータ，情報媒体などを物理的な方法によって保護することである．具体的には，**表6.9**に示すコンピュータ室への入退室管理，地震などの災害対策，機器・装置・記憶媒体などの盗難や紛失への対策などがある．

表6.9　物理的セキュリティ対策

物理的セキュリティ対策	具体的な施策
コンピュータ室への入退室管理	・コンピュータ室の施錠 ・不許可者への入室の制限 ・入退室時間の管理 ・入室時の名札の着用義務 ・防犯カメラの設置 など
地震などの災害対策	・転倒，落下防止対策 ・防火，防水対策 ・停電時の代替電源の確保 など
機器・装置・記憶媒体などの盗難や紛失への対策	・機器，装置へのチェーン施錠 ・記憶媒体や書類などの持ち出し禁止 ・私有コンピュータの利用の禁止 ・不要な書類のシュレッダーや焼却 ・机上，書庫などの整理整頓 ・書類の放置禁止 など

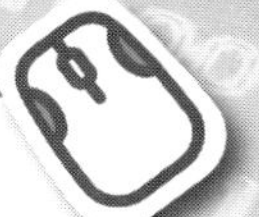

6.4.3 技術的セキュリティ対策

技術的セキュリティ対策は，コンピュータやネットワーク技術を利用して，情報資産を保護することである．たとえば，利用者の識別・認証やアクセス制限，不正ソフトウェア対策，不正アクセス防止などである．具体的なセキュリティ技術について述べる．

a) セキュリティパッチ

OSやソフトウェアに脆弱性であるセキュリティホールがあると，そこを突破口としてウイルス感染や不正にアクセスされる場合がある．そこで，セキュリティホールをセキュリティパッチと呼ばれるソフトウェアでふさがなければならない．MS-Windowsには，自動的にセキュリティパッチをダウンロードして更新するWindows Updateと呼ばれる機能もある．セキュリティホールを定期的にチェックして，早急にふさぐ必要がある．

b) コンピュータウイルス対策ソフトウェア

前述したようにコンピュータウイルスに感染するとさまざまな悪影響が生じる．そこで，コンピュータウイルス対策ソフトウェア（別名：ワクチンソフトウェア，アンチウイルスソフトウェア）をコンピュータにインストールし，未然に防止する必要がある．

コンピュータウイルスはウイルス特有のパターンをもっている．そこで，コンピュータウイルス対策ソフトウェアは事前に所有しているコンピュータウイルス定義ファイル（パターンファイル）とコンピュータ内部のデータを比較してウイルスを検出する．しかし，事前に所有しているコンピュータウイルス定義ファイルの中にない未知のウイルスには対応できないため，定期的にコンピュータウイルス定義ファイルを更新する必要がある．このようにして見つかったコンピュータウイルスはコンピュータウイルス対策ソフトウェアによって，駆除，もしくは隔離される．

万が一，コンピュータウイルスに感染してしまった場合には，次の手順で処理をおこなう必要がある．

1）感染したコンピュータをネットワークから隔離する．
2）感染の情報と対策を全ユーザに連絡する．

3）感染原因の究明と必要な対策を講じる.

c) ユーザ管理

機密性の確保のために，許可された者のみが許可された情報だけにアクセスできる対策が必要である．そのためには，システムを利用する人（ユーザ）を管理し，また，そのユーザがアクセス可能な範囲を決める必要がある.

まず，ユーザを管理するために，情報システムにユーザ登録をおこなう．ユーザ登録とは，ユーザがそのシステムを利用できるように，ユーザID（ユーザアカウント）やパスワードなどを発行して，その情報をシステムに登録することである．一方，ユーザが退職するなどした場合にはそのユーザのログイン権限を速やかに停止する．セキュリティの観点からはユーザのアカウント自体を削除する方が望ましいが，医療情報システムのデータやログにユーザIDが紐づけられている場合があるので，ユーザアカウントを削除すると，のちに当時のユーザを特定できないからである．ユーザ登録情報を適切に管理することで，ユーザの利用状況や不適切な利用などを発見できる．また，ユーザごとにアクセス権を設定する必要がある．ファイルへのアクセス権には，読み出し権限，書き込み権限，実行権限があり，これらを必要に応じ，組み合わせて設定する．これを設定することによって，誰がどのような権限でアクセスするかを制御することができる．これをアクセス制御という．さらに，情報システムには，アクセスした利用者名，日付と時刻，おこなった操作などのアクセス状況を記録するアクセスログがある．このアクセスログを調査することによって，システムの利用状況の把握や不正アクセスの有無を確認することができる.

情報システムへアクセスする者が正規ユーザであることを確認する行為をユーザ認証という．本人しか知りえない情報や持ちえないモノを使って本人であることを証明する．代表的な認証技術には，パスワード認証，ワンタイムパスワード認証，ICカード認証，生体認証などがある.

① パスワード認証

パスワード（Password）とは，ユーザ認証をおこなう場合の英数字や記号の組合せの文字列である．パスワード認証は，図6.7に示すようにパソコンにログイン（ログオン）したり，電子メールを受信したりする場合に，もっともよく

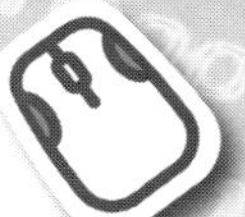

利用されている方法である．パスワードは，生年月日や電話番号などの本人から推測されやすいものや辞書に載っている単語などは避け，できる限り長くして，アルファベットの大文字／小文字，数字，記号を混ぜ合わせて強度を上げる必要がある．また，情報システムの利用を始めるときに，システム管理者から渡された初期のパスワードをそのまま利用することは避けるべきである．さらに，パスワードを紙に書いて保存しない，パスワードを他人に教えない，盗まれないように管理する必要がある．そして，同じパスワードを複数のシステムなどで使い回さないことも重要である．

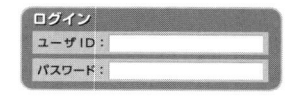

図6.7　ログイン画面

② ワンタイムパスワード認証

ワンタイムパスワードは前述のパスワードの弱点である盗み見を防ぐ効果がある．字のごとく，1回しか利用できないパスワードが図6.8に示すようなトークンと呼ばれるパスワード生成器によって生成される．同じパスワード生成の仕組みをもった認証サーバにより認証がおこなわれる．ワンタイムパスワードの生成には，時刻，乱数などが利用される．タイムスタンプ方式やチャレンジ・レスポンス方式などの手法がある．

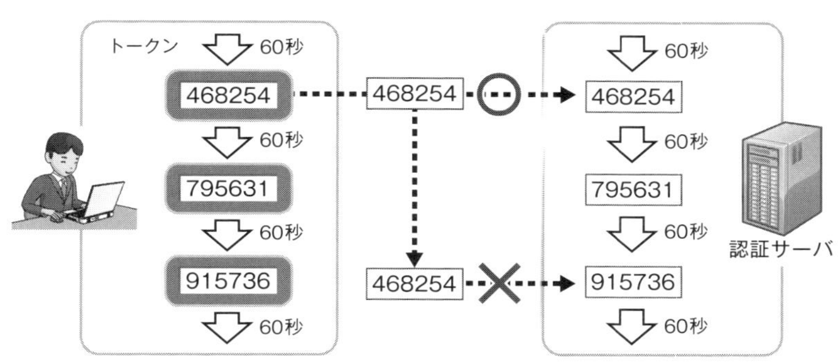

図6.8　ワンタイムパスワードの例

③ ICカード認証

ICカード認証は，ICチップの埋め込まれた学生証や社員証のようなカードを用いて本人を認証する方法である．パスワードのように入力作業がないので覗き見はされないが，ICカード自体の紛失，盗難には注意が必要である．

図6.9に示すようなICカードを読み取るための装置が必要である．

④ 生体認証

生体認証（バイオメトリクス認証：Biometrics）は，本人の身体的特徴や行動的特徴によって本人を確認する方法である．具体的には，図6.10(a)の指紋認証方式，同図(b)の虹彩（アイリス）認証方式，さらに，声紋，顔，指静脈などの身体的特徴や筆跡などの行動的特徴によるものがある．

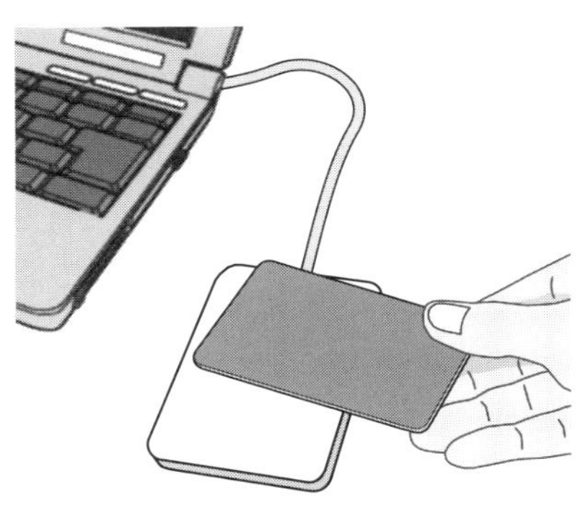

図6.9　ICカード認証

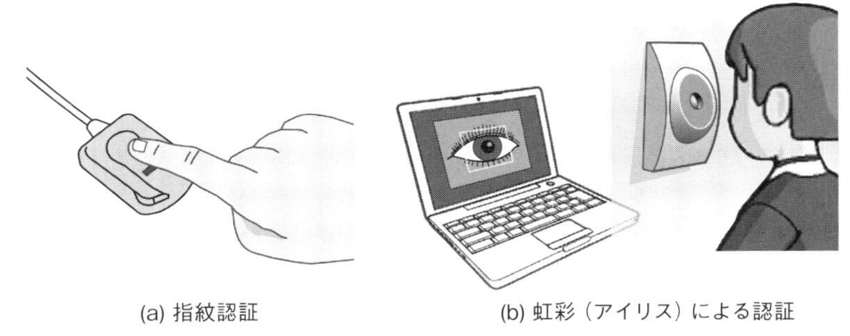

(a) 指紋認証　(b) 虹彩（アイリス）による認証

図6.10　生体認証の例

d) 暗号化技術

暗号化（Encryption）とは，ある一定のルールに基づいてデータを変換し，第三者に知られないようにする技術である．古代ローマ帝国時代から存在している．暗号化することによって，盗聴，改ざん，なりすましなどを防ぐことができる．

たとえば，図6.11に示すように「おはよう」という文字列に対して，あいうえお順で2文字ずらすというルールに基づくと，「きふりお」という文字列になり，まったく意味のわからない文字列になる．これが基本的な暗号化技術である．このときの「おはよう」を平文（ひらぶん），「きふりお」を暗号文という．また，「おはよう」から「き

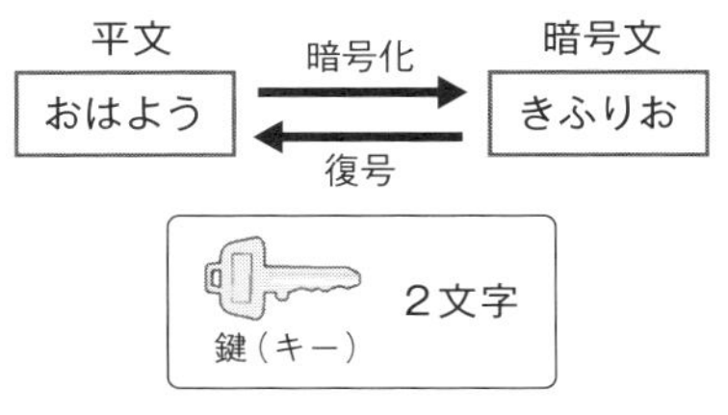

図6.11　暗号化技術

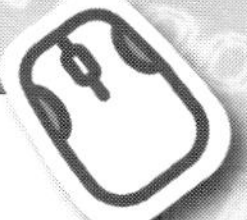

ふりお」に変換することを暗号化,「きふりお」から「おはよう」に戻すことを復号,さらに,「2文字ずらす」ルールを暗号化アルゴリズムといい,ずらす文字数「2」のようにその量を鍵(キー:Key)という.コンピュータの世界においても,同様な暗号化技術が利用されている.

現在利用されている暗号化技術は,共通鍵暗号方式と公開鍵暗号方式の二つに大別できる.

① 共通鍵暗号方式

共通鍵暗号方式(Common Key Cryptosystem)は暗号化と復号に同じ鍵を用いる方式であり,対称鍵暗号方式や秘密鍵暗号方式とも呼ばれる.図6.12に示すようにAさんがBさんに共通鍵暗号方式でデータを送付する場合を考える.すでに,AさんとBさんが共通鍵を所有していると仮定する.Aさんは共通鍵で暗号化したデータをBさんに送り,Bさんは共通鍵を用いて受け取ったデータを復号する.共通鍵暗号方式は高速に暗号化・復号ができるという利点があるが,共通鍵を安全に相手に渡さなければならないという欠点がある.代表的な共通鍵暗号方式にはDES(Data Encryption Standard),AES(Advanced Encryption Standard)などがある.

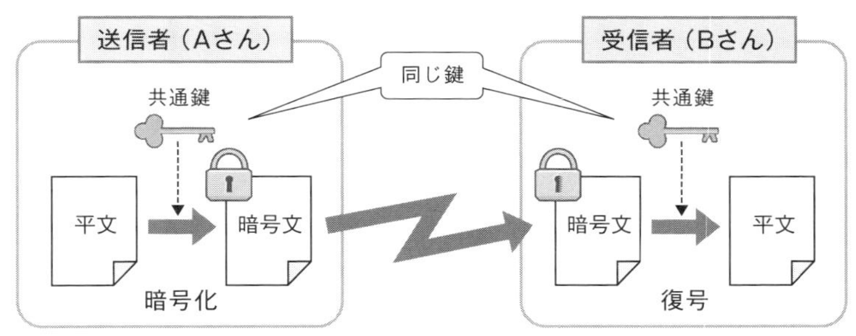

図6.12 共通鍵暗号方式

② 公開鍵暗号方式

公開鍵暗号方式(Public Key Cryptosystem)は暗号化と復号に二つの対の鍵を用いる.二つの対の鍵はそれぞれ秘密鍵(別名:私有鍵)と公開鍵と呼ばれる.一方の鍵で暗号化したデータは他方の鍵でしか復号できないという特徴をもつ.つまり,公開鍵で暗号化したデータは秘密鍵で復号し,秘密鍵で暗号化したデータは公開鍵で復号する．図6.13に示すように，Aさんが Bさんに公開鍵暗号方式でデータを送付する場合を考える．すでに，Aさんは Bさんの公開鍵，Bさんは Bさん自身の秘密鍵をもっていると仮定する．Aさんは Bさんの公開鍵で暗号化したデータを Bさんに送り，Bさんは自分の秘密鍵を用いて受け取ったデータを復号する．公開鍵暗号方式では，公開鍵という誰にでも入手可能な鍵で暗号化できるが，復号できる鍵はその公開鍵に対応する秘密鍵のみであるため，安全に鍵を相手に渡すことができるという利点があるが，暗号化・復号の仕組みは複雑で処理に時間がかかるという欠点がある．代表的な公開鍵暗号方式には RSA，楕円曲線 DSA (Digital Signature Algorithm) がある．

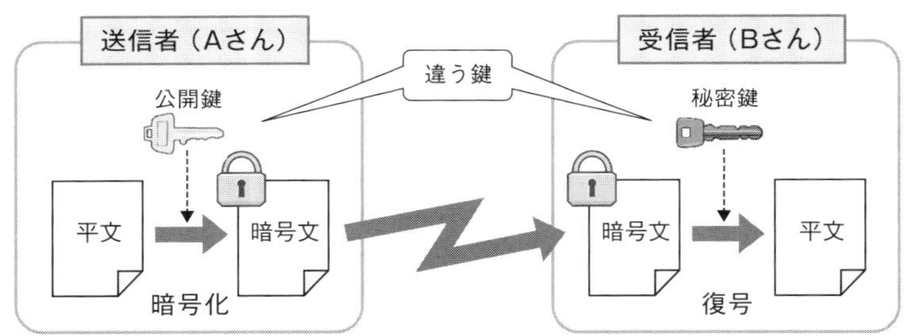

図6.13　公開鍵暗号方式

③ ハイブリッド暗号方式

共通鍵暗号方式と公開鍵暗号方式を組み合わせたハイブリッド暗号方式 (Hybrid Cipher) というものもある．前述したように共通鍵暗号方式は高速であるが，鍵の受け渡しが問題であり，公開鍵暗号方式は低速ではあるが，鍵の受け渡しが容易という，それぞれの特徴がある．そこで，それぞれの特徴を活かした暗号化方式がハイブリッド暗号方式である．図6.14に示すように，Aさんが Bさんにハイブリッド暗号方式でデータを送付する場合を考える．① Bさんが公開鍵と秘密鍵を生成し，Aさんに公開鍵を送る．② Aさんは共通鍵を生成し，Bさんの公開鍵で生成した共通鍵を暗号化して Bさんに送る．③ Bさんは自分の秘密鍵で Aさんからの暗号文を復号して，共通鍵を取り出す．④Aさん Bさんともに共通鍵を手にした状態になるので，

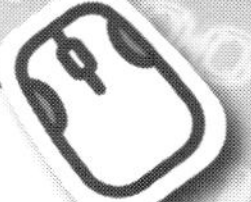

第1部

以降は共通鍵暗号方式で通信をおこなう．代表的なハイブリッド暗号方式には，SSL/TLSなどがある．

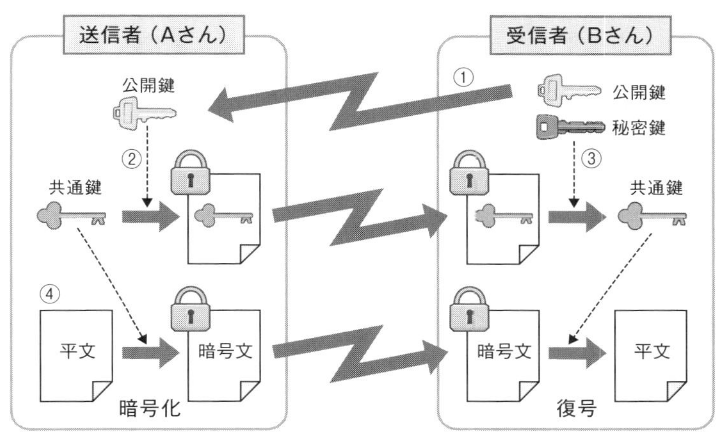

図6.14 ハイブリッド暗号方式

e) デジタル署名

人間の世界において，本人を証明する方法として，捺印やサイン（署名）が利用されている．これをコンピュータの世界に取り入れたのが，デジタル署名(Digital Signature）である．デジタル署名には，公開鍵暗号技術が利用されている．前述したように公開鍵暗号方式の場合，公開鍵と秘密鍵が対になっており，暗号化したデータは対応した鍵でしか復号できない．秘密鍵は生成した本人しかもっておらず，厳重に保管されている．したがって，公開鍵で復号できる暗号文は秘密鍵をもっている本人が作成したことが証明できる．この性質を利用して，本人であることを証明する仕組みをデジタル署名と呼ぶ．ハッシュ関数を利用してメッセージ（たとえば，メール本文）を要約したものをメッセージダイジェスト(Message Digest）と呼び，これを秘密鍵で暗号化したものを用いて，図6.15のようにして，メッセージの改ざんを検出することができる．デジタル署名に似た電子署名という用語もある．電子署名は「電子署名及び認証業務に関する法律」で定義されているが，デジタル署名を含む広義の署名として用いられている．

前述したようにデジタル署名を用いれば，そのメッセージが公開鍵の生成者から送られてきたことは保証できるが，第三者が本人になりすましてメッセージを

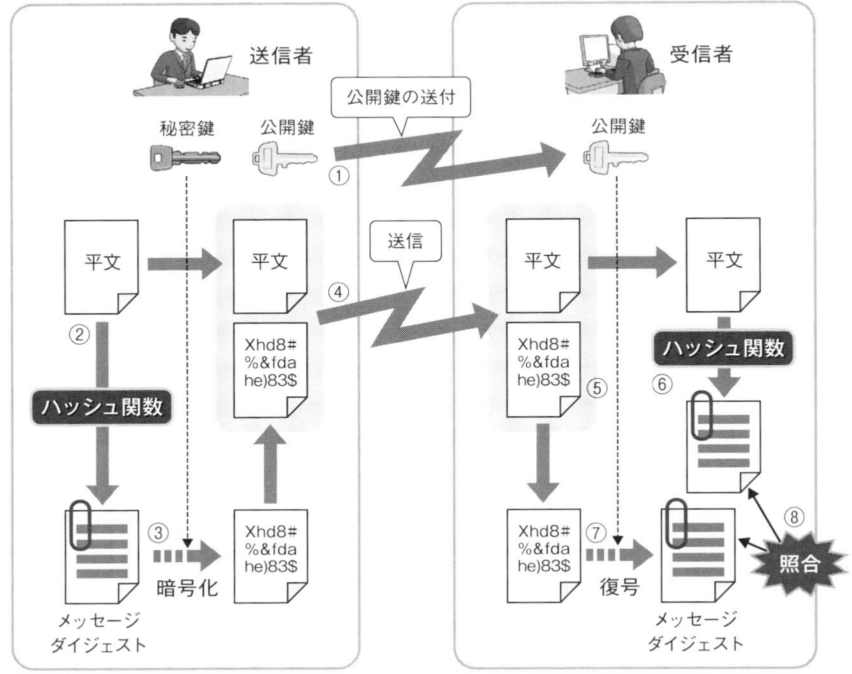

①送信者は事前に公開鍵を送付する．②平文をハッシュ関数を用いてメッセージダイジェストを生成する．③秘密鍵を用いてメッセージダイジェストを暗号化する．④平文とメッセージダイジェストを送信する．⑤受信者は平文とメッセージダイジェストを分離する．⑥平文をハッシュ関数を用いてメッセージダイジェストを生成する．⑦暗号化されたメッセージダイジェストを公開鍵を用いて復号する．⑧二つのメッセージダイジェストを照合する．

図6.15　デジタル署名

送ってきた場合にはわからない．そのため，本人と公開鍵の結びつきを証明する仕組みとして認証局(CA: Certification Authority)と呼ばれる第三者機関がある．

CAは公開鍵の所有者の本人性を確認し，公開鍵とその所有者を保証する証明書を発行する機関であり，公開鍵の所有者の身元を確認し，登録する登録局（RA：Registration Authority）と，公開鍵を安全に運用し，要求に応じて電子証明書を発行する発行局（IA：Issuing Authority）からなる．証明書には，公開鍵とその所有者を証明する情報であるユーザの名前，メールアドレスなどと証明書番号や有効期限などが記載されている．この証明書は電子証明書（または，公開鍵証明書）と呼ばれる．**図6.16**を用いてAさんとBさんのCA

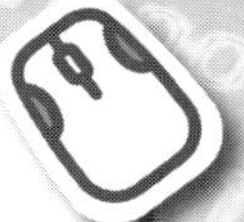

による公開鍵交換の手順を示す．①Aさんは生成した公開鍵をCAに提出する．②CAはAさんの本人性を確認して，Aさんの電子証明書を発行する．③BさんにAさんの電子証明書がCAから発行される．④Bさんは公開鍵を使ってAさんと暗号化通信を開始する．⑤AさんはCAによって発行された電子証明書をBさんに送付する．⑥Bさんは，電子証明書に記載されているAさんの情報とCAの署名を確認し，電子証明書内のAさんの公開鍵を入手する．このようにして，なりすましを防御する．

このような公開鍵を利用してネットワーク上で安全な通信を実現するための社会環境をPKI(Public Key Infrastructure:公開鍵基盤)という．PKIによって，政府と国民，保健医療福祉分野間，商取引などが安全に執りおこなわれている．

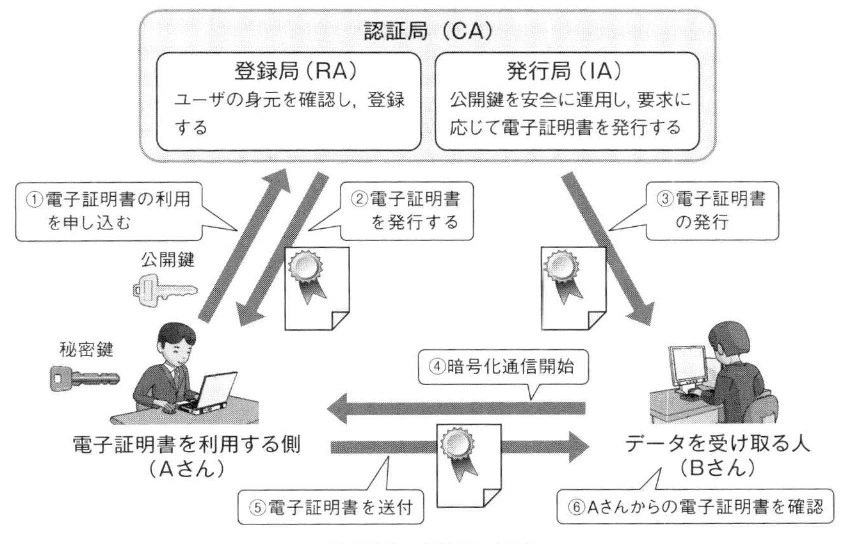

図6.16 認証局（CA）

f) フィルタリング

フィルタリング(Filtering)とは，一定の条件によって通信を制御する仕組みである．我々の生活の中でよく耳にするフィルタリングは，図6.17に示すように子どもに対して好ましくないWebサイト（暴力，薬物，アダルト，出会い系など）に対して，保護者がそれらのWebサイトを子どもが閲覧できないように設定するコンテンツフィルタリングである．他のフィルタリングには，パケットフィルタリング，ポートフィルタリング，IPアドレスフィルタリング，MACアドレスフィルタリングなどがある．パケットフィルタリングは，4.1.3項で述べたようにパケットには送信元と送信先のアドレスなどの情報が記載されているが，これらの情報を基に通過してよい条件リストを作成して，その条件に合致するパケットのみ通過できるように制御する．ポートフィルタリングは，インターネットのサービスであるポート番号を基に通信を制御する．IPアドレスフィルタリングはIPアドレスを，MACアドレスフィルタリングはMACアドレスをそれぞれ基にして通信を制御する．

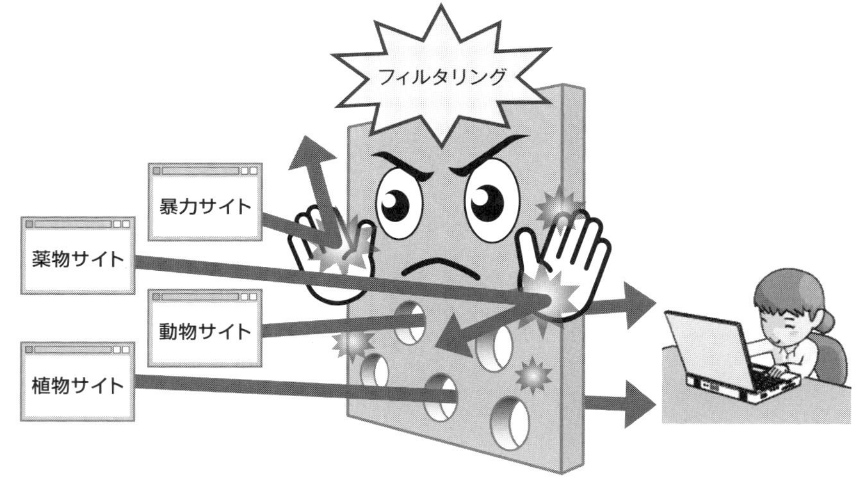

図6.17　フィルタリング

g) ファイアウォール

ファイアウォール（Firewall）とは，図6.18に示すように外部ネットワークと内部ネットワークの境界にあり，外部ネットワークから内部ネットワークに対する不正アクセスを防ぐためのセキュリティシステムのことである．また，図6.19に示すようにファイアウォールによって外部ネットワークからも内部ネットワークからも隔離された区域であるDMZ（DeMilitarized Zone：非武装地帯）を設置することもできる．Webやメールなどの公開用サーバをDMZに置いて，ファイアウォールによって不正アクセスを遮断する．万が一，そのサーバが侵入されても被害はDMZのみであり，内部ネットワークには被害が及ばない．

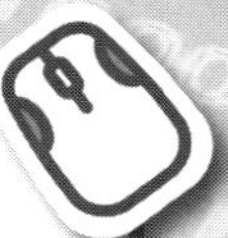

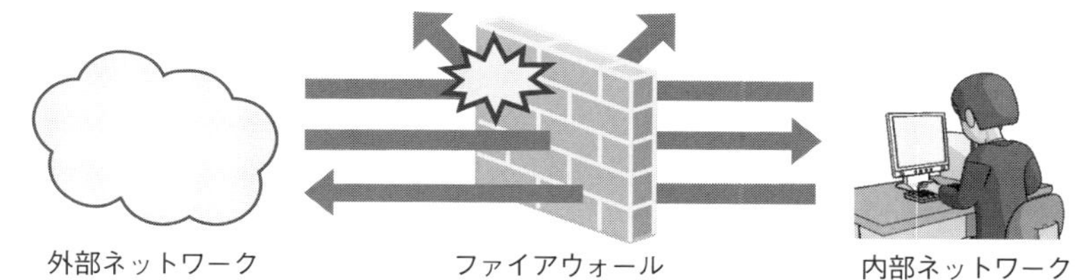
外部ネットワーク
ファイアウォール
内部ネットワーク
図6.18 ファイアウォール

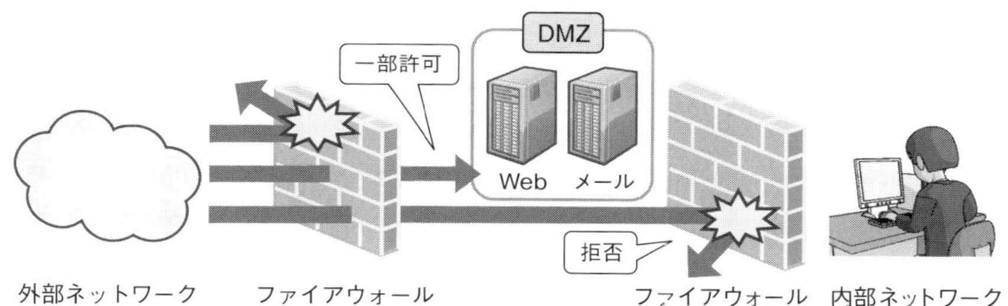

図6.19 DMZ

ファイアウォールを実現するための仕組みとしては，「パケットフィルタリング型」と「アプリケーションゲートウェイ型」などがある．パケットフィルタリング型は，6.4.3項f)で述べたようにパケットの情報をもとに通信データを通過させるかどうかを判断する方式である．アプリケーションゲートウェイ型は4.1.4項で述べたOSI参照モデルのアプリケーション層で働き，通信を中継するプロキシサーバを利用し，外部ネットワークと内部ネットワークの間で直接通信ができないようにする方式である．

h) 侵入検知システムと侵入防止システム

侵入検知システム（IDS：Intrusion Detection System）とは，図6.20(a)に示すように通信を監視して通信の不正や異常を感知するシステムのことである．インターネットに公開しているサービスでは，ファイアウォールで正常な通信と異常な通信を区別することはできない．そこで，事前に登録しているシグニチャという検出ルールと照合して不正なアクセスを検出したり，通信のデータ量や使用したコマンドを確認して通常とは異なる振る舞いに対して異常を検出したりする．

侵入防止システム（IPS：Intrusion Prevention System）は，同図(b)に示すように侵入検知システムを拡張して，異常な通信があった場合に管理者へ通知するだけでなく，異常な通信を自動的に防御する機能を備えている．

侵入検知システムと侵入防止システムの両システムを利用した場合でも，対応できる範囲には限りがあるために，すべての攻撃を遮断することは困難である．少なくとも上述したファイアウォールとの併用はすべきである．

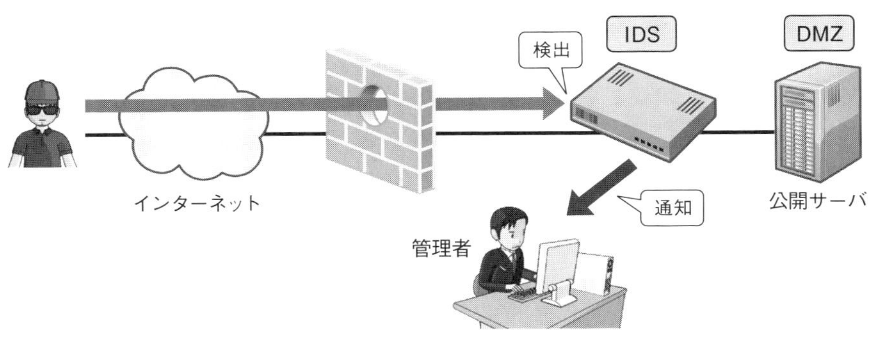

(a) 侵入検知システム（IDS）

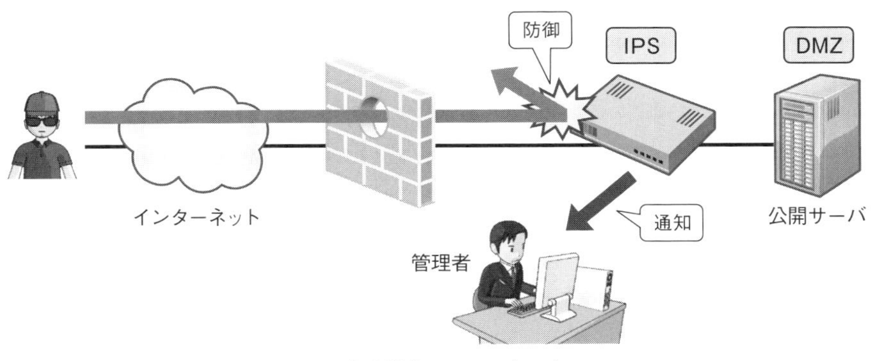

(b) 侵入防御システム（IPS）

図6.20　侵入検知システムと侵入防御システム

i) その他のセキュリティ技術

暗号化技術を利用したネットワークのためのセキュリティ技術としては，VPN，SSL/TLS，S/MIMEなどがある．

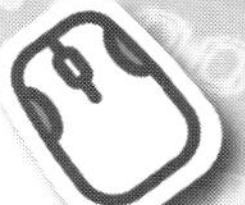

① VPN

VPN（Virtual Private Network）は，インターネットのような公衆回線をあたかも専用回線であるかのように利用する方法である．それには，前述した認証技術，暗号化技術のほかに，**図6.21**にイメージを示すカプセル化とトンネリングと呼ばれる技術が利用されている．4.3.3項で述べたIPv6では標準的な通信技術となっている．

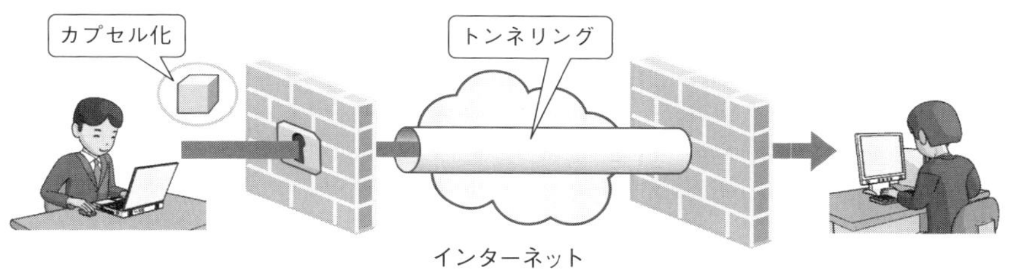

図6.21　VPN

② SSL/TLS

SSL（Secure Sockets Layer）は，その改良版であるTLS（Transport Layer Security）とともにSSL/TLSとも呼ばれ，インターネット上でやり取りされる情報を，ハイブリッド暗号方式により暗号化して送受信する方法である．なりすまし，盗聴，改ざんなどを防ぐことができる．このSSLによって提供される安全なHTTP通信をHTTPS（HyperText Transfer Protocol Secure）という．Webブラウザのアドレス欄に**図6.22**に示すように「https://」のように入力して，その利用をおこなう．ネットショッピングなどの商取引に利用され，住所，電話番号，クレジットカード番号などの個人情報のネットワーク上でのやり取りを可能にしている．

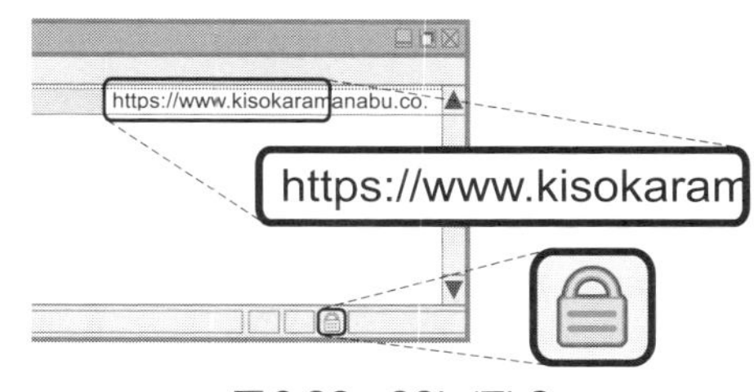

図6.22　SSL/TLS

③ S/MIME

S/MIME（Secure / Multipurpose Internet Mail Extensions）は，電子メールのための暗号化技術である．なりすまし，盗聴，改ざん，否認などの防止が可能である．S/MIMEは公開鍵暗号方式とデジタル署名技術を組み合わせたものである．高速化のために，メールの内容を共通鍵暗号方式で暗号化し，その共通鍵を公開鍵暗号方式で暗号化するハイブリッド暗号方式も利用されている．公開鍵の正当性を証明するためにCAが利用されている．S/MIMEの手順を図6.23に示す．メールの宛先と送信元アドレス以外が暗号化され，MIME形式の添付ファイルとして送信される．

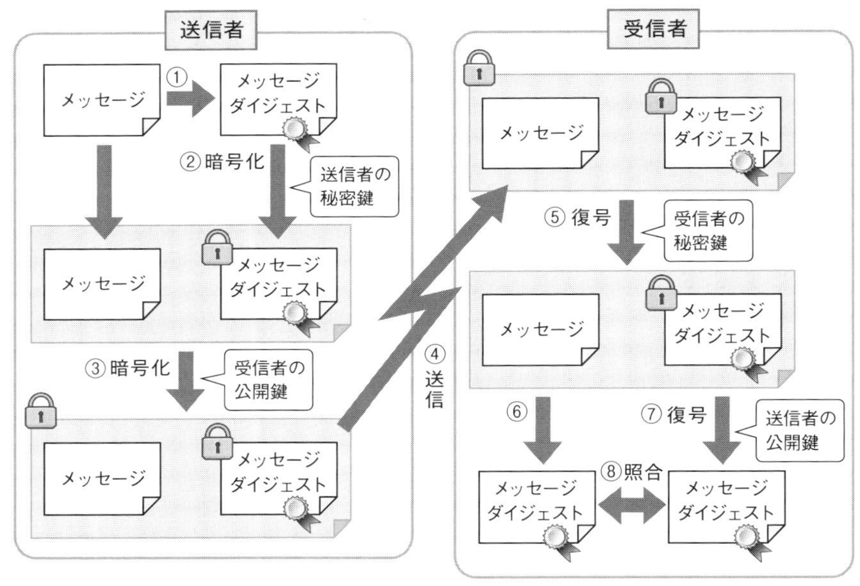

①送りたいメール内容（メッセージ）からメッセージダイジェストを生成する．②メッセージダイジェストを送信者の秘密鍵で暗号化する．③メッセージと②のメッセージダイジェストの暗号文を受信者の公開鍵で暗号化する．④送信者から受信者に③の暗号文を送る．⑤受信者は受け取った暗号文を受信者の秘密鍵で復号し，メッセージと暗号化されたメッセージダイジェストを取り出す．⑥メッセージからメッセージダイジェストを生成する．⑦⑤で取り出した暗号化されたメッセージダイジェストを送信者の公開鍵で復号し，メッセージダイジェストを取り出す．⑧⑥のメッセージダイジェストと⑦のメッセージダイジェストを照合する．

図6.23　S/MIME

6.4.4 無線LANのセキュリティ技術

4.2.2項で述べたように無線LANを中継する装置としてアクセスポイントを利用する．このアクセスポイントを識別するために利用されるのが，図6.24

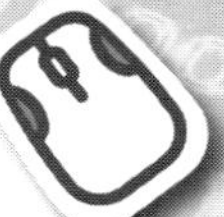

に示すようなSSID（Service Set Identifier）である．同一のネットワークで複数のアクセスポイントを設置できるようにネットワーク識別名に拡張したものをESSID（Extended SSID）という．無線は目に見えないものであるために，誰でも接続や受信が可能となり，不正利用や盗聴などの被害が考えられる．そこで，アクセスポイントのSSIDと対となるパスワードを設定することによって，アクセスポイントの利用を制限するとともに暗号化することが可能となる．無線LANの通信内容を暗号化するための規格には，WEP（Wired Equivalent Privacy），WPA（Wi-Fi Protected Access），WPA2（Wi-Fi Protected Access 2），WPA3（Wi-Fi Protected Access 3）があるために，パスワードをWEPキーやWPAキー，または，単に暗号キーやセキュリティキーなどと呼ぶこともある．

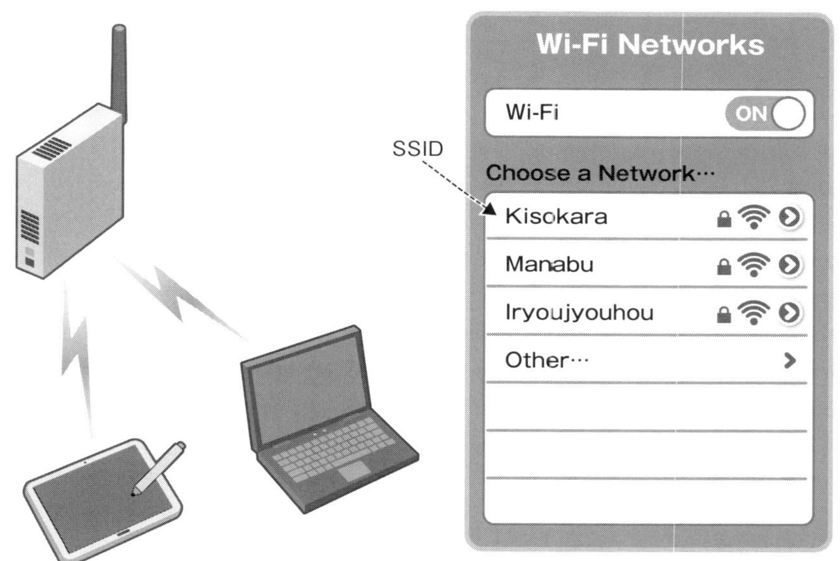

図6.24　SSID（ESSID）

無線LANの暗号化規格としては，初期にはWEPが利用されていた．しかし，パスワードが盗まれてしまうという脆弱性が見つかり，これに代わる暗号化技術として，WEPのもつ弱点を補強しつつセキュリティ強度を向上させた

WPA，さらに暗号化としてより高度な技術を採用したWPA2，WPA3が開発された．暗号化規格を強力な順に並べると，WPA3＞WPA2＞WPA＞WEPである．WEPは脆弱性のために利用すべきではない．

ところで，無線LANで利用されている暗号プロトコルには，TKIP（Temporal Key Integrity Protocol）やCCMP（Counter mode with CBC-MAC Protocol）などがある．TKIPは通信を繰り返しておこなう場合に，暗号キーを毎回変更できるようにしたプロトコルである．CCMPは，無線LAN上に流れるデータをある一定の長さに分割して置換や並べ替えを繰り返す暗号化アルゴリズムであるAES（Advanced Encryption Standard）をもとに作られたプロトコルである．そのために実際の製品の仕様などでは「CCMP」ではなく，暗号化アルゴリズムの名前をとって「AES」と記載されることも多く，無線LANの暗号でも，WPA2-AESのようにAESが利用されている．なお，TKIPの暗号アルゴリズムはRC4（Rivest's Cipher 4）®である．またWPA3では，パスワードとMACアドレスと乱数を使って鍵を共有する暗号化方式であるSAE（Simultaneous Authentication of Equals）が採用されており，WPA2より強固である．

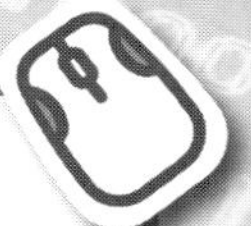

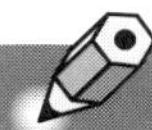

問　題

1. 情報セキュリティの3要素は，機密性，完全性と何か？
2. 他人のID番号とパスワードを用いてオンラインショッピングをおこなう行為は何か？
3. 意味のない大量のデータを送りつけ，装置の処理能力以上の処理をさせ，通常のサービスを利用できなくさせる攻撃は何か？
4. コンピュータウイルス，ワーム，トロイの木馬，スパムメールなどのような不正プログラムの総称は何か？
5. コンピュータウイルスの三つの機能は，潜伏機能，発病機能と何か？
6. 暗号化することでファイルを利用不可能な状態にし，そのファイルをもとに戻すことを引き換えに，身代金を要求するマルウェアは何か？
7. ファイアウォールによって外部ネットワークからも内部ネットワークからも隔離されたゾーンは何か？
8. 本人の身体的特徴や行動的特徴によって本人を確認する認証方法は何か？
9. 暗号化と復号に同じ鍵を用いる暗号化方式は何か？
10. インターネットのような公衆回線を，あたかも専用回線であるかのように利用する方法は何か？

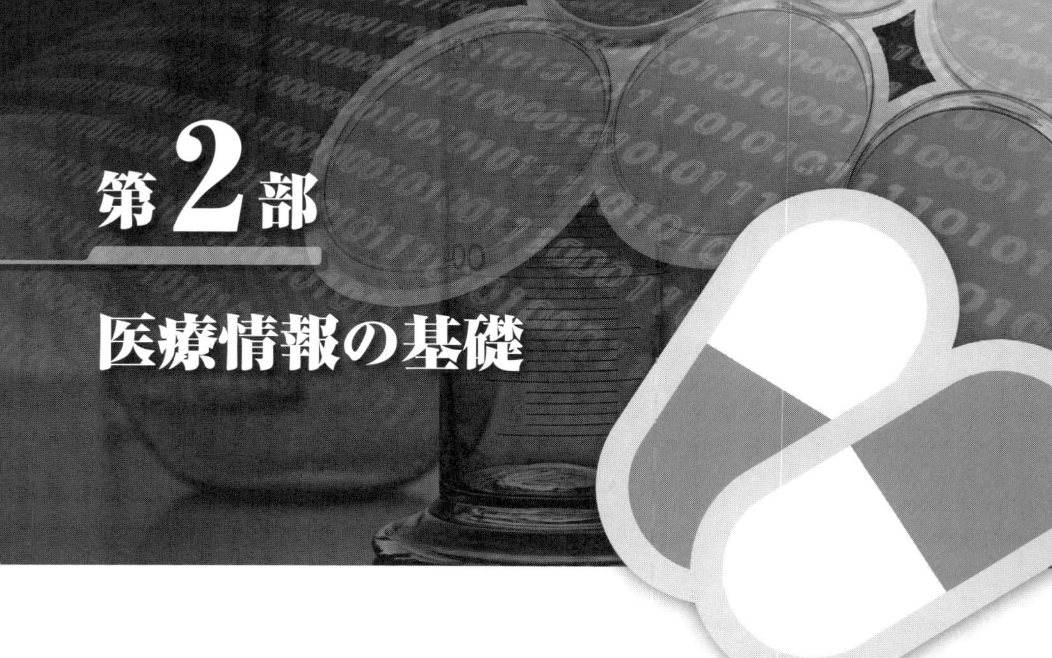

第7章 医療従事者と記録

7.1 病院とは

医療を提供する機関は医療法上，病院，診療所，介護老人保健施設，調剤を実施する薬局に分類される．これらのうち，医療サービスをおこなう医療機関は病院と診療所だけである．病院と診療所の区分は，患者を入院させることができる施設・設備である病床（ベッド）の数によって決まる．病院は患者20人以上の病床を有する医療機関であり，病床の種類によって，一般病院，精神科病院などに分類される．精神科病院は精神病床のみを有しており，一般病院は精神科病院や結核療養所以外の病院のことを指す．一方，診療所（クリニック・医院）は患者19人以下の病床を有している医療機関であり，病床の有無によって，有床診療所，無床診療所に分類される．図7.1に示すように病院において患者が病院や診療所に訪れることを来院といい，病院から出て行くことを離院という．また，病院の機能として，患者が来院し，日帰りで受診・治療をおこなうことを外来と，来院後一定期間泊まり込み治療に専念することを入院に大きく分けることができる．そして，入院していた患者が，病状が回復して病院から出ていくことを退院という．

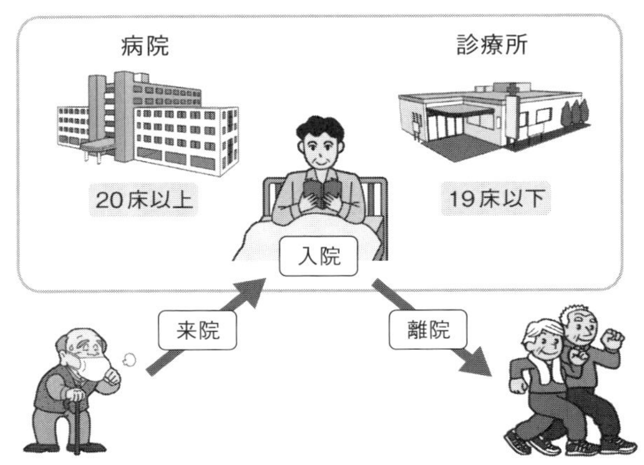

図7.1　病院とは

7.2 病院で働く職種

医療施設において医療サービスを提供する際，多くの職種が協働している．医療施設で働く人々は専門的な資格を有している．資格は国家資格，都道府県知事資格，各種団体による認定資格に分類することができる．

医療にかかわる国家資格として，医師，歯科医師，保健師，助産師，看護師，薬剤師，臨床検査技師，診療放射線技師，理学療法士，作業療法士，言語聴覚士，視能訓練士，臨床工学技士，義肢装具士，救急救命士，あん摩マッサージ指圧師，はり師，きゅう師，柔道整復師，歯科衛生士，歯科技工士，管理栄養士，公認心理師，社会福祉士，介護福祉士などがあげられる．

一方，都道府県知事資格は，准看護師，栄養士，調理師などである．また，各種団体が認定する資格として，診療情報管理士，臨床心理士，医療情報技師，ケアマネージャ（介護支援専門員）などがあげられる．

7.2.1 医師

医師の資格は，「医師法」によって定められている．医師になるためには厚生労働省がおこなう医師国家試験に合格し，厚生労働大臣の免許を受けなけれ

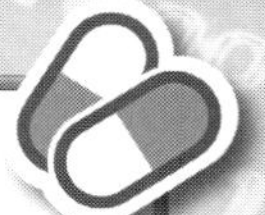

ばならない．医師は免許を公布後，直ちに診療することができない．免許公布後に，大学の附属病院，または，厚生労働大臣の指定する臨床研修病院で2年以上の臨床研修を受ける必要がある．臨床研修修了後に，申請して医籍に登録することによって，厚生労働大臣から臨床研修修了登録証が交付される．そして，診療をおこなうことができる．

医師法において，医師でなければ，医業をしてはいけないと定められており，これを医師の業務独占という．医業とは，医学的判断と技術がなければ身体に危害，もしくは危害のおそれがある行為を，自らが繰り返し継続的におこなうことである．また，医師でなければ医師もしくは類似する名称を用いてはならないと定められている．これを医師の名称独占という．その他にも医師法第19条に，診療に従事する医師は，診療治療の求めがあった場合には，正当な理由がなければ断ってはならないと定められている．これを応召義務という．医師法ではその他にも処方せんの交付義務や保健指導の義務などを定めている．

7.2.2 看護師

看護師は医療施設で最も人数の多い職種である．看護師の資格は「保健師助産師看護師法（保助看法）」によって定められている．看護師は医師と同様に，厚生労働大臣の免許を受け，傷病者や褥婦（じょくふ）に対する療養上の世話または診療の補助をおこなうことを業とする者と保助看法に定義されている．療養上の世話とは，療養中の患者などに対して，症状に応じておこなう医学的知識と技術を必要とする世話のことである．診療の補助とは，医師が患者を診断する際におこなう採血や静脈注射などの補助行為のことである．看護師も医師と同様に業務独占と名称独占である．なお，都道府県知事資格である准看護師は，医師，歯科医師または看護師の指示を受けて，看護師とほぼ同じ業務内容をおこなうことができる．

7.2.3 薬剤師

薬剤師の資格は，「薬剤師法」により定められている．また，薬剤師の任務は薬剤師法第1条により，調剤，医薬品の供給，その他薬事衛生をつかさどることによって，公衆衛生の向上および増進に寄与し，もって国民の健康な生活を確保するものとされている．薬剤師になるためには薬剤師国家試験に合格し，厚生労働大臣の免許を受けなければならない.

薬剤師の業務として，調剤業務，製剤業務，服薬指導，処方監査があげられる．調剤業務は薬剤師の判断によっておこなうのではなく，医師から出される処方せんの指示内容に従っておこなう必要がある．製剤業務は，治療上必要であるが市販されていない薬を薬剤部で調製する業務のことである.

7.2.4 臨床検査技師

臨床検査技師の資格は，「臨床検査技師等に関する法律」によって定められている．臨床検査技師になるためには，厚生労働大臣の免許を受ける必要がある．臨床検査技師は医師の指示に基づき，尿・糞便検査，血液学的検査，凝固・線溶系検査，生化学検査，血清免疫検査，内分泌検査，腫瘍マーカー，輸血検査，微生物検査，遺伝子・染色体検査などの検体検査と，心電図，心音図，超音波検査，脳波検査，核磁気共鳴画像診断装置（MRI：Magnetic Resonance Imaging），眼底写真検査などの生理機能検査をおこなう．検体検査の一種である血液検査の際は，血液の採取もおこなう．生理機能検査は臨床検査技師にしかできないという検査ではないが，多くの医療機関において臨床検査技師が実施する.

7.2.5 診療放射線技師

診療放射線技師の資格は「診療放射線技師法」により定められている．診療放射線技師になるためには，厚生労働大臣の免許を受ける必要がある．診療放射線技師も医師の指示に基づき，X線撮影，CT（Computed Tomography），核医学検査などの放射線を人体に照射する業務を担う．また，放射線だけではなく，臨床検査技師と同様に，MRI，超音波装置，眼底写真撮影装置を利用して検査をおこなうことができる．人体に放射線を照射した際は，診療放射線技師法第28条により，照射録を作成する必要がある.

7.2.6 リハビリテーションにかかわる資格

リハビリテーションにかかわる職種として，理学療法士（PT：Physical Therapist），作業療法士（OT：Occupational Therapist），言語聴覚士（ST：Speech Therapist），視能訓練士があげられる．理学療法士と作業療法士の資格は「理学療法士及び作業療法士法」に，言語聴覚士の資格は「言語聴覚士

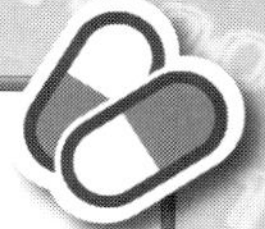

法」に，視能訓練士の資格は「視能訓練士法」によりそれぞれ定められている．すべての職種が厚生労働大臣の免許を受け，業務をおこなう．理学療法とは，身体に障害がある患者に対し，主に基本的な動作能力の回復を目指す．その際に，身体を動かす，電気刺激，マッサージ，温熱などの物理的な手段を用いる．作業療法とは，主に日常生活をおこなうために必要な応用動作や社会的適応能力の回復を目指す．その際に，手芸，工作などの道具を用いた訓練をおこなう．言語療法は，音声機能，言語聴覚機能または聴覚に障害のある者に対して，それらの機能の維持向上を図るため，言語訓練，その他の訓練，これに必要な聴力検査などをおこなう．視能訓練士は医師の指示に基づき，両眼視機能に障害のある者に対して，両眼視機能の回復のための矯正訓練と回復に必要な視力検査，眼圧検査などの眼科的な一般検査をおこなう．

7.2.7 臨床工学技士

臨床工学技士の資格は「臨床工学技士法」により定められている．臨床工学技士になるためには厚生労働大臣の免許を受け，医師の指示により業務をおこなう．主な仕事は生命維持管理装置の操作や保守点検である．生命維持管理装置には，肺の状態悪化などにより，呼吸機能が低下し機能が果たせなくなった場合に使用する人工呼吸器，手術で心臓を止める必要がある場合や心臓や肺の機能が低下した場合に使用する人工心臓・人工心肺装置，腎臓や肝臓の機能が悪くなり，代謝機能が低下した場合に使用する人工透析装置などがある．

7.2.8 管理栄養士

管理栄養士の資格は「栄養士法」により定められている．管理栄養士になるためには，厚生労働大臣の免許を受け，栄養指導，給食管理，施設に対する栄養改善上必要な指導などをおこなう．患者に対し，療養のため必要な栄養指導をおこなう際は，主治医からの指導を受ける必要がある．栄養士法で定められている資格として，栄養士もある．この栄養士は都道府県知事の免許を受け，栄養の指導に従事する．管理栄養士は栄養士よりさらに高度な知識と技術を習得した者である．管理栄養士は個人を対象に，病状，体質などの要素を検討し，最善の栄養指導や給食管理をおこなう．

7.2.9 公認心理師

公認心理師の資格は「公認心理師法」により定められている．公認心理師になるためには，文部科学大臣および厚生労働大臣の免許を受け，心理に関する支援を必要とする者に支援にかかわる主治医の指示のもと，業務をおこなう．患者に対して，カウンセリングや各種療法をおこなう．診療報酬上で評価されているものとして，①小児特定疾患の患者を対象としたカウンセリング，②アルコール依存症患者への集団療法，③不妊症の治療患者からの相談，④がん患者の心理的苦痛の緩和を目的としたカウンセリングなどが評価されている．

7.2.10 診療情報管理士

診療情報管理士は四病院団体協議会（日本病院会，全日本病院協会，日本医療法人協会，日本精神科病院協会）および医療研修推進財団の認定する資格である．

医療機関において必ず作成されるものとして，診療録（いわゆる，カルテ）があげられる．近年，医療機関において電子カルテシステム（コンピュータを利用した診療録）が導入されているが，多くの病院は，紙の診療録を利用して業務をおこなっている．診療情報管理士の業務は紙の保管方法や管理方法，記載内容の監査，診療情報の活用，傷病名の標準化，診療報酬請求など，働く部門は多岐にわたる．

7.2.11 医療情報技師

医療情報技師は日本医療情報学会が認定する資格である．日本医療情報学会において医療情報技師とは，「保健医療福祉専門職の一員として，医療の特質をふまえ，最適な情報処理技術にもとづき，医療情報を安全かつ有効に活用・提供することができる知識・技術および資質を有する者」と定義されている．紙の診療録から電子カルテシステムへ移行する際の仕様書の作成，電子カルテシステムの導入調整，導入後の電子カルテシステムの保守・点検などをおこなう．

医療機関には，その他にも多くの職種が働いている．それらを表7.1にまとめる．

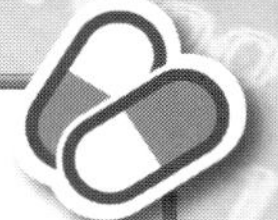

表7.1　医療機関で働くその他の職種

歯科医師	歯科医師の資格は「歯科医師法」によって定められている．歯科医師は厚生労働省がおこなう歯科医師国家試験に合格し，厚生労働大臣の免許を受けなければならない．歯科医師は医師を管轄している医師法と類似した歯科医師法で管轄されている．歯科医師は治療する対象が歯となるが，歯科治療に付随した行為であれば，全身麻酔・呼吸管理などもおこなうことができる．死亡診断書の作成も可能である．
保健師	保健師の資格は「保健師助産師看護師法」によって定められている．保健師は厚生労働大臣の免許を受け，保健指導に従事する．保健指導とは，保健指導対象者自らが現在の課題を理解し，疾病の予防や健康を維持できるように支援することである．
助産師	助産師の資格は「保健師助産師看護師法」によって定められている．助産師は厚生労働大臣の免許を受け，助産，または，妊婦・褥婦もしくは新生児の保健指導をおこなう．助産師の資格は女性しか取得できない．
救急救命士	救急救命士の資格は「救急救命士法」によって定められている．厚生労働大臣の免許を受け，医師の指示のもとに救急救命処置をおこなう．救急救命処置とは，症状が著しく悪化するおそれがあり，または生命が危険な状態にある傷病者が医療施設に搬送されるまでの間に，傷病者に対しておこなわれる気道確保，心拍の回復その他の処置である．この処置が症状の悪化を防止し，生命の危険を回避するために緊急に必要な場合をいう．
社会福祉士	社会福祉士の資格は「社会福祉士及び介護福祉士法」によって定められている国家資格である．社会福祉士試験に合格することで社会福祉士となる資格を得る．そして，社会福祉士登録簿に，氏名，生年月日その他厚生労働省令で定める事項を登録することで，社会福祉士となる．社会福祉士は身体上もしくは精神上の障害，環境上の理由により日常生活を営むことが困難なものに対して福祉に関する相談に応じ，助言，指導，福祉サービスを提供する．また，医師を始めとしたその他の保険医療サービスを提供する職種との連絡，調整その他の援助をおこなう．
介護福祉士	介護福祉士の資格は「社会福祉士及び介護福祉士法」によって定められている国家資格である．介護福祉士となる資格を得るためには，介護福祉士試験に合格するだけではなく，文部科学大臣と厚生労働大臣の指定した養成所の卒業や養成施設で必要な技能を習得するなど複数ある．そして，介護福祉士登録簿に，氏名，生年月日その他厚生労働省令で定める事項を登録することで，介護福祉士となる．介護福祉士は身体上もしくは精神上の障害，環境上の理由により日常生活を営むことが困難なものに対して心身の状況に応じた介護をおこなう．この介護には医師の指示のもとにおこなわれる喀痰吸引も含まれる．
ケアマネージャ（介護支援専門員）	ケアマネージャの資格を取得するためには，都道府県の実施する介護支援専門員実務研修受講試験に合格し，実務研修を受講する．そして，介護支援専門員名簿に登録し，登録証明書を受け取ることで実務をおこなうことができる．都道府県の認定資格である． ケアマネージャの業務は介護サービスを受ける利用者の心身の状況から必要なサービスを提案して，利用者とサービス事業者間を調整することである．

7.3 患者と診療プロセス

7.1節で述べたように医療サービスをおこなう医療機関は病院と診療所である．ここでは，医療サービスをおこなう医療機関を代表して，病院について説明する．

第8章で詳述するように，病院の診察部門は外来患者に対して診療をおこなう外来診察部門と，入院患者に対して診療をおこなう入院部門に分けられる．そのため，診療プロセスも外来と入院に大別することができる．多くの場合は，外来の診療プロセスを経て，入院のプロセスへと移行される．別のケースとしては，救急車などで搬送され，救急部門を経て入院する．または，他医療機関から紹介されて入院するということもある．他の医療機関から紹介される場合は，一般に紹介状と呼ばれる診療情報提供書を患者が持参する．近年は機能分化が推進されているため，他施設の紹介から入院する場合が増加している．

まず，病院に来院する患者の分類について説明する．

患者の分類は，新患，初診，再診という言葉で表現される．病院によって呼称が異なる場合と，診療報酬請求上で呼称が異なることがあるため，注意が必要である．新患とは，新規患者のことをいう．今までまったく病院に来たことがなく，初めて診療録を作成する患者のことを指す．初診とは，まったく病院に来たことがない場合の患者のことも含むが，今までに来院したことがあるが，すでに以前の病気が治癒しており，別の病気で来院した場合は初診となる．具体的には，1週間前に風邪で来院し，薬を処方してもらった．そして，すでに治癒している．その後，転んでしまい同じ病院で診察してもらった場合は，初診となる．また，患者が任意に診療を中止し，1か月以上経過した後，再び同一の病院で診察を受ける場合に，同一病名，症状であったとしても，初診として扱うこととなる．再診とは，継続的に受診しており，1か月の間を空けない状態で受診している場合である．また，医師の指示により1か月以上後に来院した場合も再診となる．

次に，診療プロセスについて解説する．外来の診療プロセスを図7.2に示す．

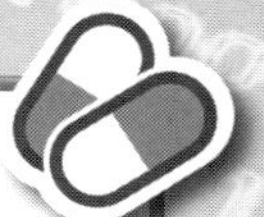

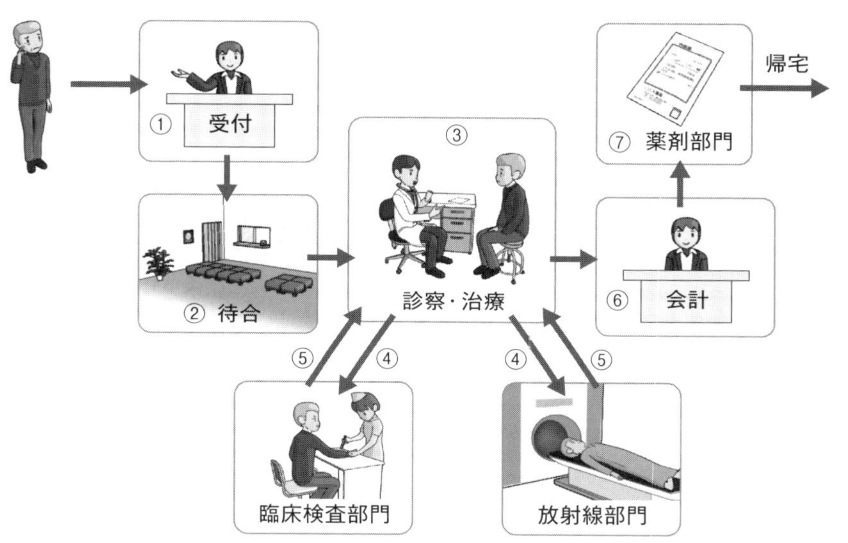

図7.2　外来診療プロセス

①来院した患者が受付において，診察券と診療申込書を提出する．②患者は待合室へと移動し，待合室において，問診票を記載する．③患者は医師と医療面接（問診）のため，診察室へ入る．このとき医師は問診票を確認しながら医療面接を実施し，鑑別診断をおこなう．鑑別診断とは，患者の状況からどのような疾患かを見極めることである．また，視診，打診，聴診，触診の理学的診察という方法からも患者の情報を得る．視診は意識状態，栄養状態，呼吸状態，皮膚の色など全身を視て情報を得ることであり，打診は体の部位を叩き，体内の状況を確認することであり，聴診は聴診器を用いて，肺や心臓，腸などの音を聴取することであり，触診は手指を用いて，腫瘤などの大きさ，固さ，形状などを判断することである．④医療面接，理学的診察を経て，どのような疾患であるかを想定し，医師は臨床検査部門や放射線部門に必要な検査指示を出す．その後，指示に関連する部門へと患者が移動する．⑤関連部門でおこなわれた検査結果から確定診断を下し，治療をおこなう．⑥診察や検査などが終わった患者に対しては診療報酬を計算する．患者は会計窓口でその日の窓口負担分を支払って，領収書を受け取る．⑦薬剤部門において，

処方された医薬品をもらって帰宅する．近年は，病院の外の調剤薬局で医薬品をもらうことが一般的である．

診療報酬とは，医療機関がおこなった手術，検査，薬などの医療サービスへの対価のことである．日本においては，厚生労働大臣によって公的な対価が診療報酬点数として決められている．現在，1点10円として計算される．診療報酬は，患者自身が窓口で支払う一部負担金と，審査支払機関を通じて保険者に請求して受け取る医療費からなる．審査支払機関には，国民健康保険団体連合会，社会保険支払基金などがある．保険者に医療費を請求する場合には，月の初めに前月分の医療費を患者単位で診療報酬明細書にまとめて請求する．この診療報酬明細書は一般にレセプトと呼ばれている．**図7.3**に医療保険の仕組みを示す．

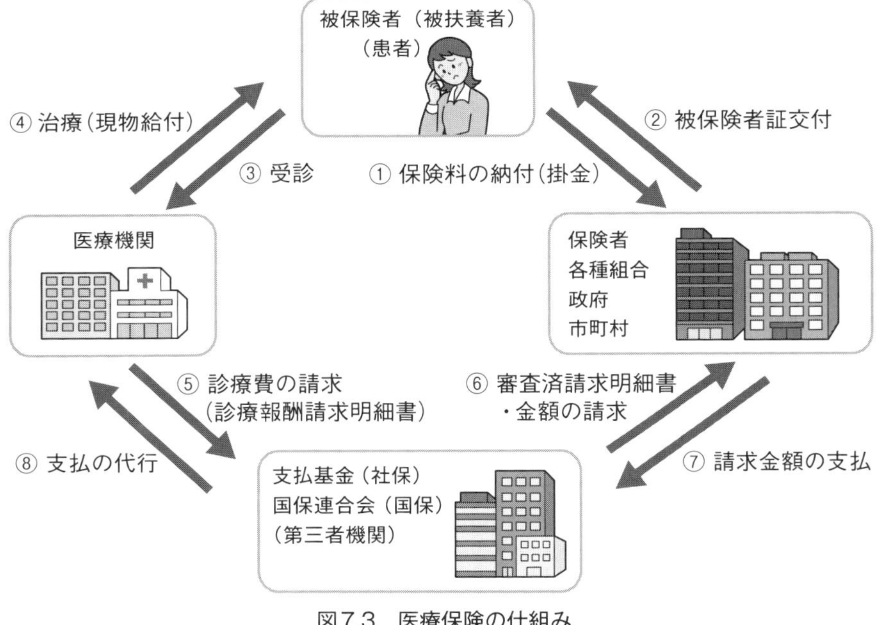

図7.3　医療保険の仕組み

まず，①被保険者である患者は各種組合，市町村などの保険者に対して保険料を納入する．被保険者とは保険によって医療を受けることができる保証をもつ者である．一方，保険者とは保険料を徴収し，徴収したお金をもとに，被保険者に医療を保証する．②保険者は保険料を徴収すると，被保険者証を

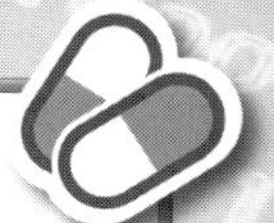

被保険者に交付する．③被保険者が病気になり，医療機関を受診する際は，被保険者証を提示する．④医療機関は病気に対して治療をおこなう．そして，被保険者は窓口で，自らの負担率分の金額（窓口負担分）を支払う．⑤医療機関は，患者の支払った金額以外（窓口負担以外分）を診療報酬明細書で請求する．このとき，審査支払機関は患者におこなった診療行為が正当であるか審査する．⑥審査して問題がなかった場合に，審査支払機関は保険者に窓口負担外の費用を請求する．⑦保険者は審査支払機関に請求された金額を支払う．⑧審査支払機関は保険者に支払ってもらった金額を医療機関に支払う．

これが医療保険の仕組みである．この医療保険は1961年から施行されている国民皆保険制度に基づくものである．国民皆保険制度は，国民すべてが何らかの医療保険に加入し，病気やけがをした場合に医療給付される，強制加入保険制度である．国民皆保険制度における医療保険は，被用者保険と国民健康保険，および，後期高齢者医療制度の三つに大別される．被用者保険は，全国国民健康保険協会管掌健康保険，組合管掌健康保険，船員保険，国家公務員共済組合，地方公務員等共済組合，私立学校教職員共済制度で構成されている．窓口の負担割合は一律3割である．ただし，未就学児は2割，70歳以上の人は1割（70歳以上でも現役並み所得者は3割負担）となっている．国民健康保険は市町村が運営しており，一般地域居住者を対象者とする．一般地域居住者とは，被用者保険に加入していないもの，75歳以上（後期高齢者医療制度対象者）のもの，生活保護を受けているものを除き，仕事はしているが短時間労働（1週間の労働時間が30時間未満）の場合や，従業員を雇っていない個人事業主（自営業者）のことを指す．窓口の負担割合は被用者保険と同じである．後期高齢者医療制度は75歳以上のもの（後期高齢者）を対象とした保険である．窓口の負担割合は，75歳以上の人は1割（ただし，75歳以上でも現役並み所得者は3割負担）となっている．

外来プロセスのように内科的治療として投薬で治療が終了する場合もあるが，外科的治療の手術を必要とする場合もある．手術が必要な場合は，医師は看護師と協働して入院の日時を患者，手術部門，病室で構成される病棟などと調整をおこない，入院手続きをおこなう．入院の診療プロセスを図7.4に示す．

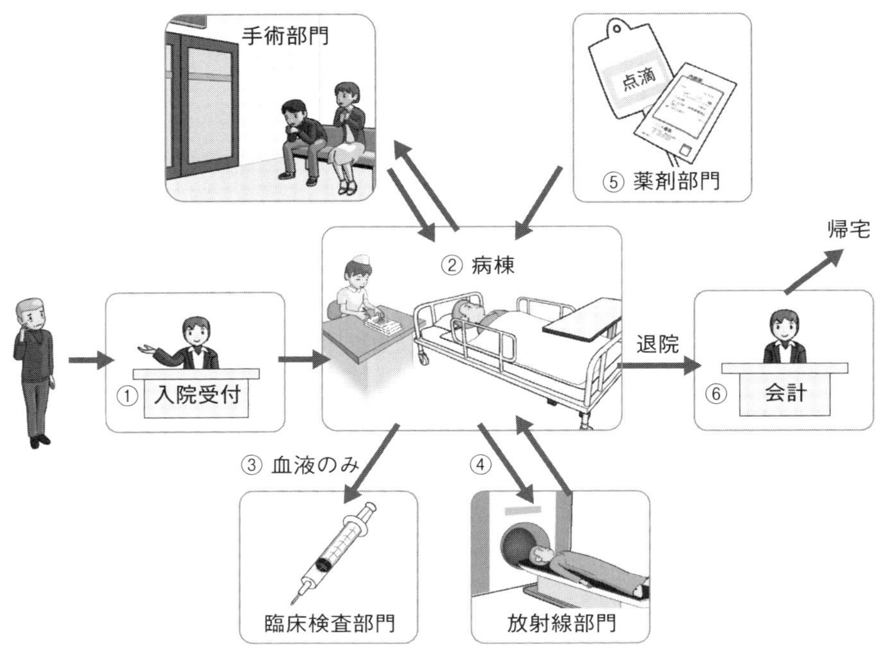

図7.4 入院診療プロセス

①患者は入院受付で入院手続きを経て，病棟へ移動し，病棟や手術後などの療養生活についての説明を受ける．②入院中は病棟にある病室の1病床(ベッド）が基本に患者の生活空間であり，患者は基本的に移動することはない．医師から指示のあった部門がベッドサイドにおいて指示内容を実施する．たとえば，看護師は日々，呼吸，血圧，脈圧，体温を測定し，看護記録として記録する．この呼吸，血圧，脈圧，体温の4徴を一般的にバイタルサインという．③血液検査などの検体検査は，ベッドサイドで採血し，採血された血液のみが検査部門へと搬送される．しかし，④大型の医療機器を用いた検査や可搬不可能な検査機器を要する検査については，患者の移動が必要となる．⑤医師からの薬剤に関する指示があった場合は，薬剤は病棟に搬送される．医師が指示することにより，患者の移動や「モノ」の移動が発生する．最終的には，⑥医師からの退院指示を経て，患者は会計をおこない退院する．医師の各部門への指示によるプロセスの詳細は第8章で説明する．

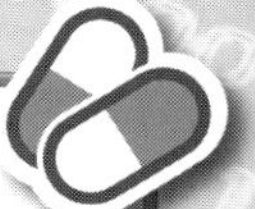

近年の入院診療のプロセスは，治療の流れを患者が理解できるようにクリニカルパスを作成し，提供する施設が増加している．クリニカルパスとは図7.5に示すように，想定される患者の臨床経過を図表化した計画書である．また，図表化された計画書は，アウトカム（目標），業務をあらかじめ設定し，リスク対応，個別性対応（バリアンス対応）を可能とし，臨床データだけではなくコストなどを効率的に収集できる管理ツールである．アウトカムとは臨床上の望ましい結果のことであり，バリアンスとはアウトカムが達成されない状態のことをいう．クリニカルパスには患者に提供するためのものと，医療従事者が診療に利用するものがある．

胃の切除術　　を受けられる患者様へ

患者氏名　：　基礎 学　様　　受持医署名 ： 広国 太郎　　受持看護師署名 ：広国 花子

月日(日時)	/	/	/	/	/
経過(病日等)	手術前日	手術当日(手術前)	手術当日(手術後)	手術後1日	手術後2日
治療・薬剤 (点滴・内服) リハビリ	下剤を飲みます。	朝から点滴をします。 手術室に行く前に注射をします。 朝に浣腸をします。	点滴を継続的にします。	点滴をします。	点滴をします。
検査	体重測定			血液検査をします。	
活動 安静度	制限無し。	朝9時まで制限無し。	ベッドで安静にしてください。	座ってもいいです。	歩行訓練をします。
食事	夜21時以降絶食・絶飲	絶食・絶飲	絶食・絶飲	絶食・絶飲	絶食・絶飲
清潔	入浴・爪切り			身体を拭きます。	身体を拭きます。
排泄					
患者様及び ご家族への説明 生活指導 リハビリ 栄養指導 服薬指導	麻酔科医から説明があります。 同意書などのサインをお願いします。	入れ歯、金属類は外してください。	手術の説明をします。 経過や結果の説明です。		

注1　病名等は、現時点で考えられるものであり、今後検査等を進めていくに従って変わることがあります。　　広島国際大学 病院　外科

注2　入院期間については現時点で予想される期間です。

図7.5　クリニカルパスの一例

7.4 医療情報の特性および取扱い

医療機関においてさまざまな情報が発生するが，代表的な情報として一般にカルテと呼ばれる診療録があげられる．この診療録は，診療記録や医療情報などと呼ばれることもあり，どのような違いがあるのかが理解しがたい．

そこで，図7.6のように定義することにする．まず，診療録とは医師が作成を義務づけられている記録をいい，あくまでも医師が作成した記録であり，狭義の診療録とする．診療記録は，診療録，処方せん，手術記録，看護記録，検査所見記録，X線写真，紹介状，退院した患者にかかる入院期間中の診療経過の要約，そのほか診療の過程で患者の身体状況，病状，治療などについて，作成，記録または保存された書類，画像などの記録をいい，広義の診療録とする．医療情報は診療の過程で，患者の身体状況，病状，治療などについて，医療従事者が知り得た情報をいい，紙媒体，電子媒体にかかわらずすべての情報を含むものとする．

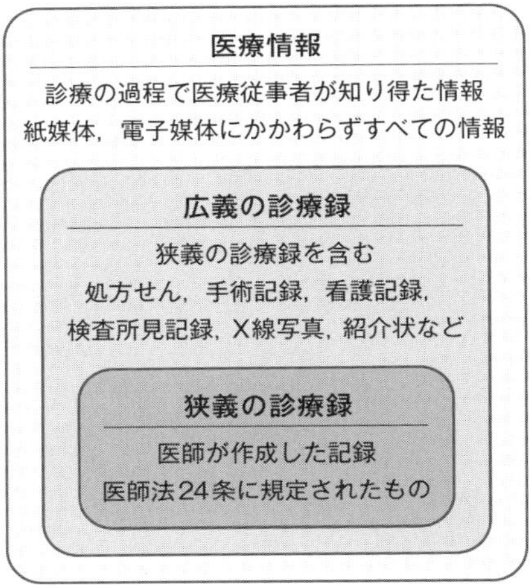

図7.6　診療録および関連する用語の定義

7.4.1 診療録の関連法規

医師法（第24条，歯科医師は第23条）に，医師は診療をおこなった場合は，遅滞なく狭義の診療録に記載することと規定されている．あわせて，医師法施行規則（第23条）において記載すべき事項として，①診療を受けたものの住所，氏名，性別および年齢，②病名および主要症状，③治療方法，④診療の年月日が指定されている．また，「保険医療機関及び保険医療養担当規則（療担規則）」では，診療録に診療でおこなった記録を記載することと義務づけている．すなわち，前者の医師法では診療をおこなうためには，診療録が必要であることがわかる．また，後者の療担規則から診療報酬の請求の根拠となるものも診療録であると判断することができる．この診療録は医師法第24条，療担規則第9条に診療の完結の日から5年間保存するよう規定されている．

診療録の保存，診療録の記載内容などに関する法律の詳細を以下に引用する．

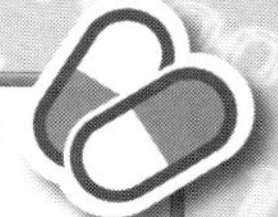

1）医師法

第24条：診療録の記載及び保存

医師は，診療をしたときは，遅滞なく診療に関する事項を診療録に記載しなければならない．

2．前項の診療録であって，病院又は診療所に勤務する医師のした診療に関するものは，その病院又は診療所の管理者において，その他の診療に関するものは，その医師において，5年間これを保存しなければならない．

2）医師法施行規則

第23条：診療録の記載事項

診療録の記載事項は，次のとおりである．

1．診療を受けた者の住所，氏名，性別及び年齢

2．病名及び主要症状

3．治療方法（処方及び処置）

4．診療の年月日

3）医療法

第21条：病院の法定人員及び施設の基準等

病院は，厚生労働省令の定めるところにより，次に掲げる人員及び施設を有し，かつ，記録を備えて置かなければならない．

第9号．診療に関する諸記録

第22条：地域医療支援病院は，前条第1項（第9号を除く．）に定めるもののほか，厚生労働省令の定めるところにより，次に掲げる施設を有し，かつ，記録を備えて置かなければならない．

2．診療に関する諸記録

3．病院の管理及び運営に関する諸記録

第22条の2：特定機能病院は，第21条第1項（第1号及び第9号を除く．）に定めるもののほか，厚生労働省令の定めるところにより，次に掲げる人員及び施設を有し，かつ，記録を備えて置かなければならない．

3. 診療に関する諸記録

4. 病院の管理及び運営に関する諸記録

第22条の3:臨床研究中核病院は,第21条第1項(第1号及び第9号を除く.)に定めるもののほか,厚生労働省令の定めるところにより,次に掲げる人員及び施設を有し,かつ,記録を備えて置かなければならない.

3. 診療及び臨床研究に関する諸記録

4. 病院の管理及び運営に関する諸記録

4) 医療法施行規則

第20条:病院の施設及び記録

10. 診療に関する諸記録は,過去2年間の病院日誌,各科診療日誌,処方せん,手術記録,検査所見記録,エックス線写真並びに入院患者及び外来患者の数を明らかにする帳簿とする.

第21条の5:地域医療支援病院の記録

2. 診療に関する諸記録は,過去2年間の病院日誌,各科診療日誌,処方せん,手術記録,看護記録,検査所見記録,エックス線写真,紹介状,退院した患者に係る入院期間中の診療経過の要約及び入院診療計画書とする.

3. 病院の管理及び運営に関する諸記録は,共同利用の実績,救急医療の提供の実績,地域の医療従事者の資質の向上を図るための研修の実績,閲覧実績並びに紹介患者に対する医療提供及び他の病院又は診療所に対する患者紹介の実績を明らかにする帳簿とする.

第22条の3:特定機能病院の記録

2. 診療に関する諸記録は,過去2年間の病院日誌,各科診療日誌,処方せん,手術記録,看護記録,検査所見記録,エックス線写真,紹介状,退院した患者に係る入院期間中の診療経過の要約及び入院診療計画書とする.

3. 病院の管理及び運営に関する諸記録は,過去2年間の従業者数を明らかにする帳簿,高度の医療の提供の実績,高度の医療技術の開発及び評

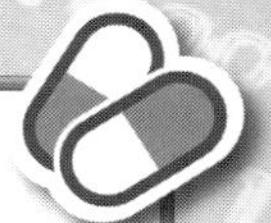

価の実績，高度の医療の研修の実績，閲覧実績，紹介患者に対する医療提供及び他の病院又は診療所に対する患者紹介の実績，入院患者，外来患者及び調剤の数並びに第9条の20の2第1項第1号から第13号の2まで及び第15条の4各号に掲げる事項の状況，第1条の11第1項に規定する体制の確保及び同条第2項に規定する措置の状況を明らかにする帳簿とする.

第22条の7：臨床研究中核病院の記録

2. 診療及び臨床研究に関する諸記録は，過去2年間の病院日誌，各科診療日誌，処方せん，手術記録，看護記録，検査所見記録，エックス線写真及び研究対象者に対する医薬品等の投与及び診療により得られたデータその他の記録とする.

3. 病院の管理及び運営に関する諸記録は，過去2年間の従業者数を明らかにする帳簿，特定臨床研究の計画の立案及び実施の実績，他の病院又は診療所と共同して特定臨床研究を実施する場合にあっては，特定臨床研究の実施の主導的な役割を果たした実績，他の病院又は診療所に対し，特定臨床研究の実施に関する相談に応じ，必要な情報の提供，助言その他の援助を行った実績，特定臨床研究に関する研修の実績，第1条の11第1項各号及び第9条の25各号に規定する体制の確保の状況を明らかにする帳簿とする.

5）保険医療機関及び保険医療養担当規則

第8条：診療録の記載及び整備

保険医療機関は，第22条の規定による診療録に療養の給付の担当に関し必要な事項を記載し，これを他の診療録と区別して整備しなければならない.

第9条：帳簿等の保存

保険医療機関は，療養の給付の担当に関する帳簿及び書類その他の記録をその完結の日から3年間保存しなければならない．ただし，患者の診療録にあっては，その完結の日から5年間とする.

第22条：診療録の記載

保険医は，患者の診療を行った場合には，遅滞なく様式第1号又はこれに準ずる様式の診療録に，当該診療に関し必要な事項を記載しなければならない．

7.4.2 診療録の定義と作成方法

狭義の診療録は，記載すべき内容は指定されているものの，記載方法については厳密な指定がないため，すべての医療機関が同一の形式の診療録とはならない．しかし，記録方法を一定の方法に統一することで，どの医療機関でも患者情報の把握が容易となり，最終的には患者にとって有益になる．そこで診療録の記載方法として問題指向型医療記録（POMR：Problem Oriented Medical Record）がある．POMRは，診療録の作成方法であるPOS（Problem Oriented System）で書かれた診療録のことである．POSとは，患者のもっている医療上の問題に焦点を合わせ，問題を解決しようとす

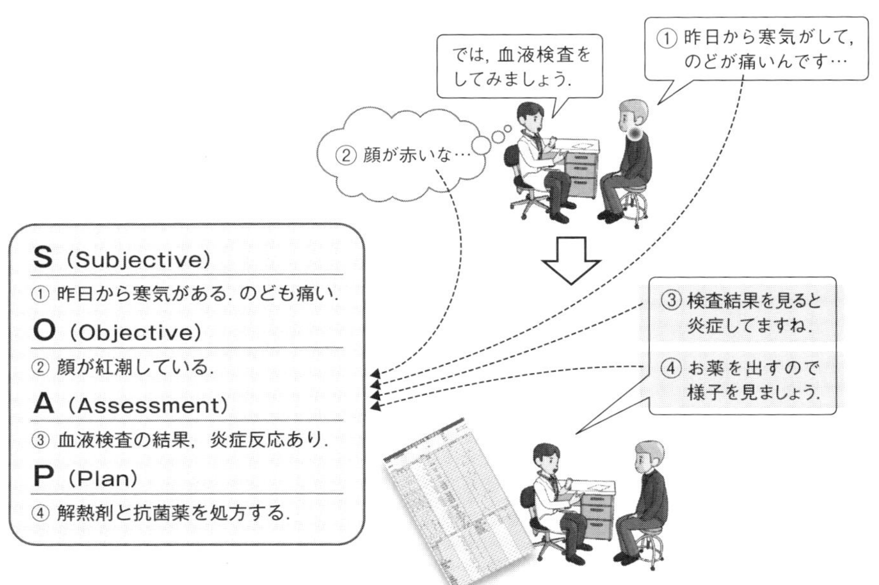

図7.7　SOAPによる記載方法

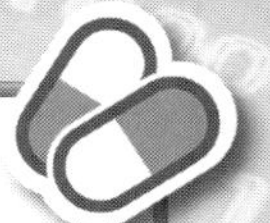

る一連の診療の流れや考え方のことである．診療をおこなうためには患者のデータを集め，分析し，治療上の問題を的確に抽出し，治療方法を検討する．POMRはSOAPという形式で経過記録を記述する．SOAPとは，Subjective（主訴：患者の訴え），Objective（医師や看護師などが患者から得た客観的な情報），Assessment（医師や看護師などの評価，判断），Plan（診断，治療方針，患者への教育）の頭文字をとったものである（図7.7）．そして，診療録は診療ガイドラインに則って記載することが望まれる．診療ガイドラインとは，「医療者と患者が特定の臨床状況で適切な判断を下せるよう支援する目的で，体系的な方法に則って作成された文書」のことである．

7.4.3 診療録の記載方法・内容と利用場面

診療録は診療プロセスや診療録の保存方法，管理方法などにより，外来診療録と入院診療録に大別される．近年は診療録の一元管理が重要となり，外来診療録と入院診療録が併せて管理されている．ここでは，記載量の多い入院診療録を対象として，入院診療録の①作成時，②入院の療養生活時，③手術，④紹介（退院時の他医療施設への紹介）の場面に分類して，診療録にかかわる用語に対する記載方法，記載内容について表7.2で解説する．

表7.2　診療録の記載方法と記載内容

場面	用語	記載方法・記載内容
診療録作成時	患者基本情報	診療録の１号用紙に記載される内容．療担規則にて規定されている． 患者識別番号（ID），氏名，生年月日，年齢，性別，住所，職業，被保険者との関係，傷病名，診療科医師年月日，終了年月日，転帰，保険者番号，被保険者証の記号・番号・有効期限，被保険者氏名，資格取得年月日，保険者の所在地・名称，診療の点数など診療報酬請求に必要な事項
入院	初期記録	入院時の記録のことを初期記録という．入院時とは入院後８時間以内の記録とされる． ①患者基本情報，②主訴または入院理由，③問題リスト，④入院時診断名，⑤現病歴，既往歴，家族歴，投薬歴，現症，⑥医療目標，⑦コミュニケーション能力，⑧診療･看護計画書，⑨担当者リスト，⑩日常生活能力の目標，⑪医療の過程と成果記録から構成される．
入院	問題リスト	入院上の契機となった，医療上，健康上，あるいは家庭・社会生活上の問題点を優位な順に箇条書きにしたもの．

入院	経過記録	患者の入院から退院に至るまでの診療経過を時系列に記載したもの． 記載内容として，①診療所見，②指示の記録，③検査，④治療，⑤処置，⑥熱型表，⑦看護記録などが含まれる．
入院	退院時要約（サマリ）	患者の入院から退院までの経過，治療内容と最終診断名などを簡潔に要約したもの．
入院	入院診療計画書	入院初期に，関係職種が協力して診療計画書を作成し，早期退院への取り組み体制の充実とその計画書を患者に対して説明することを目的に作成されたもの． 第5次医療法の改正により，入院時の文書による説明が義務づけられている．入院後7日以内に患者に対して文書を交付し，診療録に貼付する必要がある．
入院	看護記録	医療法施行規則第20条に明記されている診療諸記録の一つ．治療上の記録だけでなく，病室でのより細やかな経過や，患者を取り巻く環境や家族の言動まで多岐にわたって記録されている．
手術	同意書	医療は準委任契約とされており，医療行為の前には説明をおこない，了解を求める． その際に，侵襲性の高い処置・手術，検査の際には説明をしたことに対して同意を求めるために，同意書を利用する． 同意書には，説明内容と患者の同意あるいは不同意を記載し，説明者と，説明を受け，同意あるいは不同意した患者の署名押印が必要となる．
手術	手術・麻酔記録	手術記録，麻酔記録，手術時看護・処置記録が含まれる． 手術医（執刀医）が記録する．手術日，臨床診断（術前診断），手術後の診断，術前処置，標準術式名，術者名が記載される． 麻酔記録は麻酔医が記録する．患者の入室から退室までの処置，手術内容と状態，麻酔薬名，麻酔試行時間，出血量，心拍数，呼吸数，血圧値の経過記録が記載される．
紹介	診療情報提供書	一般的には紹介状といわれている．医師が他の医療施設に患者を紹介するときに使用する文書．

7.4.4 医療情報の表示形態と特徴

医療情報は患者基本情報を始め，各種検査によって得られた数値情報，コード情報，波形情報など多様な形態をとるマルチメディアである．以下に，表示形態の代表例を図7.8，表7.3に示す．

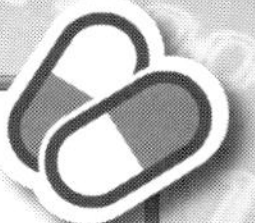

コード情報
ICD-10
J00 ＝ かぜ
Kコード
K001 ＝ 皮膚切開術

数値情報
135/85mmHg
37.6℃

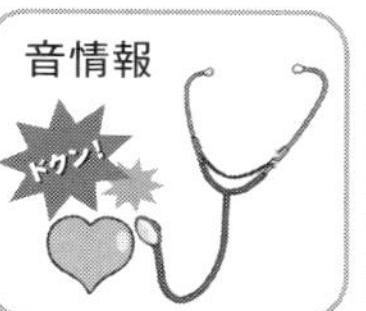

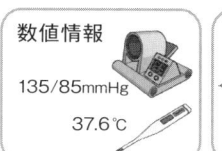

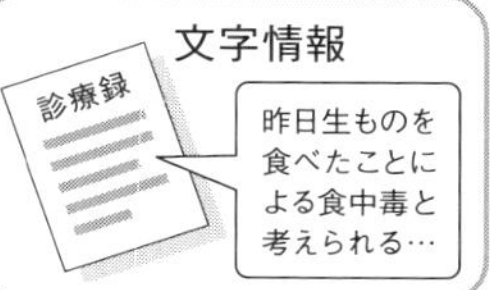

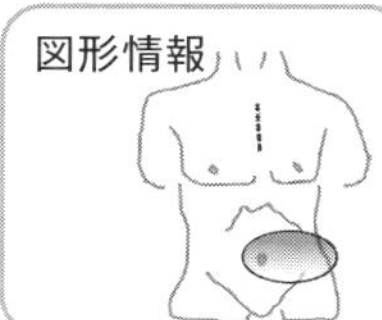

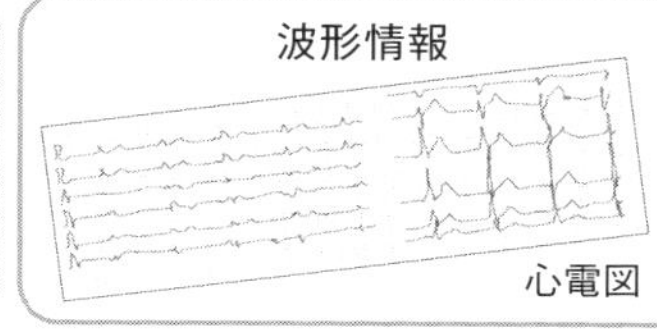

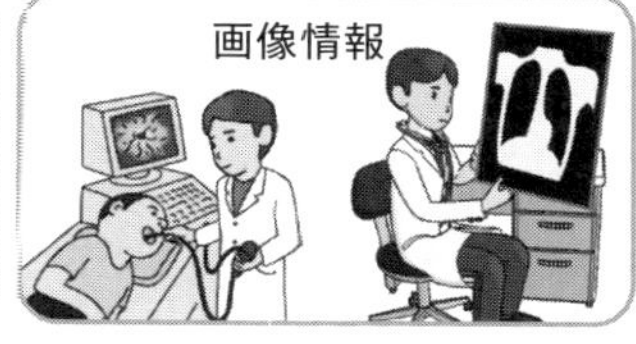

図7.8　医療情報の表示形態

表7.3　医療情報の表示形態と特徴

項目	内容
コード情報	患者の基本属性や診断病名，検査・手術術式・処置名などの診療行為名や薬品名，医学用語などがコード化されている．
数値情報	患者病態や医療行為の結果について定量的に示される情報．具体的には，身長，体重，年齢，血圧値，生化学検査や血液検査の結果などの数値があげられる． 尿定性検査などは，１＋，２＋などの判定量表現も使われる．
音情報	聴診器やマイクによって聴取された心音，肺音などの音情報がある．
文字情報	診察時や看護記録，経過記録，退院時要約など，文章で叙述される記述情報があげられる．
図形情報	スキーマ（シェーマ）といわれるものが一般的．眼科，耳鼻科などの診療科で患者の疾患部位などを図示して説明するケースが多い．
波形情報	心電図や脳波・脈波などがあげられる．心音図なども波形情報である．
画像情報	X線写真，CT画像，超音波画像などの濃淡静止画，内視鏡，皮膚写真，眼底写真，病理画像，サーモグラフィーなどのカラー画像，心エコー，超音波などの動画，3次元CTによる立体画像などがあげられる．
多層性	一つの結果だけではなく，複数のことを考慮する必要性がある． 患者基礎情報だけではなく，主訴，臨床症状，社会面など多岐にわたる．
連続性，時系列性	診療サイクルで時系列の連続的な繰り返しが発生する．短期的な場合と長期的な場合がある．
守秘性（プライバシー性）	診療情報は患者データであり，最も配慮すべき個人情報である． 複数の施設で患者の治療目的に利用する，連携のために利用する，研究などに利用する場合には，取扱いについて場面に応じたプライバシー保護と守秘性を確保する必要がある．

7.4.5 医療機関における依頼・指示情報の特徴

医療機関では，検査内容や治療内容によって，臨床検査部門や診療放射線部門など，さまざまな場所で患者に医療サービスを提供している．医師が各部門に指示を出すことにより，各部門は指示を受け医療サービスを提供している．この依頼・指示情報の特徴は，①離れた場所への伝達，②迅速な伝達，③正確な伝達が必要とされる．また，種類・項目，発生件数が多い．そして，定型的である．

医療機関でコンピュータが利用される前は，医師が依頼・指示を出すときに依頼伝票，指示せんなどと呼ばれる紙媒体の書類が利用されていた．依頼・指示の内容・場所により，その伝票などを医療スタッフや患者が搬送していた．

依頼・指示情報の特徴として，迅速な伝達と正確な伝達が必要である．しかし，紙媒体では，①迅速性の欠如，②内容の不正確さ，③検索や保存などの情報管理が困難，④二次利用が困難などの問題がある．そこで，これらの問題を解決するために，電子カルテシステムを始めとした病院情報システムが開発された．医療における情報化は医事会計システムから始まり，各種部門システム，オーダエントリシステム，電子カルテシステムという流れで開発されている．オーダエントリシステムとは，医師からの依頼・指示内容を各部門システムに伝えるシステムである．そして，依頼・指示のことをオーダという．

7.4.6 診療録の利用と電子化

医療機関において情報が最も集約されているものは図7.6で示した広義の診療録である．この診療録を有効に活用することで患者の治療だけではなく，医師の教育，研究，医療施設の戦略などに役立てることができる．また，紙媒体の診療録と比較して，電子化された診療録のほうが情報の活用をおこなうときは効率的である．したがって，効率的に医療情報を利用するためには，電子カルテシステムの構築が重要である．ここでは，医療情報の利用に関する用語を解説する．そして，電子カルテシステム構築のための条件について解説する．

医療情報の利用方法は，診察時の記録をしている場面の想像が容易であるが，その他にもいろいろな場面で利用されている．医療情報を利用する用途により一次利用と二次利用に分類することができる．

一次利用とは直接的に患者に還元されるものである．具体的には，以下の

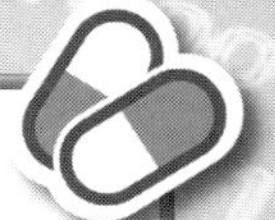

ような場合がある．

・受診した患者の治療
・患者の治療状況の確認
・医事計算

二次利用とは1人の患者のための治療に利用するのではなく，病院が保有する全診療録，もしくはある一定の分類で抽出した診療録を分析し，新たな知見を得ることである．また，公的機関への情報提供などもこれに当たる．具体的には，以下のような場合がある．

・病院の経営状況を分析する
・学術的に分析し，新たな治癒方法などを発見する
・臨床の情報を医学教育に利用する

このような分析をより効率的におこなうために電子カルテシステムを構築することが重要である．

診療録の電子化が可能になったのは1999年である．当時の厚生省が「診療録の電子媒体による保存について」の通知をおこなった．この通知は，医師法第24条など法令に保存義務が規定されている文書などに記録された情報，すなわち診療録の情報を真正性の確保，見読性の確保，保存性の確保という三つの条件を満たせば電子媒体に保存することを認めたものである．このことを電子保存の3原則という．電子保存の3原則の詳細を**表7.4**に示す．また，併せて下記の四つの留意事項を満たすことで，電子カルテへと移行することが認められた．

1. 留意事項は運用管理規定を定め，これに従い実施すること
2. 運用管理規定には運用管理を総括する組織，体制，設備に関する事項，患者のプライバシー保護に関する事項，その他適正な運用管理をおこなうために必要な事項を定めること
3. 保存されている情報の証拠能力・証明力について，平成8年の高度情報通信社会推進本部制度見直し作業部会報告書において説明されている内容を参考とし十分留意すること
4. 患者のプライバシー保護に十分留意すること

表7.4　電子保存の3原則

(1) 保存義務のある情報の真正性が確保されていること． 　○ 故意または過失による虚偽入力，書換え，消去及び混同を防止すること． 　○ 作成の責任の所在を明確にすること． (2) 保存義務のある情報の見読性が確保されていること． 　○ 情報の内容を必要に応じて肉眼で見読可能な状態に容易にできること． 　○ 情報の内容を必要に応じて直ちに書面に表示できること． (3) 保存義務のある情報の保存性が確保されていること． 　○ 法令に定める保存期間内，復元可能な状態で保存すること．

7.4.7 医療情報システムの安全管理に関するガイドライン

医療情報システムの安全管理に関するガイドラインは，前項で登場した「診療録の電子媒体による保存について」と2002年厚生省通知「診療録等の保存を行う場所について」，2004年成立「民間事業者等が行う書面の保存等における情報通信の技術の利用に関する法律（e-文書法）」，後述する2005年施行「個人情報の保護に関する法律」などの各種事情により公開されたものである．

このガイドラインは，医療情報システムの安全管理やe-文書法に対して適切な対応をおこなうために，①技術的側面，②運用管理的側面から各種対策を示している．医療情報の適切な取扱いについても，ガイドラインでは対策を講じているものの，十分ではない．そのため，2004年公表の「医療・介護関係事業者における個人情報の適切な取扱いのためのガイドライン」の十分な理解が必要なものとされている．

ガイドラインの公開後，軽微な改定を含めて10回以上の改定がおこなわれており，今後も改定は続くといえる．改定の経緯を概略すると，医療機関が外部との医療情報を交換する場合の安全管理や，自然災害・サイバー攻撃の障害対策，医療情報を扱う際の責任の在り方，外部保存を受託する事業者の選定基準，無線・モバイル利用時の技術的要件など，時代背景や関係法の改正を受け，更新されている．

2005年当初は，一つの本文としてまとめられていた．2023年変更時には，本文を概説編，経営管理編，企画管理編およびシステム運用編に分けられて

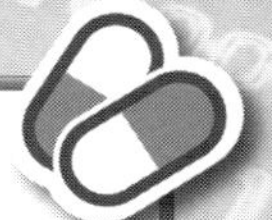

いる．これは，各編に分けることで，読者が医療情報システムや情報を適切に取り扱う際に守るべき事柄や考え方について，容易に理解ができるようになっている．

7.4.8 医療情報の開示に関する法規

医療機関における医療情報は，診療の際に医療従事者が利用する．しかし，その内容は患者の個人情報が多く含まれ，患者への情報開示・提供も必要となっている．ここでは，医療情報の開示に関する法規と法整備までの流れについて述べる．

1997年に当時の厚生省が「カルテ等の診療情報の活用に関する検討会」を発足した．翌年「診療情報の提供は，患者に対する説明の一環として，患者の求めがなくともおこなうべきである．また，患者が説明とは別に診療記録の開示を求めた場合には，基本的に医療従事者はその要請に応じるべきである」と報告した．そして，診療情報の提供に対し，積極的に推進するために法制化を提言した．その後，1999年に「国立病院等における診療情報の提供に関する指針」および「国立大学附属病院における診療情報の提供に関する指針(ガイドライン)」を公表し，遺族への提供も6か月の期限付きであるが認められた．2000年1月以後の診療録を提供の対象として「診療情報の提供に関する指針」を公表し，日本看護協会などからも診療情報提供に関するガイドラインが発表され，開示請求に対応した．同年の診療報酬改定により診療録管理体制加算が認められ，その要件の一つとして診療情報提供の実施が定められた．そして，指針をもとに各医療機関が独自のガイドラインを策定し，診療情報提供体制が整備され始めた．

2003年4月に厚生労働省の「診療に関する情報提供等の在り方に関する検討会」が『患者等の求めに応じ，診療記録を閲覧に供することまたは診療記録の写しを交付すること』を診療記録の開示の定義として明記した．2003年5月に「個人情報保護法」が制定され，事実上患者本人への診療情報開示の実施は法制化された．2005年4月から同法の施行により「家族の特定の人を限定とする」という条件のもと，遺族への開示についても認められた．個人情報保護に関する法規は「個人情報の保護に関する法律」が正式名称であり，2005年4月

第2部

1日より全面施行されている．この法律は表7.5に示すOECD（Organisation for Economic Co-operation and Development：経済協力開発機構）の8原則に依拠している．

同法も改正がおこなわれている．最初に改正された2015年改正・2017年全面施行の法改正点は，①個人情報の定義の明確化，②個人情報の有用性を確保，③個人情報の保護を強化，④個人情報保護委員会の新設およびその権限，⑤個人情報の取扱いのグローバル化，⑥その他改正事項の六つがあげられる．

改正法では，個人情報の定義に，個人識別符号が含まれるものが新たに定められた．この個人識別符号は，①指紋や顔などの特定の個人の身体の一部の特徴をコンピュータで処理できるように，文字や番号，記号その他の符号に変換したもの，②パスポートの番号，個人番号（マイナンバー），基礎年金番号，保険証番号や免許証番号など利用する個人に対して一つのコードが割り当てられるものがあげられる．また，要配慮個人情報と呼ばれる，人種，信条，社会的身分，

表7.5　OECDの8原則

原則	内容
1）収集制限の原則 （Collection Limitation Principle）	適正かつ公正な手段によって本人の同意を得て収集されるべきである
2）データ内容の原則 （Data Quality Principle）	データは正確かつ完全で最新のものに保たなければならない
3）目的明確化の原則 （Purpose Specification Principle）	データの利用は当該目的の範囲内に限定されなければならない
4）利用制限の原則 （Use Limitation Principle）	明確化された目的以外のために，開示・利用してはならない
5）安全保護の原則 （Security Safeguards Principle）	データの紛失，不当なアクセス，破壊，使用，修正，開示などの危険に対して安全保護処置を執らなければならない
6）公開の原則 （Openness Principle）	個人データに関する開発，運用や政策について一般に公開されていなければならない
7）個人参加の原則 （Individual Participation Principle）	自己に関するデータへのアクセス，異議申し立て，データの修正・削除などについて権利を有する
8）責任の原則 （Accountability Principle）	データ管理者は以上の諸原則の実施に対して責任をもたなければならない

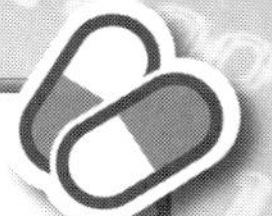

病歴，犯罪の経歴，犯罪被害者情報が定義づけられた．この要配慮個人情報は，あらかじめ本人の同意を得て取得する必要がある．併せて，オプトアウトによる第三者提供はできない．個人情報保護法では，第三者に個人データを提供する場合，オプトインと呼ばれる個人データの本人から，情報提供することについて，同意をはっきりと得る必要がある．一方，オプトアウトとは，あらかじめ本人に対して個人データを第三者提供することについて通知または認識できる状態にしておき，本人が反対をしない限り，同意したものとみなし，第三者提供をすることを認めることである．

その他にも，5,000人分以下の個人情報を取り扱う小規模事業者は対象外であったが，改正法ではすべての事業者を法の対象としている．

2020年改正・2022年施行（2021年一部施行）では，個人情報の利用停止・消去などの請求権が拡充されている．具体的には，改正前は個人情報の目的外利用や不正取得された場合のみに，利用停止や消去請求が可能であった．しかし，2022年施行法では，情報を利用しない場合，権利・利益が侵害される可能性がある場合も利用停止や消去を求めることができる．

その他にも，①外国事業者への個人データの提供方法の規定を変更，②企業

表7.6　個人情報保護法における情報の概略

項目	内容
個人情報	生存する個人に関する情報で，氏名や住所，生年月日，顔写真など，特定個人を識別できる情報
個人データ	個人情報を一定の規則（たとえば，五十音順，生年月日順など）に従って整理・分類し，特定の個人情報を容易に検索することができるよう，目次，索引，符号などをつけることにより，容易に検索可能な状態においているもの
保有個人データ	個人データのうち，個人情報取扱事業者が，開示，内容の訂正，追加または削除，利用の停止，消去および第三者への提供の停止をおこなうことのできる権限のあるもの
匿名加工情報	個人情報を加工して，当該個人情報を復元することができないようにしたもの
仮名加工情報	他の情報と照合しなければ特定個人を識別できないよう，個人情報を加工した情報
個人関連情報	個人情報，匿名加工情報，仮名加工情報のいずれにも該当しないもの（具体例：性別・年齢・職業などの属性情報，ウェブサイトの閲覧履歴，ある個人の位置情報，サービスの利用履歴，購買履歴など）

や事業者の責務の追加（情報の漏洩，滅失，毀損などにより個人の権利や利益が損失する可能性がある場合に，報告・通知の義務化），③法令違反時の厳罰化，④新しいデータ分類の追加（仮名加工情報，個人関連情報）などが変更されている．表7.6に追加された内容を含めた情報の概略を示す．

7.4.9 医療情報の利用促進に関する法規

医療機関では，前項で述べたような法律で守らなくてはならない個人に関する情報が多く，滅失や外部へ漏洩しないよう厳重に管理している．一方，各種情報を活用することで我が国の医療の進歩や，経営への活用，戦略立案などに寄与することも可能となる．特に，医療の進歩という利点をもたらすために成立した法律として，「医療分野の研究開発に資するための匿名加工医療情報及び仮名加工医療情報に関する法律」（通称：次世代医療基盤法）が2018年に施行されている．

次世代医療基盤法は，国民・患者本人の医療情報を特定できないように匿名加工処理をおこない，健康・医療分野における研究開発に利活用し，日本の医療の発展，健康長寿社会の実現につなげるための法律である．特に，新薬や治療方法の開発に寄与する法律といえる．次世代医療基盤法について図7.9を用いて概説する．

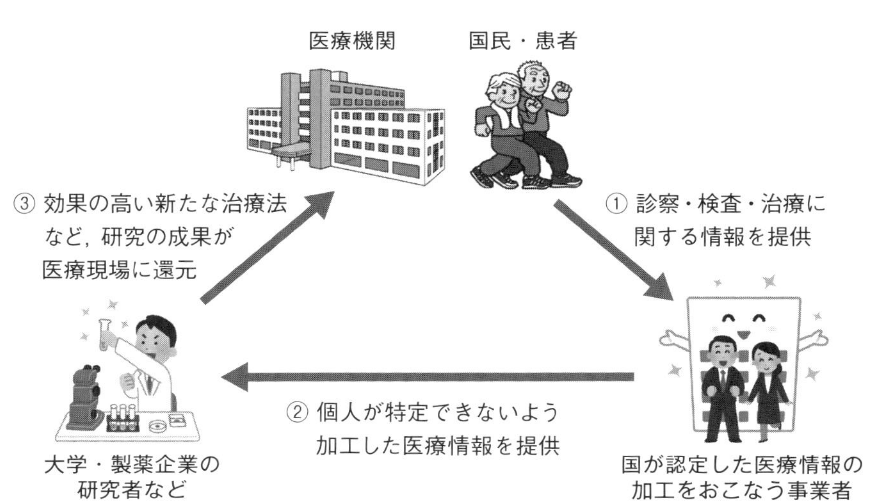

図7.9　次世代医療基盤法の概念図

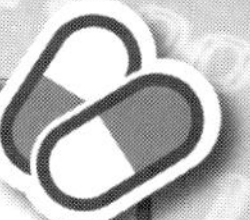

国が認定した認定事業者に対して，協力可能な医療機関や国民・患者が情報を提供する．そして，認定事業者が提供された情報を加工し，医療分野の研究開発に必要な情報のみを大学を始めとした研究機関や製薬企業に提供する．さらに，研究機関や製薬企業が，加工された医療情報のみを活用し，医療分野の研究開発をおこなう．最終的に，医療機関や国民・患者に還元されるという流れになる．国が認定した事業者を匿名加工医療情報作成事業者としており，匿名加工医療情報作成事業者が加工処理した情報を匿名加工医療情報と呼ぶ．**表7.7**に当該法律の情報の概略を示す．

表7.7　次世代医療基盤法ガイドラインにおける情報の概略

情報名	内容	作成者
匿名加工医療情報	一定の措置を講じて特定の個人を識別することができないように医療情報を加工して得られる個人に関する情報であり，当該医療情報を復元することができないようにしたもの	認定匿名加工医療情報作成事業者 ・主務大臣（内閣総理大臣，文部科学大臣，厚生労働大臣，経済産業大臣）の認定が必要 ・認定事業者の認定には，個人情報保護委員会に協議する
仮名加工医療情報	一定の措置を講じて他の情報と照合しない限り特定の個人を識別することができないように医療情報を加工して得られる個人に関する情報	認定仮名加工医療情報作成事業者 ・主務大臣（内閣総理大臣，文部科学大臣，厚生労働大臣，経済産業大臣）の認定が必要 ・認定事業者の認定には，個人情報保護委員会に協議する

医療情報の提供については，医療機関に患者が受診し，書面で通知を受ける．そして，提供を望まない患者の場合は拒否をすることも可能であり，拒否をしない場合は医療機関から認定事業者に情報提供される．そして，認定事業者は，個人が特定できないように加工することになる．患者は提供された情報の削除を認定事業者に対して求めることも可能となっている．次世代医療基盤法においては，オプトインによる情報の利用が可能であるといえる．したがって，情報の利活用を法律で検討した場合，個人情報保護法がブレーキの役割であり，次世代医療基盤法がアクセルの役割であるといえる．

我が国の医療機関，国民・患者という莫大な医療情報を活用することにより，①患者の状態に合わせた最適な医療，②異なる医療機関や診療科の情報の統合化による治療法の向上，③ AIを利用した，画像分析による早期診断・治療，

④医薬品の安全対策の向上などが期待されている．

同法についても，改正法が2023年5月に公布され，①仮名加工医療情報の創設，② NDBを始めとした公的データベースとの連結解析，③医療情報の利活用推進に関する施策への協力が改正項目になっている．①は当初施行されていた同法の匿名加工医療情報は加工するのが難しいため，仮名加工医療情報の創設により，利活用の幅が広がることになる．②は，改正前は公的なデータベースとの連結は認められていなかった．しかし，改正法では，レセプト情報・特定健診等情報データベース（NDB），介護保険総合データベース（介護 DB），全国がん登録データベースなどと連結して利用することができる状態で提供可能になる．③は，改正前は，急性期医療の医療情報を収集することが中心になっており，課題としてあげられていた．そのため，急性期以外の医療機関や介護施設の情報を入手できるように，医療情報取扱者（医療機関，介護事業所など）が医療情報を提供することによって，次世代医療基盤法に関連する施策に協力する努力義務が定められた．

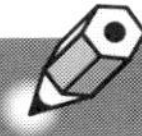

問　題

1．医師は患者から診療を求められた場合，正当な理由がなければ断ることができないことを定めている法律は何か？
2．有床診療所は最高何人，入院することができるか？
3．薬の処方をおこなうことができる職種は何か？
4．クリニカルパスにおいて，アウトカムが達成されないことは何か？
5．他の医療機関へ患者を紹介する場合に，患者に渡す文書は何か？
6．保険医療機関及び保険医療養担当規則の第9条において規定されている，患者の診療録以外の記録の保存期間は何年間か？
7．電子保存の3原則は，真正性，保存性，もう一つは何か？
8．問題指向型医療記録をアルファベット4文字で表現すると何か？
9．医師法・歯科医師法で定められている診療録の保存義務年限は何年か？
10．侵襲性の高い処置・手術，検査の際に必要とする文書は何か？

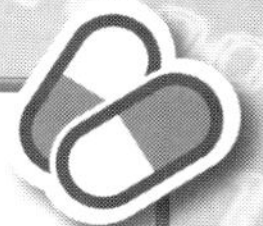

第8章 病院組織における部門

8.1 診療部門

病院には内科や外科などといった多くの診療科がある．その診療科だけでおこなう処置や検査などもあるが，すべての診療科が検査や治療で利用する場所をまとめて診療部門という．診療部門は，診療体系として，表8.1のように大きく外来診療部門と入院診療部門に区分でき，その中にある各診療提供にかかわる部門が連携することで医療を提供している．これらの各部門は医師からのオーダにより，それぞれの業務をおこなう．

表8.1　診療提供にかかわる部門

<table>
<tr><th>大分類</th><th colspan="2">小分類</th></tr>
<tr><td rowspan="9">外来診療部門</td><td colspan="2">薬剤部門</td></tr>
<tr><td colspan="2">看護部門</td></tr>
<tr><td colspan="2">医事会計部門</td></tr>
<tr><td rowspan="13">中央診療部門</td><td>臨床検査部門</td></tr>
<tr><td>病理検査部門</td></tr>
<tr><td>画像診断（放射線）部門</td></tr>
<tr><td>放射線治療部門</td></tr>
<tr><td>内視鏡（光学診療）部門</td></tr>
<tr><td>ME機器管理部門</td></tr>
<tr><td rowspan="10">入院診療部門</td><td>手術・麻酔部門</td></tr>
<tr><td>中央材料部門</td></tr>
<tr><td>集中治療部門</td></tr>
<tr><td>救急医療部門</td></tr>
<tr><td>リハビリテーション部門</td></tr>
<tr><td>地域医療連携部門</td></tr>
<tr><td>栄養管理部門</td></tr>
<tr><td colspan="2">薬剤部門</td></tr>
<tr><td colspan="2">看護部門</td></tr>
<tr><td colspan="2">医事会計部門</td></tr>
</table>

8.1.1 薬剤部門

薬剤部門は病院で使用する医薬品を専門的に取り扱う部門であり，薬剤師が属する．取り扱う医薬品には内外用薬や注射薬が存在する．

薬剤師は医師からの処方せんに基づき**図8.1**に示すように，①処方監査，②薬袋作成，③調剤・製剤，④調剤監査，⑤服薬指導・薬剤情報提供などの業務をおこなう．処方せんとは，医師が特定人の特定の疾病に対し投薬の必要性を判断し，必要な医薬品を選定し，その分量および用法・用量ならびに使用期間を**図8.2**に示す書類に記載したものである．2022年4月からは，新たに「リフィル処方せん」という制度が導入された．①処方監査とは，処方内容が正しい情報であるか十分にチェックすることである．そして，その内容が疑わしいときは処方した医師に対して問い合わせることを疑義照会という．②薬袋作成とは，**図8.3**に示すように薬袋に患者氏名，医薬品の用法・用量，調剤年月日，調剤した薬局の名称・所在などを記載することである．③調剤・製剤業務は薬剤師の主業務である．調剤とは，患者の疾患治療のために薬剤を使用法に適合するように調製することである．一方の製剤とは，薬物を加工して使用に便利な形状にすること，およびその結果できた製品である．院内製剤をおこなう多くの場合は，適応外使用，未承認薬を使用する．そのため，薬剤師は医師とともに情報を収集・解析・評価する必要がある．④調剤業務

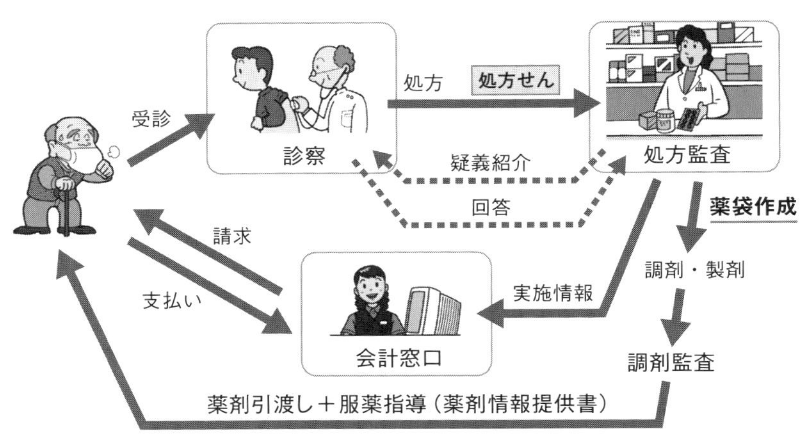

図8.1　薬剤部門の業務の流れ

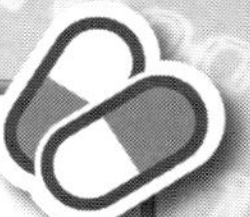

は人の手でおこなわれるため，間違える可能性がないわけではない．そこで調剤をおこなった薬剤師とは別の薬剤師が再度，薬の種類・投与量・投与期間などの確認をする．この業務を調剤監査という．そして，⑤患者に服薬指導しながら交付するとともに，服用後の有効性と安全性を観察して，医師と連絡をとりながら処方の修正など適切な措置をおこなう．ここで服薬指導とは，患者が医薬品を適正に使うことができるように，薬を飲むタイミングや量，使い方などを教えるなどの総合的な管理をおこなうことである．このときに薬剤の名称，用法，用量，効能，効果，副作用および相互作用に関する主な情報を記載した文書である薬剤情報提供書を添える．

なお，リフィル処方せんとは，繰り返し利用できる処方せんである．対象患者は，主に慢性疾患である．医師の診療を経て，症状の安定，長期間処方が可能と判断された場合に利用可能である．リフィル処方せんを保険調剤薬局へ持参することにより，処方薬を受理することができるが，その際は，薬剤師による観察が必要となる．メリットとして，通院負担（通院時間，通院にかかる

新たな処方箋様式（案）　（※）太字下線部が見直し内容

処方箋

図8.2　処方せん

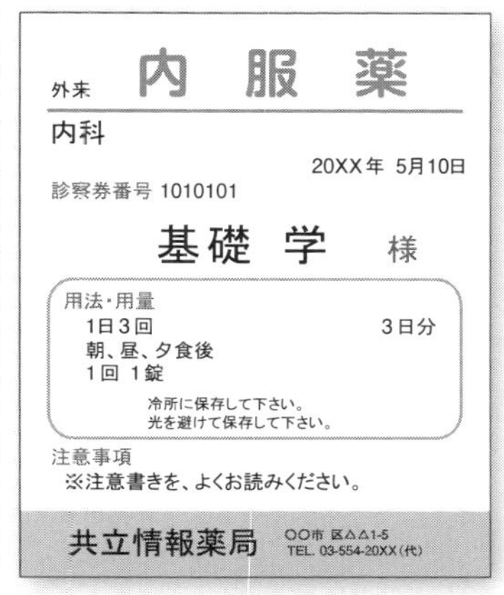

図8.3　薬袋の例

医療機関での医療費）がが減ることがあげられる．リフィル処方せんの利用制限は，最大3回までであるが，医師の判断によっては，2回の場合もある．期限としては，調剤薬局において1回目の使用時は，発行日を含めて4日間までに使用する必要があり，2回目以降は，次回調剤予定日の前後7日以内とされている．

注射についても調剤業務と同様に，処方監査を実施する．注射薬の種類によっては薬剤師が混合調剤する．混合調剤とは複数の薬剤を一つにまとめることである．対象となる薬剤は無菌状態で混合する薬剤が多く，抗がん剤もその一つである．

当該部門で取り扱う医療用医薬品（①特定生物由来製品，②生物由来製品，③注射薬，④内用薬，⑤外用薬）は，厚生労働省が2016年に通知した「医療用医薬品へのバーコード表示について」により，図8.4に示すようなGS1データバーやデータ128（GS1-128）などのバーコードを用いて表示する必要がある．

処方薬には，麻薬，劇薬，毒薬，向精神薬などの規制医薬品もある．表8.2に麻薬，劇薬，毒薬，向精神薬についてまとめる．

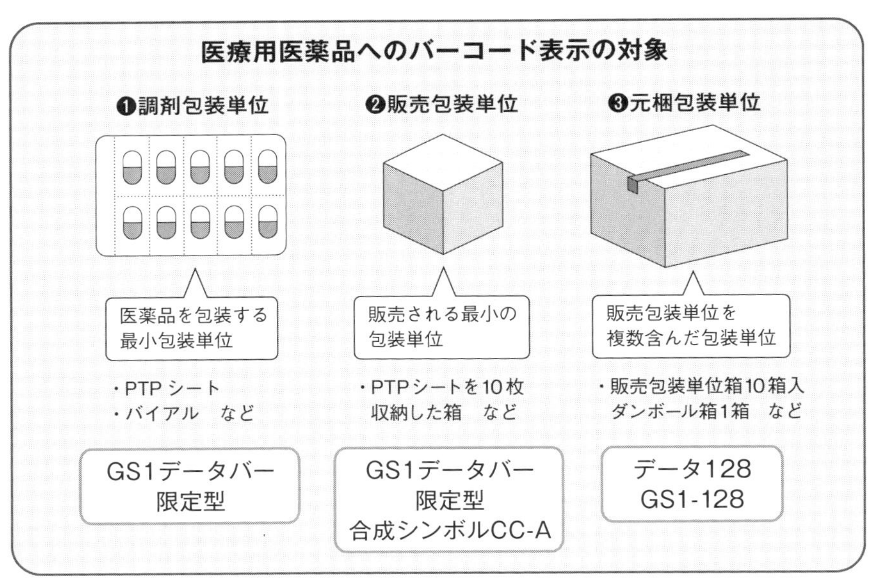

図8.4　医療用医薬品へのバーコード表示

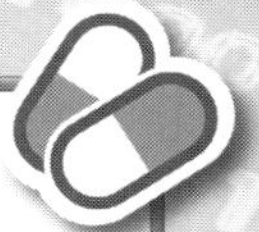

表8.2　麻薬，劇薬，毒薬，向精神薬

医薬品名	説明	表記
麻薬	取扱いには，「麻薬及び向精神薬取締法」および政令で定められている．麻薬を処方するためには医師免許の他に麻薬施用者の免許が必要である．麻薬施用者免許は都道府県知事が許可をおこなう．	
劇薬	劇性が強いものとして厚生労働大臣が薬事・食品衛生審議会の意見を聴いて指定する医薬品である．直接の容器または被包に，白地に赤枠，赤字でその品名および「劇」の文字が記載されている．	劇 ○○○○
毒薬	毒性が強いものとして厚生労働大臣が薬事・食品衛生審議会の意見を聴いて指定する医薬品である．直接の容器または被包に，黒地に白枠，白字でその品名および「毒」の文字が記載されている．	毒 △△△△
向精神薬	中枢神経に作用し，精神機能に影響を及ぼす物質である．「麻薬及び向精神薬取締法」および政令で定められている．	

近年，医師からの処方による処方薬の提供場所は，病院の近所にある門前薬局を代表とする保険調剤薬局である．これを院外処方という．その結果，薬剤師の業務は，入院患者に対する服薬指導や各種記録の電子化による情報の管理が重要になっている．薬剤部門における情報の管理のことを医薬品情報（DI：Drug Information）管理という．医薬品情報管理は，薬物治療をおこなうための医薬品の適正使用に必要な情報を取り扱う．

8.1.2 看護部門

看護部門は入院・外来・地域医療と一貫して他の部門と協働し，患者中心で質の高い医療提供をおこなう部門であり，看護師，保健師，助産師，准看護師などで構成される．

看護師が医療施設内で最も多く勤務している場所は病棟である．病棟は入院患者の生活の場所であり，この病棟を看護担当の1区域として看護単位と呼ぶ．1看護単位に対する病床数は20～50床と多様である．担当病棟における病床の管理も看護師の業務である．

患者に対して看護する方法を看護方式という．その種類としては，図8.5(a)に示すように業務別に役割を変えて，同一の看護師が複数の患者を担当する機能別看護方式，同図(b)に示すように入院から退院まで患者1人を看護師1人が対応するプライマリ・ナーシング，同図(c)に示すように対象の患者をグループ化し，看護師もチームを構成し，日替わりでチームを編成して看護提供をおこなうチームナーシング，同図(d)に示すように担当する患者の数と看護師の人数により看護単位内のモジュールを決定し，モジュール単位内で看護が完結する方式であるモジュール式看護方式などがある.その他にも,医療情報システムの導入により,可能になったといえるセル看護提供方式も注目すべき看護方式である.

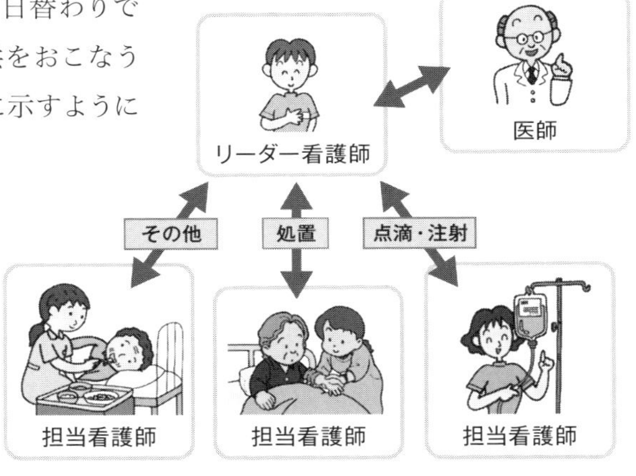

図8.5(a) 機能別看護方式

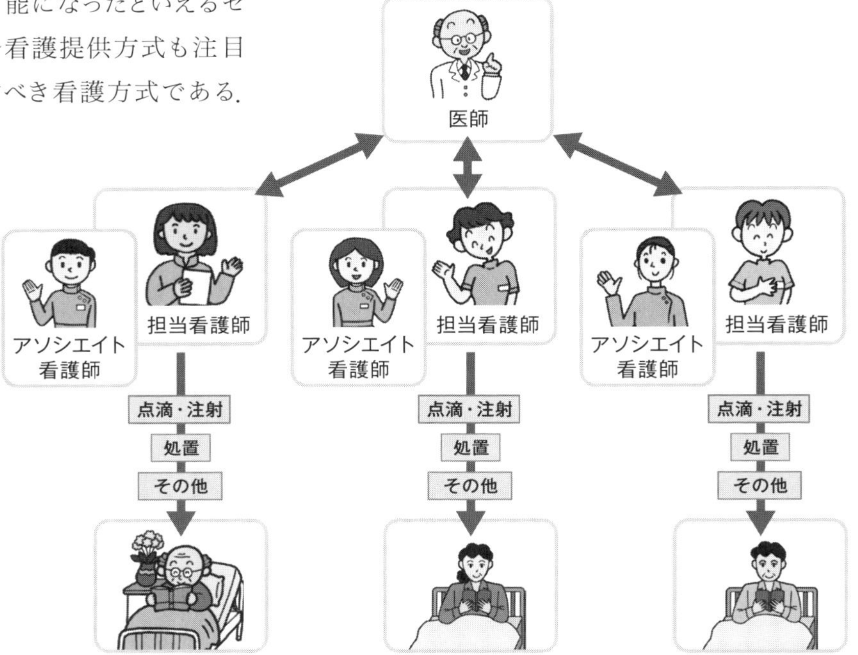

図8.5(b) プライマリ・ナーシング

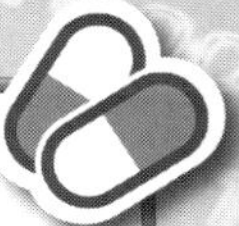

第2部

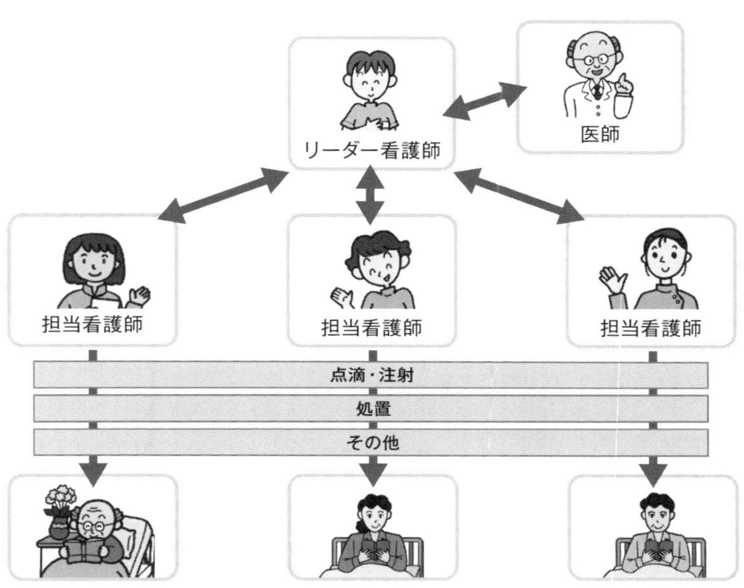

図8.5(c)　チームナーシング

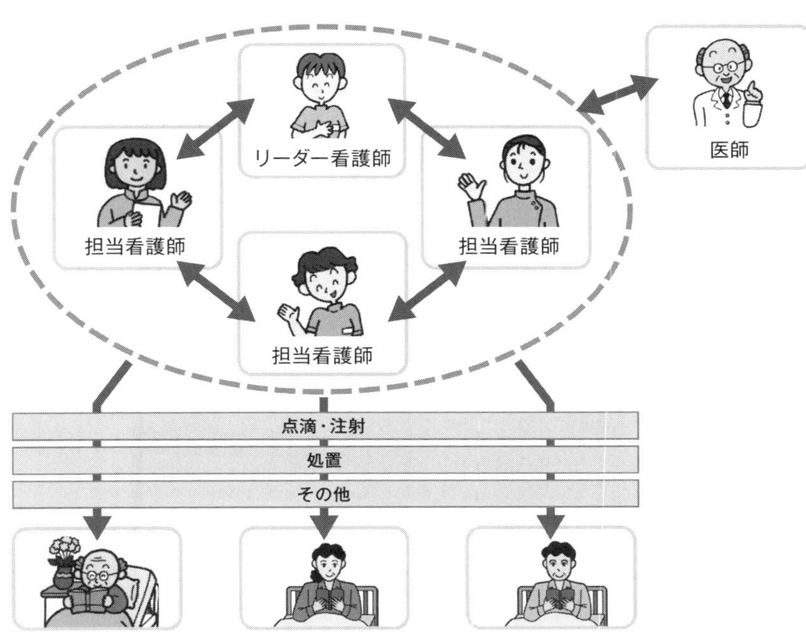

図8.5(d)　モジュール式看護方式

まず，セル生産方式とは製造業で導入された生産方式の一つである．製造工程を特定の製品や部品の組み立て作業のみに独立した単位に分割したセルを，1人または少人数の作業員が担当することによって，作業の見通しがよくなり，全体が効率化する生産方式である．この方式を看護方式に導入して，看護業務の効率化や労務環境の改善，ベッドサイドで患者の状況を観察できるようにした方式である．セル看護提供方式では，看護師長以外のすべての看護師が患者を均等に受け持つ体制になっており，1部屋に複数の看護師が出入りするように，人員を配置している．利点として，病室に看護師がいるため，新人の看護師も質問が可能な状況を生み出し，離職率が低減する効果も生み出している．

医療施設は24時間稼働している．その際，病棟で勤務する看護師も同様に24時間体制で者の療養生活を支援する必要がある．そのため，8時間勤務の3交替制や日勤8時間，夜勤16時間勤務の2交替制などの交替制勤務が採用されている．

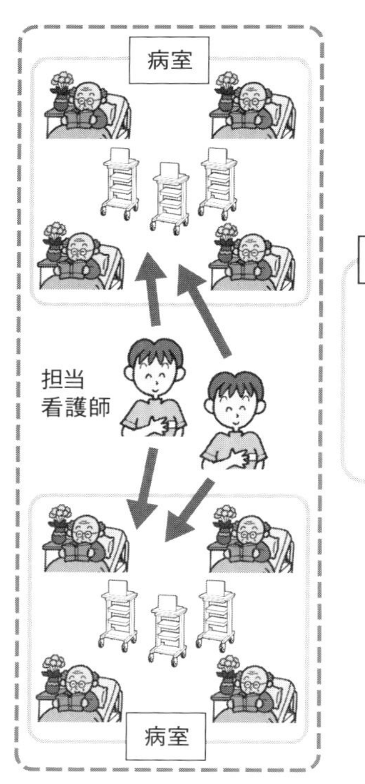

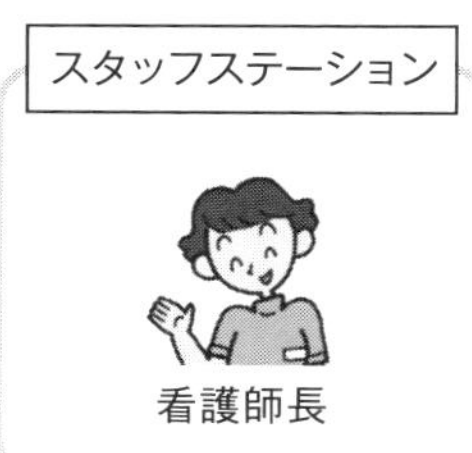

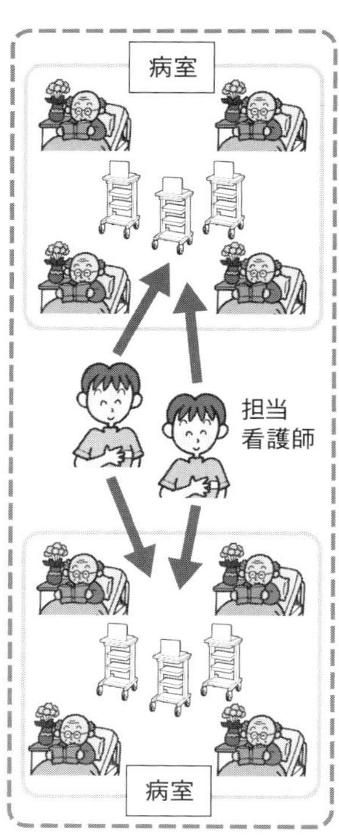

図8.5(e)　セル看護提供方式

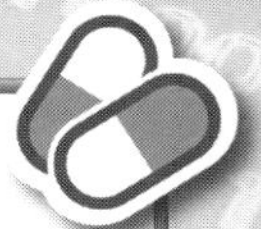

看護師の業務内容は，7.2.2項で示したように入院患者の療養上の世話と診察の補助である．病棟には多くの患者が入院し，さまざまな看護行為を患者別におこなう必要がある．その日におこなうべき看護行為を患者別，または業務別にまとめたものを看護ワークシートと呼ぶ．看護ワークシートには看護行為のみでなく，医師の指示による各種検査や処置の実施予定，薬剤師から渡された医薬品の患者への与薬予定などが記載されている．看護ワークシートをもとに看護師は漏れなく業務をおこなう．なお，薬剤師から渡された医薬品を患者へ与薬し，飲用の有無などを確認することを与薬管理という．

8.1.3 医事会計部門

医事会計部門は，患者の来院に対する受付業務と，病院の主収入である診療報酬を計算する部門である．受付業務は，その医療機関に対して初めて来院した患者である新患とそれ以外の２通りに大別される．新患の場合には，新しい診療録を準備し，そこに患者の氏名，住所，性別などの患者基本情報を記載する．新患以外の患者の場合には，既存の診療録を探し出す．それを医師に渡し，患者が来院したことを知らせる．

8.1.4 中央診療部門

大学病院などの専門的な医療を提供する医療機関では，検査，放射線，手術などを各診療科単位で業務がおこなわれていた．しかし病院運営上，効率的に診療提供できるように分散から一か所集中に集められ，管理されるようになった．そのため，検査や放射線，手術部門は中央診療部門という名称で呼ばれている．中央診療部門には，臨床検査部門，病理組織検査部門，画像診断（放射線）部門，放射線治療部門，内視鏡（光学診療）部門，血液浄化部門，輸血部門，手術・麻酔部門，中央材料部門，集中治療部門，救急医療部門，リハビリテーション部門，地域医療連携部門，栄養管理部門などがある．

❶ 臨床検査部門

臨床検査部門は検体検査と生理機能検査（または，生体検査）を実施する部門であり，臨床検査技師が属する．検体検査に患者から採取した検体（血液・尿・便など）が対象であり，生理機能検査は患者自身が対象となる．

図8.6に検体検査の流れを示す．医師は必要に応じて臨床検査部門に検体

検査を依頼する．まず医師，看護師，臨床検査技師，または患者自らによって，検体が採取され，それが臨床検査部門に届けられる．検体には，尿，糞，血液，喀痰，髄液，膿などがあり，それらに対して，泌尿器や消化器官を調べる尿・糞便検査，赤・白血球数や血液細胞の形態を観察する血液学的検査，血液の固まりやすさを調べる凝固・線溶系検査，体液や身体の組織を調べる生化学検査，アレルギーなどを調べる血清免疫検査，ホルモンを介して身体の機能を調べる内分泌検査，がんの進行を調べる腫瘍マーカー，輸血の適合性を調べる輸血検査，細菌やウイルス感染の有無を調べる微生物検査，先天異常症などを調べる遺伝子・染色体検査などの検査がおこなわれる．検査結果は医師に伝えられ，患者に説明される．また，検査をおこなったことを伝える実施情報が医事会計部門に伝えられ，医事会計部門では診療報酬の計算をおこなう．

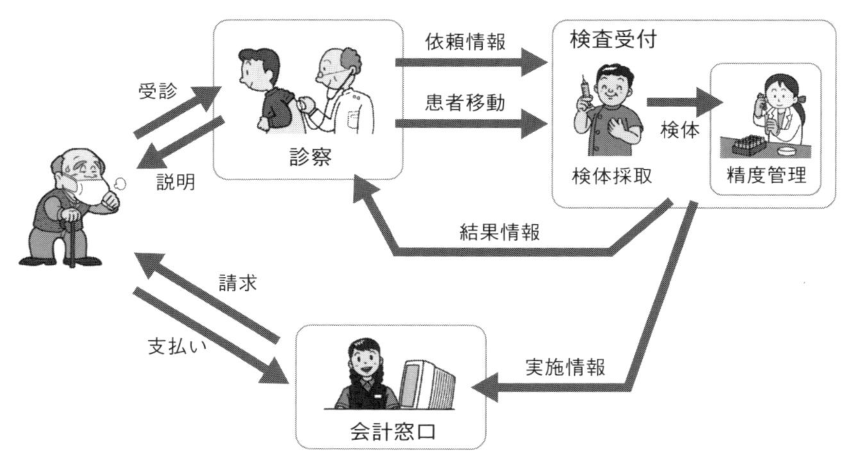

図8.6　検体検査の流れ

生理機能検査は，患者の身体に各種センサーを装着し，発信される信号を記録することで身体の機能を評価する検査である．代表的な検査として，不整脈などを調べる心電図，肺活量などを調べる肺機能検査，脳の神経活動を調べる脳波，筋肉の収縮を調べる筋電図，体内の構造を調べる超音波検査などがある．

図8.7に生理機能検査の流れを示す．医師は必要に応じて臨床検査部門に生理機能検査を依頼する．その依頼に対して臨床検査部門では検査を受け付

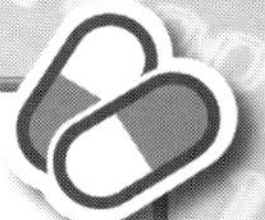

け，患者に生体機能検査をおこなう．検査結果は医師に伝えられ，患者に説明される．また，検査をおこなったことを伝える実施情報が医事会計部門に伝えられ，医事会計部門では診療報酬の計算をおこなう．

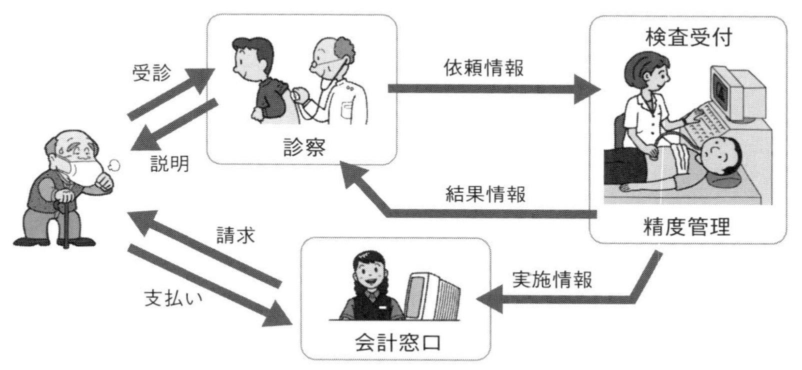

図8.7　生理機能検査

臨床検査部門が医師に検査結果を報告する際，臨床的に信頼できるデータでなければならない．したがって，検体検査ではあらかじめわかっている検体の結果などを定期的に測定し，測定値のずれが一定範囲内に収まるように管理する．生理機能検査では，健康診断でおこなった超音波の画像を外部の審査と同様の診断結果になっているかを確認する．これらを精度管理という．偶発的誤差に対しては同じ患者の前回の測定値と比較，関連する検査項目間の測定値のバランスを確認することで対応している．

❷ 病理検査部門

病理検査部門は広義の臨床検査部門であり，医師，臨床検査技師で構成される．病理検査部門に配属される医師は，病理専門医，細胞診専門医と呼ばれる認定資格を有していることが望まれる．病理専門医は日本病理学会が認定しており，細胞診専門医は日本臨床細胞学会が認定している．また，臨床検査技師も同様に，細胞診断士と呼ばれる日本臨床細胞学会，日本臨床検査医学会が認定する資格を有している職員を配属することが望まれる．

病理組織検査（病理検査）の多くは最終的な診断を下す検査であり，疾患の種類を決定し，その悪性度や進行度を判断する．病理検査の種類には，病気が疑われた部分から採取した組織や細胞を顕微鏡などで調べ，何の病気であるかを診断する組織診断や細胞診がある．また，病理検査部門では病理解剖もおこなわれる．病理解剖は，死後の病理検査としておこなわれ，剖検という．生前の臨床診断や病態，死因を形態学的に解明することが可能である．

図8.8に病理組織検査の流れを示す．医師は必要に応じて病理検査部門に病理組織検査を依頼する．その依頼に対して病理検査部門では検査を受け付け，患者から細胞・組織を採取する．採取された細胞・組織から標本が作製され細胞診がおこなわれる．検査結果は医師に伝えられ，患者に説明される．また，検査をおこなったことを伝える実施情報が医事会計部門に伝えられ，医事会計部門では診療報酬の計算をおこなう．

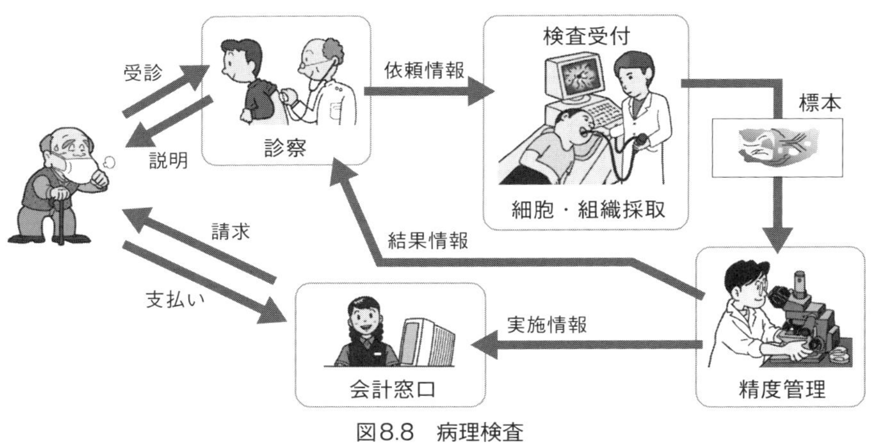

図8.8　病理検査

❸ 画像診断（放射線）部門

画像診断（放射線）部門は放射線診断を実施する部門であり，放射線科医，診療放射線技師，技術職員，看護師，事務職員などで構成される．規模により構成員は大きく異なるが，小規模病院では診療放射線技師のみの場合もある．ここで画像診断とは，1895年にW. C. Röntgen教授によるX線の発見によって始まったX線による人体の透過像による疾病の診断方法であり，放射線診断とも呼ばれる．画像診断には，図8.9(a)のような放射線を身体に当てて透過した放射線の量によってできる影の濃淡で表現する単純X線撮影，同図(b)のような造影剤の一種であるバリウムを用いて消化器官に対して単純X線撮

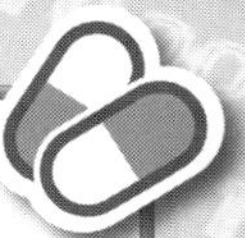

影をおこなう造影検査，同図(c)のようなヨード系物質の造影剤を用いて血管に対して単純X線撮影をおこなう血管造影検査，同図(d)のようなX線とコンピュータを用いて，身体の輪切り（断面：断層面）を撮影するCT（Computed Tomography）などがある．なお，X線でなく，磁気を利用したMRI（Magnetic Resonance Imaging：核磁気共鳴画像）も画像診断に分類される．

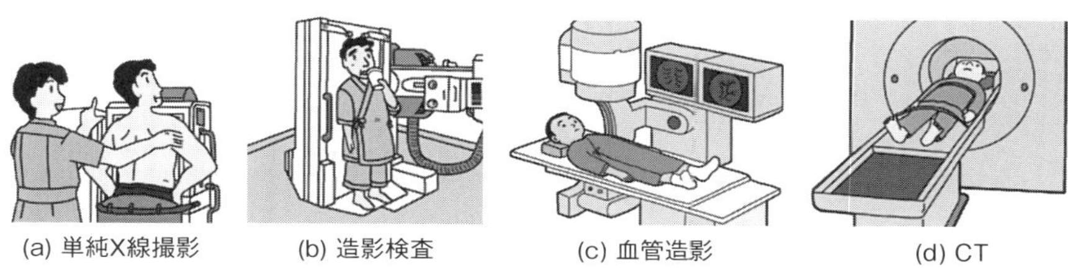

図8.9　画像診断装置の例

図8.10に画像診断の流れを示す．医師は必要に応じて画像診断部門に検査を依頼する．その依頼に対して画像診断部門では検査を受け付け，患者に対しX線装置などを用いた撮影がおこなわれる．担当の医師に直接検査結果が伝えられるか，もしくは画像を専門的に読影する放射線科医（読影医）によって読影された所見が担当の医師に伝えられる．その結果や所見をもとに，担当

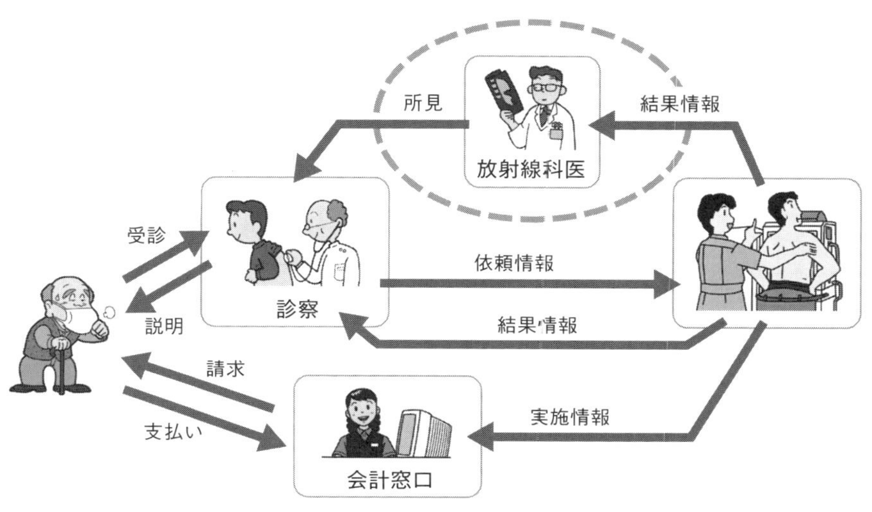

図8.10　画像診断の流れ

の医師は患者に説明をおこなう．また，検査をおこなったことを伝える実施情報が医事会計部門に伝えられ，医事会計部門では診療報酬の計算をおこなう．

また，大きな病院には核医学検査をおこなう医学部門などもある．核医学検査はシンチグラフィとも呼ばれ，体内に投与された放射性医薬品が放出する放射線の分布や変化を測定できるシンチカメラで体外から測定し，放射性医薬品の体内での移動や分布を画像として得る検査のことである．ここで放射性医薬品とは，放射性同位元素（RI：Radioisotope，ラジオアイソトープ）を薬品に標識したものである．すなわち，RIを薬品に目印としてつけておき，体外から測定する．代表的な核医学検査には，目的とした臓器などへのRIの分布を３次元的に捉え，断層画像として表現するSPECT（Single Photon Emission Tomography）とPET（Positron Emission Tomography）がある．SPECT検査では１方向の放射線を放出するRIを用いるのに対し，PET検査は，２方向の放射線を同時に正反対の方向に放出するRIを用いる．

診療放射線技師法の第28条に『診療放射線技師は，放射線を人体に対して照射したときは，遅滞なく厚生労働省令で定める事項を記載した照射録を作成し，その照射について指示をした医師又は歯科医師の署名を受けなければならない．』と規定されている．照射録とは，①照射を受けたものの氏名，性別および年齢，②照射の年月日，③照射の方法，④指示を受けた医師または歯科医師の氏名および指示の内容を記載する必要がある．法律的には照射録に対する永久保存の必要はないが，訴訟対策や電子化が進むに伴い永久保存が必要である．

❹ 放射線治療部門

放射線治療部門は放射線治療医だけではなく，診療放射線技師，看護師および事務員などで構成される．放射線治療はがん治療の一つであり，放射線の細胞分裂を止める作用により腫瘍を小さくする．図8.11のような放射線治療装置は一般的にリニアックと呼ばれる．X線によるサイバーナイフやガンマ線によるガンマナ

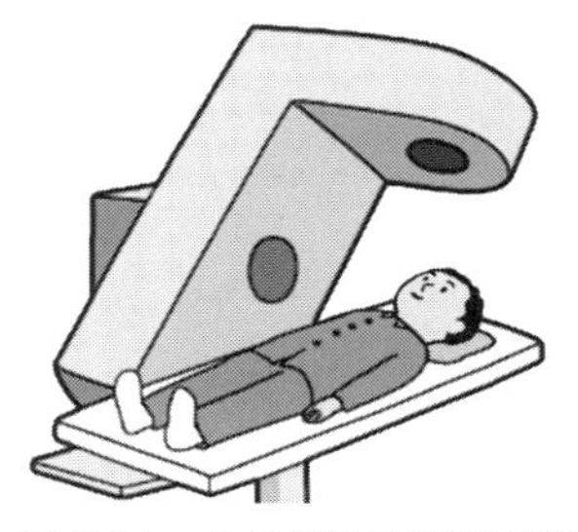

図8.11　放射線治療装置の例

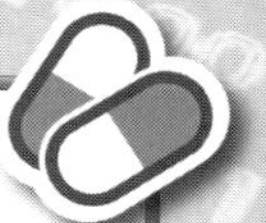

イフなどの放射線照射装置を用いて，病巣に対し多方向から放射線を集中させる定位放射線照射で病巣を治療する．

❺ 内視鏡（光学診療）部門

内視鏡（光学診療）部門は内視鏡を用いて診断のための検査だけではなく，治療をおこなう部門である．近年は内視鏡部門が独立した病院が増加している．

内視鏡検査とは先端にビデオカメラが装填されている屈曲が自由な柔らかい管（ファイバー）を用いて，図8.12のように口や鼻から食道，胃，十二指腸，声帯を介して気管，気管支の内腔を，また肛門から大腸を観察する検査である．一般には内視鏡は「胃カメラ」と呼ばれる．

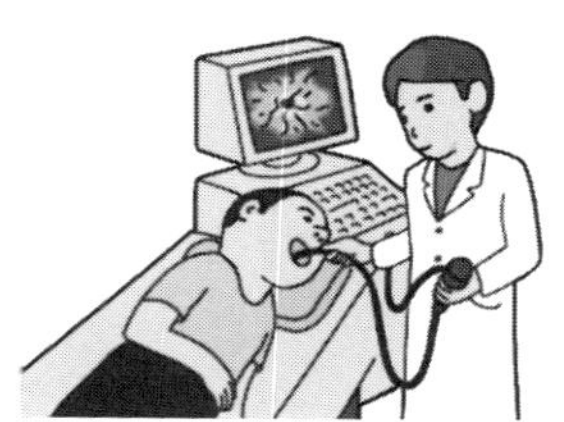

図8.12　内視鏡検査

❻ 血液浄化部門

血液浄化部門は，腎機能が低下した腎不全患者を対象に，透析療法をおこなう．また，肝臓疾患，神経疾患，膠原病，炎症性腸疾患などに対して，血漿交換・吸着などの血液浄化療法もおこなう．透析療法とは，腎機能が低下し体内の体液バランスが崩れてしまった患者に対して，人工的に腎機能を代行することである．この人工的に腎機能を代行する方法として，図8.13(a)のようにダイヤライザーという半透膜を使用する方法と，同図(b)のように患者自身の腹膜を半透膜として利用する腹膜透析などがある．

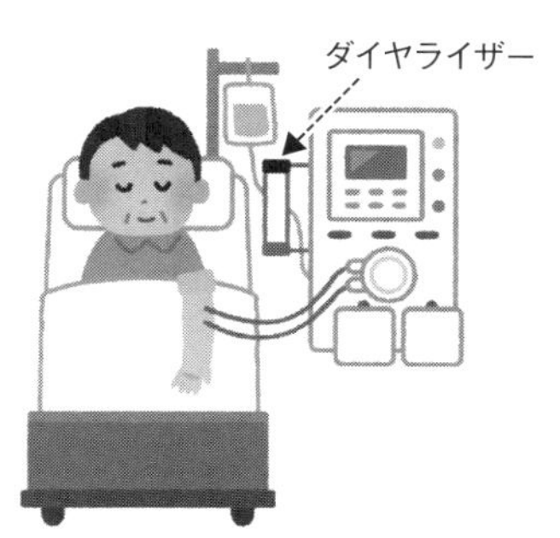

(a) ダイヤライザーを用いた方法

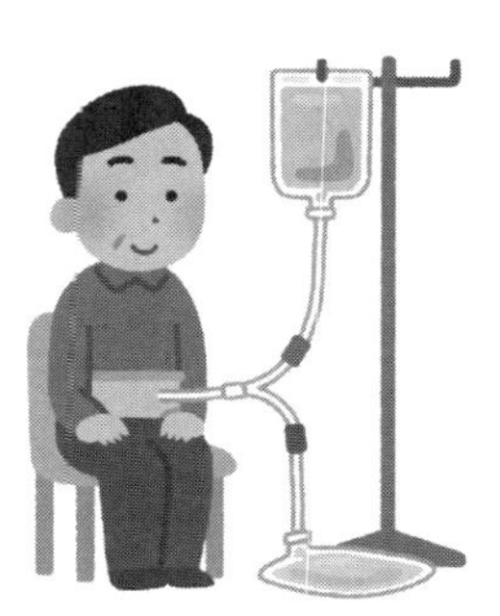

(b) 腹膜を用いた方法

図8.13　透析療法

❼ 輸血部門

輸血部門は，血液製剤に関する管理，検査，供給にかかわる業務をおこなう部門である．特定生物由来製剤を使用した場合に，製品名，製造番号，患者の氏名・住所，および投与日などの情報を記録し，20年間の保存が義務づけられている．特定生物由来製剤とは，主に人の血液や組織に由来する原料または材料を用いた製品である．

輸血部門では，病棟，外来，手術室などから血液製剤の依頼を受けた際に，迅速に適合血を供給する．輸血を安全におこなうために，患者のABO型，Rh型などの血液型の確認をおこなう必要がある．輸血に伴う副作用を防止するためにおこなう試験を交差適合試験（クロスマッチテスト）という．交差適合試験では，**図8.14**に示すように輸血をおこなう患者から時期を変えて，2回以上採血する．そして，採血した血液が同一のものであるかを確認する．同一であることが確認できたなら，患者から採取した血液と血液製剤が適合するかを確認する．適合が認められたのち，輸血をおこなう．

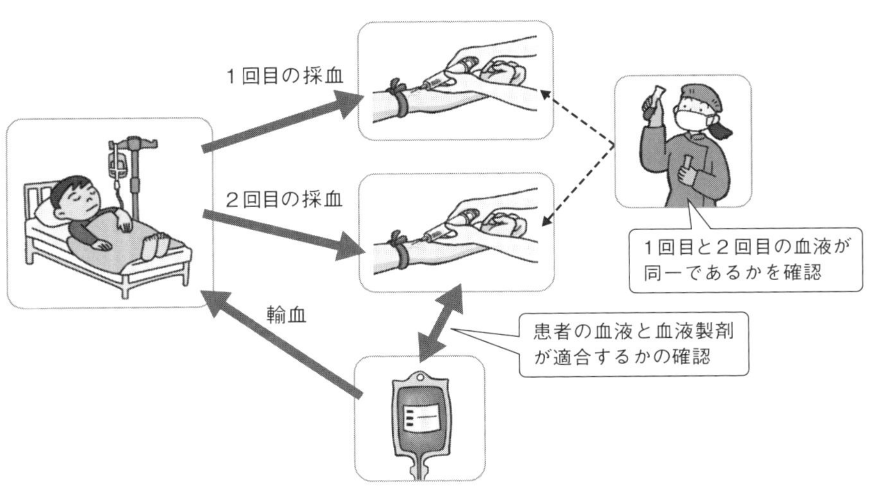
1回目の採血
2回目の採血
輸血
1回目と2回目の血液が
同一であるかを確認
患者の血液と血液製剤
が適合するかの確認

図8.14　輸血の交差適合試験

❽ 手術・麻酔部門

手術は，診療部門から手術部門に手術オーダとして申し込みがおこなわれる．

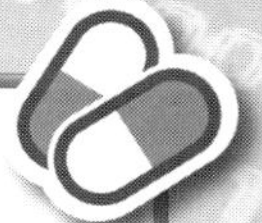

このオーダによって，診療部門から患者の情報，執刀医，手術名，麻酔の種類，必要な機器，所要時間などの情報が送られる．これを受けた手術部門では，麻酔医，執刀医に器材を手渡す直接介助看護師，不足した手術機器や材料などを準備する間接介助看護師，人工心肺を動かす場合には臨床工学技士などのスタッフ，手術に必要な機器，および，手術室の調整をおこない，手術日程を決定する．手術日までに執刀医や麻酔医は患者に対して手術に関する説明をおこない，同意書を用いて同意を得る．これをインフォームドコンセントという．また看護師は，術式に合わせて器材を用意する．さらに，手術中や手術後に予想される事態に備えて，各部門にオーダを出す．たとえば，大量の出血が予想される場合には輸血部門に，病理検査が予想される場合には病理検査部門に，手術後にICUへの入室が予想される場合にはICUに，それぞれオーダを出す．

手術が終わったあとは，手術中に使用した医療材料などを確認し，医事会計部門に伝え，診療報酬が計算される．

❾ 中央材料部門

中央材料部門は手術部門に関連する医療材料を管理する部門である．

近年は，医療材料や医薬品だけではなく，診療に関係ない文具，日用雑貨，印刷物なども含めて管理する物流センターSPD（Supply Processing and Distribution）を採用し，人，モノ，情報を一元管理している．

❿ 集中治療部門

集中治療とは，内科系，外科系を問わず，呼吸や循環，代謝などの重篤な急性機能不全に陥った患者を強力かつ集中的に治療・看護をおこなうことである．そのため，集中治療部門では高度な全身管理が必要な患者を収容する必要がある．全身管理には，生体情報モニタや人工呼吸・循環補助・血液浄化などを用いた積極的な生体機能補助が必要とされ，専門的な教育を受けた医師，看護師などを配置する必要がある．近年，集中治療部門は治療法によって，**表8.3**のようにICU（Intensive Care Unit），CCU（Coronary Care Unit），NICU（Neonatal Intensive Care Unit）などに細分化されている．

表8.3　集中治療部門の種類

名称	説明
ICU (Intensive Care Unit)	専門的な教育を受けた医師，看護師を病院内の１か所に配置し，効率的に集中治療を受けることができる部門
CCU (Coronary Care Unit)	冠動脈疾患治療，心筋梗塞などを専門に扱う集中治療部門
NICU (Neonatal Intensive Care Unit)	新生児・小児を対象とした集中治療部門

⑪ 救急医療部門

救急医療部門は，救急車などで搬送される重症感染症，熱傷，急性中毒，急性呼吸不全，脳卒中などの患者を対象とした部門である．救急車による搬送は消防に属する救急隊員が中心となっておこなっている．一方，ドクターカーやドクターヘリと呼ばれる医師が救急現場に直接移動し，初期診療をおこなうこともある．医師が直接行くことにより，救急処置や薬剤を使用することができるため，病態の悪化の防止や救命率の向上が期待できる．ドクターヘリは長距離の移動に長けており，島しょ部や中山間地域などの救急医療に対応することが可能である．ドクターカーは車体や装備などの規定はなく，夜間制限や天候などの影響を受けることもなく出動することができる．また，ドクターヘリと比較して維持費が安い点がメリットといえる．

救急医療部門は，手術部門，麻酔部門，集中治療部門との関係が強い．外科系の疾患，内科系の疾患，軽傷，重症など対象疾患の範囲の広い救急医療において，来院する患者を予測することは難しい．軽傷であれば，簡単な処置行為や処方で対応が可能である．しかし，重篤な傷病の患者が救急搬送された場合に手術が必要となる．また，手術をおこなうことになると全身管理のもとに手術をおこなうため，麻酔部門と連携をとる必要がある．無事に手術を終えたとしても，命の危険性が高い場合は，術後の管理に集中治療部門で経過観察もしくは継続的に治療をおこなう必要がある．

⑫リハビリテーション部門

リハビリテーション部門は，社会復帰を目的として機能の回復訓練をおこなう部門である．リハビリテーション部門では，他の診療科の主治医の依頼

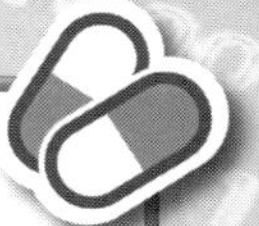

により，リハビリテーション部門の医師が患者の疾患，障害具合などを判断し，リハビリテーションの計画を立て，療法士にリハビリテーション指示伝票で指示を出し，療法士はリハビリテーションをおこなう．機能回復の目的により，起き上がり，立ち上がり，歩行などの基本的な動作能力の回復を図る理学療法，食事，更衣などの日常生活や仕事・家事などに必要な作業活動の能力の回復を図る作業療法，コミュニケーション障害や摂食・嚥下障害に対する訓練をおこなう言語聴覚療法，および，両眼視機能に障害のある者に対するその両眼視機能の回復のための矯正訓練をおこなう視能機能療法があり，それぞれの回復訓練を理学療法士，作業療法士，言語聴覚士，視能訓練士がおこなう．

リハビリテーションの指示を受けた療法士は訓練の予約を入れ，訓練を実施し，訓練実施記録を作成する．一方で，実施情報を医事会計部門に伝え，診療報酬が計算される．

リハビリテーション部門は患者の回復状況により，福祉や介護保険制度なども関連する．

⑬ 地域医療連携部門

近年，医療提供体制は1施設完結型ではなく，地域完結型へと移行されている．診療所，急性期，回復期，在宅をシームレスに連携し，機能を分担した効率的な医療提供体制を構築する必要がある．地域医療連携部門はこれらの他施設などと連携をおこなうための部門である．医療ソーシャルワーカー（MSW: Medical Social Worker），看護師，事務職員などで構成される．MSWは国家資格である社会福祉士や精神保健福祉士が担当する場合が多い．

⑭ 栄養管理部門

栄養管理部門はただ給食を提供するのではなく，患者の栄養管理をおこない治療効果の向上を目的としている部門であり，管理栄養士，栄養士などで構成される．

食事オーダでは，食事開始日，朝昼夕食の組合せである食事パターン，普通食，流動食,塩分などを調整した治療食などの食種が出される．そして，管理栄養士は，患者の身長，体重，アレルギーなどの情報から食事の献立表を作成し，食材を発注する．一方，患者の容態の悪化，検査のための絶食，外出・外泊，退院などの食事を中止する場合があるため，食事の配膳の状況を把握する必要がある．

また，栄養指導オーダでは，個人･集団指導，疾患別の指導内容，各栄養量･熱量などが指定される．このオーダに基づき，栄養管理部門で患者に指導がおこなわれる．

近年，寝たきりの患者に多い褥瘡（じょくそう）と栄養管理の関係性が強いこともあり，管理栄養士は医師，看護師，薬剤師などとNST（Nutrition Support Team，栄養サポートチーム）の一員となり，褥瘡患者に対する栄養管理や発症する可能性のある患者への栄養管理をおこなっている．バランスの良い食事を摂ることができなければ，低栄養状態となり褥瘡が発生しやすい．NST対象患者は褥瘡だけではなく，脳卒中の後遺症で食事の摂取が困難な患者や糖尿病，腎臓疾患などの患者である．

8.1.5 チーム医療

これまでの病院は，前述したような部門において，専門的な検査・治療をおこなってきた．その結果として，高度な医療を提供することができた．一方，専門分野には対応できるものの，全人的にケアをすることができない状況でもあった．その対策として近年では，他部門を横断した多職種によるチーム医療が提供されている．その代表的なチームとして**表8.4**に示すような感染症管理チーム（ICT：Infection Control Team），栄養サポートチーム（NST），褥瘡管理チーム，嚥下摂食障害･口腔ケアチーム，緩和ケアチームなどがある．

表8.4　チーム医療の種類

名称	説明
感染症管理チーム（ICT：Infection Control Team）	感染症管理チームは医療施設内のすべての感染対策を組織横断的におこなうチームである．監視業務，指導業務，感染防止，巡回，委員会への報告などをおこなう．監視業務では，感染源や感染経路の把握，抗菌薬の使用実態の把握などをおこなう．指導業務では感染対策に対する指導，感染対策・予防処置などの評価，患者や家族，地域住民への指導などをおこなう．感染防止では，職員の感染症の既往歴を把握，予防接種の推進などをおこなう．巡回は医療施設内の環境を院内感染の視点から問題点の把握，改善指導をおこなう．委員会への報告は，活動内容を通じて得た情報を共有，院内感染対策委員会へ報告する．

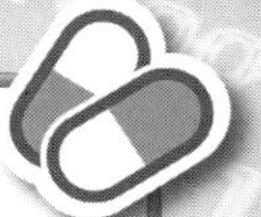

栄養サポートチーム（NST：Nutrition Support Team）	栄養サポートチームは医療施設内の入院患者を対象に，栄養問題に関連する内容について指導する．低栄養になることで褥瘡になりやすくなるため，褥瘡管理チームと合同で構成することもある．対象疾患は腎臓疾患，糖尿病，高血圧というように疾患は多岐にわたる．低栄養のみではなく，摂食困難な状況の患者も対象となる．
褥瘡管理チーム	褥瘡管理チームは褥瘡の予防・早期発見に努め，適切な褥瘡管理によって改善・治癒を目指すことを目的としている．対象患者は寝たきり，車いすで移動する患者，活動量の少ない患者，栄養状況の悪い患者などである．
嚥下摂食障害・口腔ケアチーム	嚥下摂食障害・口腔ケアチームは栄養状態，食事の状態，口の中の衛生状態をチェック・評価し，多くの医療専門職との連携により治療や訓練をする．そして，食べる機能の回復や肺炎を防止し，日常生活における活動性の向上を目指すことを目的としている．対象患者は，咀嚼（そしゃく）困難，食べ物を飲み込めない，むせる，食欲がない，栄養状態の悪い患者などである．
緩和ケアチーム	緩和ケアチームは治療することがほとんどできない病気になることで，患者とその家族に問題が発生しているとき，早い段階からチームで介入する．そして，QOL（Quality Of Life，人生の質，生活の質）を改善することを目的とする．問題とは，痛み，吐き気などの身体症状に関する問題，心理面の問題などがあげられる．対象患者は，がん，エイズ，ALS（筋萎縮性側索硬化症）などがあげられる．

8.2 運営管理部門

医療を提供するためには，病院の運営管理が必要である．運営管理とは，医療提供をおこなうために必要な「ヒト」，「モノ」，「カネ」，「情報」を取り扱い，診療提供機能を円滑かつ継続的におこなうことができる仕組みを作ることである．運営管理部門として，経営企画部門，医療情報部門，診療情報管理部門，医療安全管理部門，物流センター（SPD），ME機器管理部門などが存在する．

8.2.1 経営企画部門

経営企画部門は病院の理念に基づき，より良い運営をおこなうために，経営分析や企画を立案，実施状況を管理監督する病院の中枢といえる部門である．

診療・ケアの質と安全性を定量的に評価するために，診療実績表，病床稼働率，平均在院日数などのクリニカルインディケータ（臨床指標）と呼ばれる指標を作成する．経営管理部門にかかわりのある臨床指標や用語の説明を**表8.5**に示す．

表8.5　経営管理部門にかかわる臨床指標と用語の説明

項目	説明
病院管理	病院内の「人」，「もの」，「カネ」，「情報」を管理し，良質な医療提供を実現するために必要なこと．人は病院職員だけではなく，患者や地域の住民など広範囲である．ものについても病院内だけではなく，周辺の資源の状況なども分析対象である．
患者数	患者数には外来患者数，入院患者数などの他に初診患者数，再診患者数，１日平均在院患者数など多くの指標に用いる．これらの指標をもとに医業収入の計算・分析をおこなう．
在院日数	１人の入院患者が入院している日数．在院日数に関連する指標として平均在院日数があげられる．平均在院日数とは，病院全体，病棟単位での計算をすることが可能である．また，１か月，１年などの単位でも計算ができる．この平均在院日数は，入院に関する診療機能や収益性を検討するための資料となる．一方では，診療報酬請求の入院基本料の算定，政策目標の指標の一つでもある．
病床利用率（稼働率）	病床利用率は，病床の利用の程度を把握することができる．平均在院日数と関係性があり，平均在院日数が短縮されると病床利用率も低下する．
病床回転率	１か月に患者の移動がどの程度の割合であったかを表す指標．
紹介率・逆紹介率	医療機関の連携に関係する指標である．紹介率は，自らの医療施設に他の医療施設から紹介されて受診した患者の割合．一方，逆紹介率とは，自らの医療施設を受診した患者を他の医療施設へ紹介した割合．一般病院，特定機能病院，地域医療支援病院によって，計算式が異なるため注意が必要である．
病院会計準則	病院会計準則は，病院を対象に会計の基準を定め，病院の財政状態および運営状況を適正に把握し，病院の経営体質の強化，改善向上に役立てることを目的としたもの．病院全体の財務状況を示すものとして，財務諸表があげられるが，財務諸表は会計基準が医療機関によって異なる．したがって，病院会計準則に則った報告が推奨されている．しかし，病院会計準則に則り報告することには強制力がなく，開設主体によって判断される．病院会計準則において財務三表の作成は必須事項となっている．
管理会計	医療施設全体の収益に関することではなく，医療施設内の各部門や診療科，患者個人単位の原価計算をおこなうこと．病院内の無駄な点や収益性の分析などをおこなう．
財務会計	貸借対照表，損益計算書，キャッシュフロー計算書を核として，病院内の財務状況全体の把握や病院間での比較に用いる．

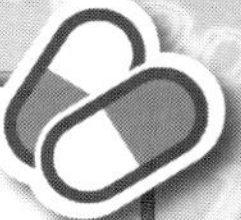

財務三表	貸借対照表，損益計算書，キャッシュフロー計算書の三つを指す．貸借対照表は，ある時点における病院（企業）の資産の規模や額，借金額を把握するもの．損益計算書は経営活動状況であり，収入額と収益を把握することが可能．キャッシュフロー計算書は，資金の状況がわかり，現在の資金の額とその増減を把握するもの．
損益分岐点	費用を固定費と変動費で考え分析する．収益を計上し，費用も計上し，両方を線グラフ化する．そして，収益と費用の両方の線が交わる点を損益分岐点といい，この点を境界として赤字か黒字か判断することができる．
固定費	売上げの増減にかかわらず発生する費用．医療機関においても企業と同様に，人件費，光熱費，建物費用などがあげられる．
変動費	売上げに比例して変動する費用のこと．医療機関においては，診療材料費，薬剤費などがあげられる．
原価計算	一般的には，製品やサービスの原価を計算することをいう．医療機関においては，診療報酬の計算上，医療行為に関連する職種，部門，医療材料などに医療機関独自の比率により振り分ける必要が発生する．（具体的には，複数診療科受診時の再診料の計上，使用した医療材料が診療報酬請求上，請求できないなどがあげられる．）
医療評価	医療の質と病院機能を評価すること．医療の質は三つの要素から構成されていると考えることができる．①医療提供者の技術的要素，②医療を受ける側と提供する側の相互関係，③医療を提供する場所の療養環境の３要素である．この３要素がすべて良質であれば，患者も納得することができ，罹患（病気になること）したときに病院を選択して受診することになる．
病院機能評価	医療の質を担保するために，病院組織を体系化して評価すること．病院組織の各部門･部署管理の評価，患者の診療･看護の過程に沿ったプロセス評価，病院の理念や患者の管理，安全管理などの評価を実施する．日本においては，1995年に財団法人日本医療機能評価機構が設立され，1997年に事業化されている．

8.2.2 医療情報部門

医療情報部門は，病院内のコンピュータシステムを管理する部門である．たとえば，電子カルテシステムの導入業務にかかわり，仕様策定，企画調整，ネットワーク管理だけではなく，診療に関するあらゆるデータを取り扱う．

8.2.3 診療情報管理部門

診療情報管理部門は診療情報管理士が属し，診療記録に書かれている内容が正しいか，必要な伝票が貼り付けられているかなどの診療録の監査をおこなう部門である．近年では電子カルテ導入に伴い，紙媒体の電子化業務が発生している．

8.2.4 医療安全管理部門

医療安全管理部門は，医療を安全に提供するために，インシデントレポートの収集・分析，医療安全マニュアルの整備などをおこなう部門である．病院長直轄の部門であり，医師，看護師，薬剤師などのコメディカルスタッフ，事務職員など多職種で構成される．インシデントレポートとは，医療現場において，患者に傷害を及ぼすことはなかったが，日常診療の現場で「ひやり」としたり「はっ」としたりした経験（インシデント）に関する報告書のことである．このインシデントを分析することで重大な医療事故を防止することができる．医療安全に関連する用語を**表8.6**に示す．

表8.6　医療安全に関連する用語

項目	説明
医療安全	質の高い医療を提供するためには，医療安全を確保することが重要である．医療従事者だけが注意をしていれば安全に医療を提供できる，とはいえない．人間が起こすヒューマンエラーだけではなく，病院の構造や医療機器など複数の視点から，安全に医療を提供できるシステムを検討することが重要である．
ヒューマンエラー	ヒューマンエラーとは，人間が本来もっている特性が，人間を取り巻く環境とうまく適合しないために，結果として起こる間違いのことである．人間の本来の特性として，①生理的身体的特性，②認知的特性，③集団の心理特性などがある．①は疲労，睡眠不足，加齢などによる能力の低下などがある．②は記憶が薄れる，記憶していたものが変化していく，忘れたくても忘れることができないなどがある．③は上長には逆らえない，周りと同調するなどがある．
リスクマネジメント	リスクマネジメントは，製造業・輸送業などの一般産業で発展した概念である．リスクマネジメントは「組織が達成すべき事柄があるときに，どのようにすればリスクから効率よく守ることができるか」ということである．医療機関であれば，訴訟時の対応，社会的な対応などといえる．

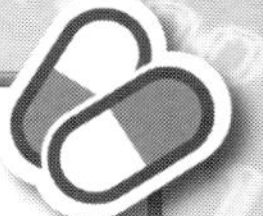

セイフティマネジメント	セイフティマネジメントとは，医療の質と安全の確保を主として考える．インシデントやアクシデント，ヒヤリハットなどの分析をおこない，質の高い医療を安全に提供できる体制づくりのことを示す．
ヒヤリハット	事故は発生していないものの，日常の診療現場で「ひやり」としたり，「はっと」したことをヒヤリハットという．
有害事象，医療事故（アクシデント）	医療事故とは，医療にかかわる場所で，医療の全過程において，発生するすべての人身事故のことであり，医療従事者の過誤，過失の有無は関係がないことを指す．有害事象とは医療行為が，意図的ではないが患者に合併症を引き起こした結果，患者が死亡する，障害が残るなどを引き起こしたことを指す．したがって，有害事象は医療事故より範囲が広い．
医療過誤（インシデント）	医療事故の一つ．医療従事者が医療提供時に本来すべき事柄を違反して，患者に被害を発生させた行為．
ハインリッヒの法則	ハインリッヒの法則は，労働災害における経験則の一つである．一つの重大事故の背景には29の軽微な事故があり，さらにその背景には300の問題が存在するという法則．
SHELLモデル	根本的原因分析の一つ．Sは「Software」で手順，ルールなどのソフトに関する要素のこと．Hは「Hardware」で機器や道具などのハードに関する要素のこと．Eは「Environment」で環境に関する要素のこと．Lは「Liveware」で二つの意味があり，一つは自分自身のこと，もう一つは周囲の人たちのことである．この五つの要素に対して対策を講じることでエラーを防ぐことができる，という分析手法である．頭文字を五つとり，SHELLという．
4M4E分析	根本的原因分析の一つ．4Mとは「Man（人）」「Machine（機械）」「Media（環境）」「Management（管理）」のことをいう．4Eとは「Education（教育）」「Engineering（技術）」「Enforcement（徹底）」「Example（事例）」のことをいう．まず4Mの視点から原因分析をおこない，次に4Eの視点から対策を講ずる分析方法である．
患者誤認	患者誤認とは，本来医療行為をすべき患者とは異なる患者に実施してしまうことをいう．患者確認で生年月日の確認，本人に名前をいってもらうなどの対策で，患者誤認を防止している．現在は，リストバンドを用いて患者確認をおこなう施設もある．具体的には，注射薬や輸血にバーコードがあり，このバーコードと患者がつけているリストバンドについているバーコードを照合することで，実施すべき医療行為と本人認証をおこない，患者誤認を防止している．
転倒・転落	転倒・転落は与薬（点滴・注射，輸血）に関する事故に次いで多い事故である．転倒・転落は医療従事者がいないときにも起こりうる事故で，患者本人に起因することもあり，防止が困難な事故である．転倒のリスクが高い患者がベッドから移動する際に転倒防止策として，離床センサーなどを利用することもある．

8.2.5 物流センター

物流センター（SPD）は，診療に関係する医療材料や医薬品などだけではなく，診療に関係のない文具，日用雑貨，印刷物などを管理している部門である．物流センターで管理されている材料にバーコードが貼り付けられている．特に，当該センターにおいて利用される医療機器・体外診断用医薬品は，薬剤部門で使用される医薬品と同様に，バーコード表示をおこなう際は「医薬品，医療機器等の品質，有効性及び安全性の確保等に関する法律」（以下：薬機法）により，バーコードは，データ128，および，GS1データマトリックスを使用する必要がある．物流センターでは，このバーコードを読み取りどこの部門で消費されているかを管理する．このどこの部署で利用されているかを追跡する仕組みをトレーサビリティという．図8.15に示すように，業者から

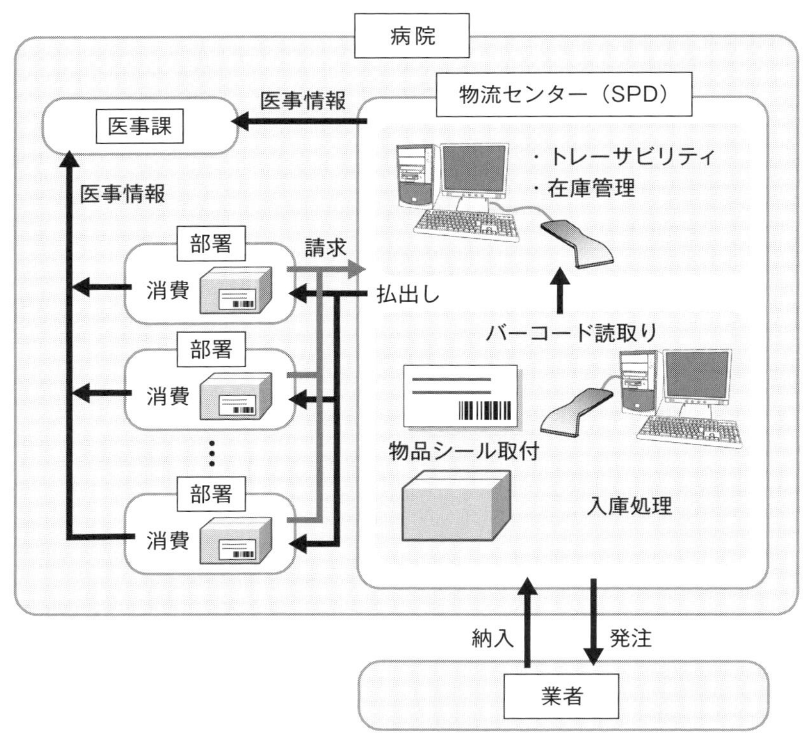

図8.15　物流センターの概要図

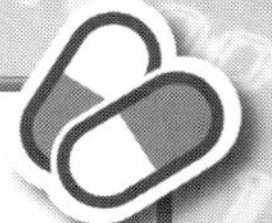

納品された物品は一括して物流センターで入庫処理をおこない，各部署に払い出しされる．そして，利用された材料で診療報酬上の請求が発生するものは，医事課へと情報が送信される．また，バーコードによる情報の管理をおこなっているため，物流センター内にどれくらいの材料が管理されているか把握することができる．そのため，在庫が少なくなれば業者に発注する．

発注，納品時の点検，検収，配送にかかわる人材により構成される．近年ではSPDシステムといわれる物流管理システムが普及している．

8.2.6 ME機器管理部門

ME（Medical Engineering）機器管理部門は，医療機関で利用する医療機器を維持・管理している部門である．維持・管理とは，管理している医療機器を医療現場へ貸与することや，医療機関が購入した医療機器の保守点検，修理することである．主に従事する者は，臨床工学技士である．この部門では，2007年の医療法改正により，医療機器安全管理者を配置することが求められた．この医療機器安全管理者は，医療機器に関する十分な知識をもち，常勤職員でなければならない．対象資格としては，医師，歯科医師，薬剤師，助産師，看護師，歯科衛生士，診療放射線技師，臨床検査技師，臨床工学技士である．また，役割としては，① 従業者に対する医療機器の安全使用のための研修の実施，② 医療機器の保守点検に関する計画の策定および保守点検の適切な実施，③ 医療機器の安全使用のために必要となる情報の収集，その他の医療機器の安全使用を目的とした改善のための方策の実施である．

医療機関で利用する医療機器は，薬機法により安全性を求められている．薬機法における医療機器は，4,000以上あるといわれている．これらの医療機器は，「一般医療機器」，「管理医療機器」，「高度管理医療機器」の三つに分類されている．欧州で作製された医療機器関連の一般的名称リストであるGMDN（Global Medical Device Nomenclature）を取り入れた，日本医療機器名称JMDN（Japanese Medical Device Nomenclature）が日本で利用される医療機器となっている．また，2006年の厚生労働省通知により，医療機器を表8.7に示すようにクラスⅠからⅣの四つの区分に分類している．

表8.7　医療機器のクラス分類

薬機法分類	クラス分類	リスクと医療機器例
一般医療機器	クラスⅠ	不具合が生じた場合でも，人体へのリスクが極めて低いと考えられるもの
		(例) 体外診断用機器，鋼製小物（メス・ピンセットなど），X線フィルム，歯科技工用用品　など
管理医療機器	クラスⅡ	不具合が生じた場合でも，人体へのリスクが比較的低いと考えられるもの
		(例) MRI装置，電子内視鏡，消化器用カテーテル，超音波診断装置，歯科用合金　など
高度管理医療機器	クラスⅢ	不具合が生じた場合，人体へのリスクが比較的高いと考えられるもの
		(例) 透析器，人工骨，人工呼吸器　など
	クラスⅣ	患者への侵襲性が高く，不具合が生じた場合，生命の危険に直結するおそれがあるもの
		(例) ペースメーカ，人工心臓弁，ステントグラフト　など

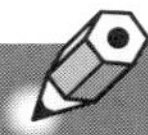

問　題

1. 細胞や組織を利用し，顕微鏡を用いて診断をおこなう部門は何か？
2. 感染症管理チームを表す略称をアルファベット3文字で表すと何か？
3. 視診，問診，打診，聴診のうち，理学的診断ではないものはどれか？
4. 診療・ケアの質と安全性を定量的に評価するための指標は何か？
5. 患者がその場にいないとできない，臨床検査部門で実施する検査を総称して何というか？
6. 栄養サポートチームを表す略称をアルファベット3文字で表すと何か？
7. 理学療法士が所属している部門はどこか？
8. 処方するために，医師免許のほかに特別な施用者免許が必要になる薬剤は何か？
9. 看護師が患者を受け持つ方法は何か？
10. 財務三表とは貸借対照表，キャッシュフロー計算書，残りの一つは何か？

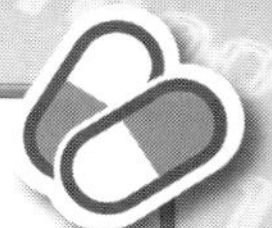

第9章 医療情報システムの基本的な利用形態と機能

9.1 医療情報システムの役割

7.4節において，医療情報システムが紙媒体による指示に関する問題点を解決するために開発されたという話をした．しかしながら，医療情報システムの導入効果は指示に関する問題を解決するだけではない．その他に導入により期待されている効果として，①診療情報の共有，②事務的業務の軽減，③安全な医療の提供，④データベース構築による情報の二次利用などがあげられる．

診療情報の共有に関する具体例をあげ，説明する．

紙媒体による病院運用時は，診療情報の多くが診療録に記載されている．紙の診療録を管理する方法はいくつかあるが，現在は，1人の患者に対して一つの診療録で管理することが望ましいとされている．診療録を一つにすることで，たとえ複数の診療科に受診していたとしても，診療録を見れば患者の状態をすべて把握することができるからである．しかし，誰かが診療録を利用していた場合，他の人は利用することができないという問題がある．この問題を解決したのが電子カルテである．電子カルテを導入することで，医療施設内にあるすべてのコンピュータから，同一患者の情報を複数の医療従事者がいつでも参照することが可能となった．

事務的業務の軽減の具体例は，診療録の搬送業務，会計業務などがあげられる．今までは，受付後に診療録を診察室へと搬送していたが，受付処理をおこなうことで，医師は診察室から受付患者の情報を把握することができ，診療録をすぐに参照することができる．また，医師が指示した内容を各部門で実施すると，会計をおこなうためのコンピュータに会計情報が送信される．その結果，事務職員は改めて医師がおこなった医療行為を再度医事会計システムに入力する必要がなくなる．

安全な医療の提供に関する具体例は，複数の診療科を同日に受診していた場合などの重複検査や重複処方などを防止することがあげられる．処方指示をおこなう際に，同一の薬剤が処方されていないか，処方薬の処方量が過量ではないかなどをコンピュータ上でチェックをおこない，安全に医療提供できるよう処理している．

データベース構築による情報の二次利用に関しては，診療に関する根拠の作成や健全な病院運営をおこなうためなど多岐にわたる．

9.2 病院情報システムの種類

医療施設においては，多くの職種が連携して患者の診療をおこなう．その際に，医師法や医療法などの法律に規定されているように，診療録をはじめとした，医療記録などに診療行為を記載，作成し，保存する必要がある．1999年に当時の厚生省から紙の診療録から電子媒体での保存を認める通知が出された．そして，従来の紙から，コンピュータにより医療記録を管理する病院情報システム（HIS：Hospital Information System）が登場した．

HISとは医療施設に存在するコンピュータを示しているのではない．医療施設には，第8章で説明した多くの部門があり，その部門だけで業務を支援するシステムを部門システムという．その部門システムと複数の部門システムが連携し，病院全体の業務支援をするシステムがHISである．HISは狭義には部門システムと部門システムを結ぶシステムを指し，広義には部門システムを含めた全体のシステムを指す．部門を結ぶシステム，代表的な部門システムを**表9.1**に示す．

表9.1　医療施設における情報システム

部門を結ぶシステム	部門システム	
・オーダエントリシステム ・予約システム ・PACS ・物流管理システム	・医事会計システム ・薬剤部門システム ・看護部門システム ・臨床検査部門システム ・病理部門システム ・輸血部門システム ・放射線部門システム	・手術部門システム ・リハビリテーション部門システム ・栄養部門システム ・ME機器管理部門に関するシステム

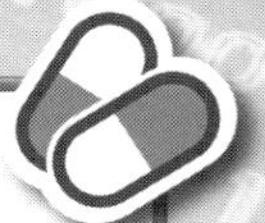

9.2.1 部門システム

❶ 医事会計システム

医事会計システムは，患者が来院して，最初に訪れる受付で使用しているシステムである．このシステムに患者基本情報といわれる，患者氏名，住所，性別などを登録する．患者情報を登録するだけではなく，診療報酬請求をおこなうための機能もある．

現在は，診療報酬請求時は紙のレセプトによる請求ではなく，電子媒体あるいはオンラインで請求をおこなう．これをレセプト電算処理という．この機能を医事会計システムは備えている．

❷ 薬剤部門システム

薬剤部門システムは調剤業務を支援するためのシステムである．調剤は，内服薬・外用薬の調剤と，注射薬の調剤の二つに大別される．

内服薬・外用薬の調剤における機能は，①処方監査，②薬袋作成，③自動錠剤分包，④薬剤情報提供，⑤調剤監査などがあげられる．

処方監査は依頼者側(医師)と薬剤部門システム側(薬剤師)でおこなわれる．医師のオーダに対して，医薬品の飲み合わせや分量などに間違いがないかを確認する機能である．それに加えて，複数の診療科から同一の薬が処方されていないかなども確認できる．

薬袋作成の機能は，薬袋を作成する機能である．調剤された薬は作成された薬袋に用法ごとに入れられる．

自動錠剤分包とは，1回服用する薬を自動的に一つの袋に詰めることである．一包化された袋には，患者氏名，この袋に入っている薬をいつ飲むのかなどが印字される．

薬剤情報提供機能は，図9.1に示すように，医薬品名，服用時期と服用量，効能，副作用，服用上の注意，薬の外観の画像情報などを表形式で印刷することができる．院内処方をおこなったすべての外来患者に対して，この機能は利用される．しかし，病名告知をおこなっていない患者に対しては，薬剤情報を提供しない場合もある．

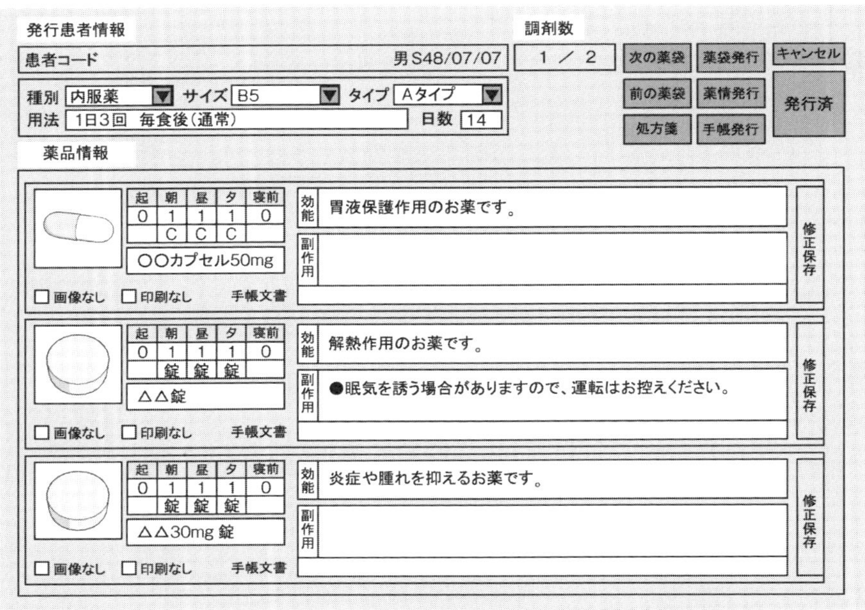

図9.1　薬剤情報提供機能の画面イメージ

調剤監査機能は，医師から処方されたとおりに調剤されているかを確認した後に，確認した薬剤師の名前と確認日時を登録する機能である．この正しく調剤されているかを確認する薬剤師は，実際に調剤業務をおこなった薬剤師とは異なる薬剤師がおこなうことで，見落としや思い込みによるミスを防ぐようにしている．

注射薬の調剤支援にも処方監査がある．注射薬の調剤は，自動注射薬調剤機の有無によって，業務手順が異なる．自動注射薬調剤機は，医師からの注射オーダ情報を取り込み，注射薬を自動的に取り出して患者ごとのトレイに入れるシステムである．この自動注射薬調剤機が導入されている場合は，調剤業務が自動化されるだけではなく，処方せんの内容を1日単位，1回施用単位での調剤が可能になる．具体的には，1日3回朝昼晩に注射の指示が出て，さらにその指示を3日続ける内容が処方せんに書かれていたとする．自動注射薬調剤機を利用して1日単位の場合は，1日目の朝昼晩，2日目の朝昼晩，

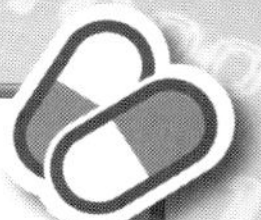

3日目の朝昼晩の3回に分類して調剤し，注射指示のあった場所へ払い出すことができる．自動注射薬調剤機を利用した1回施用単位の場合は，1日目の朝，1日目の昼，1日目の夜，2日目の朝，2日目の昼，2日目の夜，3日目の朝，3日目の昼，3日目の夜と最大9回に分類して調剤し，注射指示のあった場所へ払い出すことができる．しかし，自動注射薬調剤機がない場合は，処方せん単位ごとに調剤をおこない，払い出すことになる．

薬剤部門システムと関連するその他の情報システムとの関係を図9.2に示す．

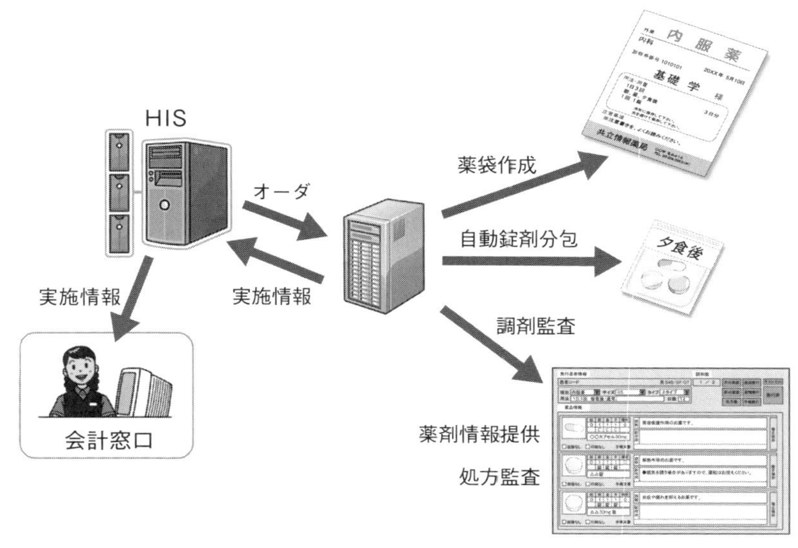

図9.2　薬剤部門システムの機能とその他の情報システムの関係

その他にも，薬剤部門は医薬品の払い出し業務もおこなうため，物流管理の機能として在庫管理，入院中の患者に対する服薬指導業務を支援する機能もある．

物流管理の機能は，薬剤部にある薬剤の在庫管理をおこなう．薬剤部門にある薬剤管理庫から調剤をするために取り出したときに出庫とみなし，薬剤管理庫の薬剤数が減少する．そして，薬剤管理庫の在庫が一定の数を下回ったときに，卸業者に発注をおこなう．また，薬剤は薬剤部門から，診察室や病棟，手術室などに払い出し，払い出した先で保管していることもある．その際に払い出し先で一定の数を保管することを定数管理といい，薬剤部門は払い出し先で使用している状況を確認し，足りなくなったときに補充をおこなう．

服薬指導業務を支援する機能は，服薬指導が必要な患者を登録し，登録された患者の処方歴，服薬歴を参照することができる．また，薬剤を飲むことで影響する検査値データも参照することができる．これらの情報を確認し，服薬指導をおこなう．そして，服薬指導の内容を記録し，服薬指導を実施したことを医事会計部門システムに送信することができる．

❸ 看護部門システム

看護部門システムは，看護管理システムと看護業務支援システムの二つに大別される．

看護管理システムは，①看護職員管理，②看護勤務管理があげられる．まず，看護職員管理は看護職員の個人情報のデータベースである．データベースにある情報は，氏名，住所，生年月日，結婚歴，学歴，資格，看護師になってからの経験，役職などである．その他にも研修参加歴や目指している専門領域も登録できる．これらの情報を複数条件で絞り込み，職員検索をすることもできる．次に，看護勤務管理の機能は，看護勤務表の作成，看護職員の勤務状況，超過勤務の管理をおこなうことができる．病棟は24時間稼働しており，看護師も常に勤務している状態である．そのため，二交替勤務，三交替勤務といった交替制勤務，職員の技術力に応じた職員の組合せなどの要素によって，看護師の勤務状態が複雑になる．複雑であるため，勤務表を作成するためには，時間と労力を要する．そのため，看護勤務管理の機能は，必要な看護師数，院内行事，看護職員の希望などを登録することで自動的に勤務表が作成できる．

2006年に，入院時の診療報酬請求方法に関する考え方が変更された．変更前は，必要な看護職員数は患者に対して雇用されている人数に応じて計算されていた．変更後は，雇用している看護職員数ではなく，実際にその時間に働いている看護職員数で計算することになった．その結果，看護職員の勤務状況を登録し，管理することが重要になった．

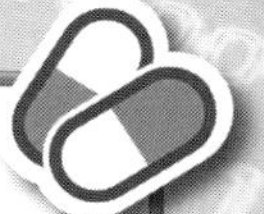

看護業務支援システムは，①看護ワークシート，②与薬管理，③病床管理機能などがあり，基本的に病棟の看護業務で利用される．医師は病棟に入院している患者に対し，注射や処置，検査など多くの指示を出す．その指示内容がすべて看護師に伝わっているか，そしておこなわれているかを管理する必要がある．その管理として指示受けということをおこなう．文字どおり指示受けとは，医師からの指示を実際にきちんと受けたのかを記録することである．そして，指示を受けた後はいつ，誰がおこなったのかがわかるように署名をすることで，医師からの指示に対する実際の結果を管理している．この指示受けから実施までの状況を管理するときに，看護ワークシートを利用する．この看護ワークシートは，医師がオーダした注射，処置，検査などの内容を患者ごとにまとめて表示できる機能である．無線LANの環境が整備されている病棟では，画面を参照して，実施内容をそのまま入力できる．しかし，患者の状態変化による指示変更の多さ，看護業務量の多さなどの理由により，看護ワークシートを紙に出力して対応する場合もある．

与薬管理の機能は，患者の服薬を確認した看護師が実施入力をおこない，服用できない場合に原因を入力することができる．与薬とは，入院患者の薬剤の管理のことである．管理内容は，薬の服用方法，保存方法，医師の指示変更が多い薬への対応などがある．

病床管理機能は，入院している患者の性別，重症度や感染症の状況を把握することができる．性別の異なる患者を同じ部屋にいれることや重症度の高い患者はスタッフステーション付近の部屋にする，感染症を保有する患者を隔離するなどに対応しなければならないため必要になる．図9.3に示すように視覚的に病床の状況を把握することができる．

❹ 臨床検査部門システム

臨床検査部門システムは，検体検査情報システム，生理機能検査情報システムに大別できる．検体検査情報システムは検査機器と接続し，検査結果を自動的に取り込む仕組みになっている．検体検査情報システムの情報項目と検査機器の分析項目が異なるため，情報システム側の会社（ベンダ）と検査機器のベンダの調整が重要になる．生理機能検査情報システムは予約検査が多い．

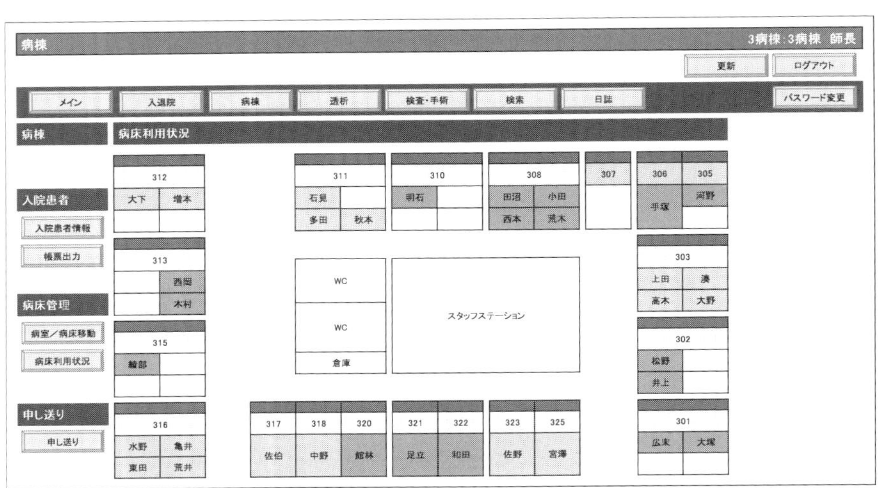

図9.3　病床管理のための病棟鳥瞰図

また, 数値情報だけではなく, 画像や文章による検査結果説明などが発生する.

検体検査情報システムの主な機能は, ①検査依頼情報の取り込み, ②検査受付, ③精度管理, ④検査結果情報の報告, ⑤検査統計などがあげられる.

検査依頼情報の取り込み機能は, 医師からの指示を取り込み, 検査対象患者を一覧表示することである. そして, 検査受付とは, 検体の入っている容器に貼り付けられているバーコードを読み取ることである. 検体の入っている容器に貼り付けるバーコードは, 外来患者と入院患者によって印刷する方法が異なる. 外来患者の場合は検査室に到着したときに印刷し, 検体を採取した容器に貼り付け, 検査受付をする. 入院患者の場合は, すべての検査対象患者のバーコードを印刷し, 検体容器に貼り付け, 病棟に搬送される. そして, 検査部門は検体の入った容器を受け取り, 検査受付をおこなう. この検査受付をしたときに医事会計部門システムに会計情報が送信される. 検体検査情報システムと関連する情報システムの関係性について図9.4に示す.

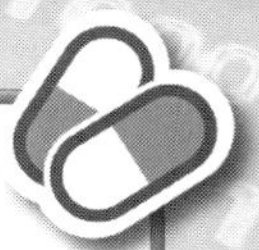

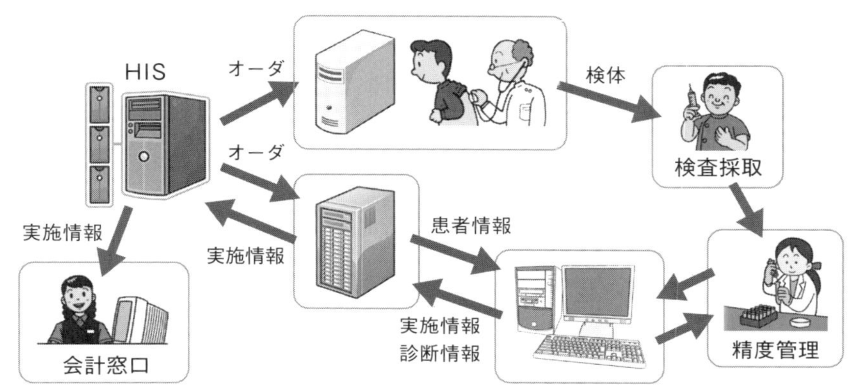

図9.4 検体検査システムと関連する情報システムの関係

精度管理機能は，接続した検査機器の精度管理データを管理する機能である．自らの医療機関において，検査結果が正確であるか管理をすることができる．また，ベンダによっては，インターネットを介して，他施設と比較することもできるようになっている．

検査結果情報の報告機能は，検体検査情報システムから電子カルテシステムに検査結果情報を送信し，電子カルテから検査結果を参照することである．

検体統計機能は，医療機関の検査実績を日次，月次，年次に集計することができる．集計できる項目は，検査を依頼した診療科単位，病棟単位，外来・入院患者単位などで集計できる．

生理機能検査情報システムは，①検査結果データファイリング，②レポート機能などがある．生理機能検査は検査結果として画像を取り扱うため，画像データを保存する必要がある．この画像を保存することをデータファイリングという．また，検体検査の結果の多くは数字情報であるが，生理機能検査は文章による説明が必要な場合が多い．この文章によって検査結果をまとめることをレポート機能という．

生理検査には，心電図，脳波，筋電図，呼吸機能，超音波検査などがあり，患者に対して機器を用いて検査を実施するため，検査の予約システムを用いて，予約枠の管理をおこなう必要がある．脳波などの検査はデータ量が多いため，必要な部分の波形情報のみを電子化して保存し，必要としないデータは紙で管理するケースもある．

生理機能検査と関連する情報システムの関係性について図9.5に示す．

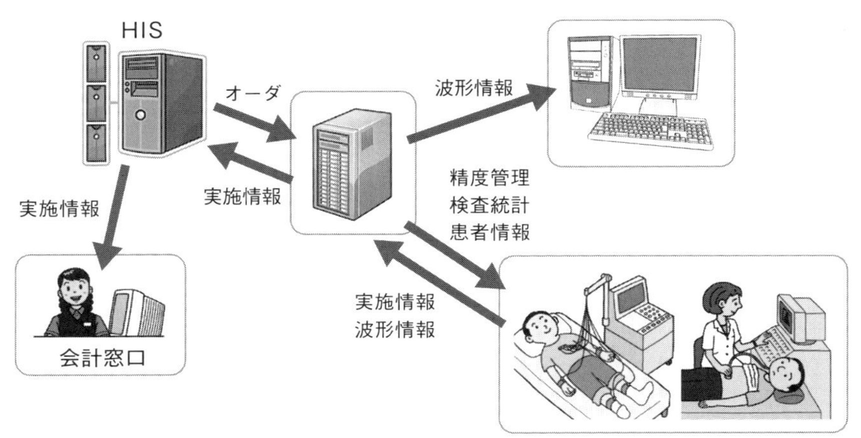

図9.5 生理機能検査システムと関連する情報システムの関係

❺ 病理部門システム

病理部門システムは通常の検体検査と比較して，オーダ項目が多岐で複雑である．オーダの種類として，①組織診，②細胞診，③術中迅速診断がある．組織診は，外科手術や内視鏡などにより組織を摘出し，組織など薄切りして染色したものを観察して診断する．術中迅速診断は手術で組織を摘出し，手術をしている最中に組織診をすることである．そして，検査結果から手術の適応範囲を決定する．細胞診は組織ではなく，細胞を観察するため，組織診と比較すると診断精度は低い．組織診は，臓器を切り分け，切り分けた臓器をもとに検査をおこなう．つまり，同一臓器から複数の検体が発生するため，オーダを出すときに切り分けられた検体の一つずつが管理できるように番号をつける必要がある．番号をつけることで，組織のどこに問題があったのかを把握することができる．病理検査と関連する情報システムの関係性について図9.6に示す．

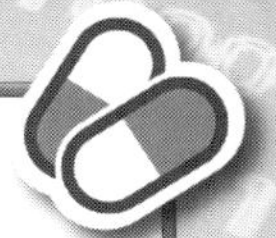

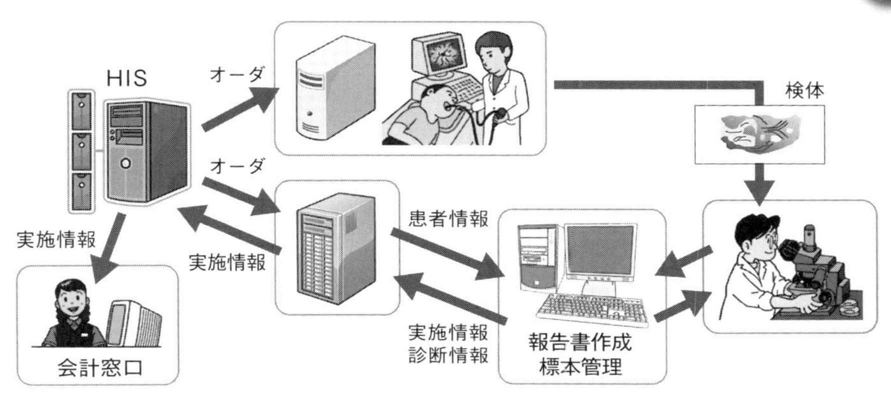

図9.6　病理検査と関連する情報システムの関係

病理部門システムの機能としては，①報告書作成，②標本管理機能がある．報告書の作成は，文章が記載できるレポート機能と画像の貼付ができる機能を有している．術中迅速診断の際は，手術中に急いで手術室に連絡するため，仮報告書による報告ができることが必要である．併せて，時間の経過とともに検査結果が変わっていくことがあるため，版数管理機能が必要である．

標本管理機能は，プレパラートの貸出と返却管理がある．標本は採取した組織を薄く切り，プレパラートに貼り付けて染色しているため，プレパラートの貸出と返却状況を確認する必要がある．

❻ 輸血部門システム

輸血部門システムの目的は，病棟，外来，手術室などから血液製剤の依頼を受けた際に，迅速に適合血を供給することである．輸血部門システムは適合血を供給するために，ABO不適合輸血を防止する機能をもっている．

輸血を実施する前に，血液検査の結果と出庫する血液が適合するかを確認する．そして，血液が適合しない場合は警告する．さらに，患者に輸血する際は，血液を管理している番号と患者の番号があっているかをバーコードリーダで読み取り確認する．

輸血部門システムのその他の機能として，血液製剤の管理，患者の輸血歴の管理，輸血の副作用の管理などがある．血液製剤の管理は，バーコードを用いて管理される．血液製剤の入庫，出庫，実施にバーコードを利用し，在庫管理も併せておこなう．輸血が実施された際に，医事会計部門システムに会計情報が送信される．輸血部門システムと関連する情報システムの関係性について図9.7に示す．

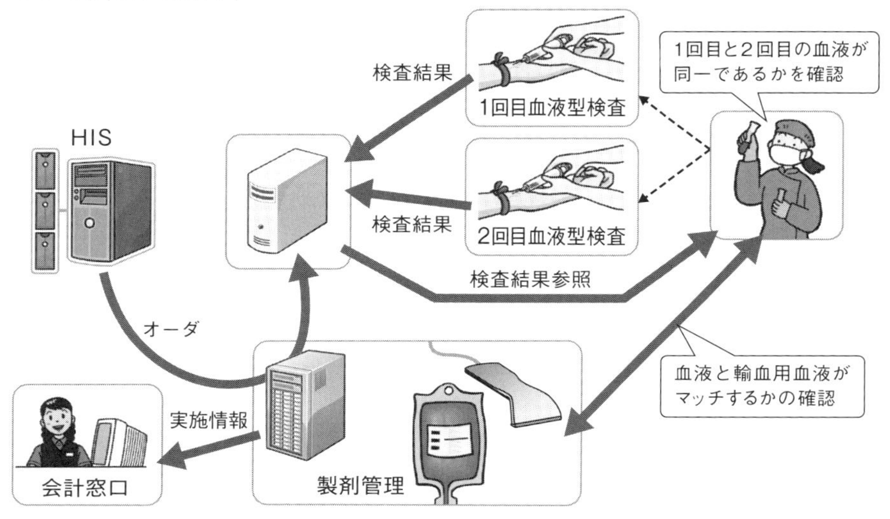

図9.7　関連する情報システムの関係

患者の輸血歴の管理情報は，患者基本情報，投与日，血液型，製剤名，製剤番号などがあり，輸血部門システムの製剤管理と電子カルテの患者基本情報の連携が重要となる．また，血液製剤は特定生物由来製品に含まれる．この特定生物由来製品は，薬機法第68条の22に「生物由来製品に関する記録及び保存に関する事項」が定められており，薬機法施行規則第240条の2により20年間患者の輸血歴を保管することが義務づけられている．

❼ 放射線部門システム

放射線部門システムはRIS（Radiology Information System）と総称される．RISは医師からの検査依頼を受け付け，検査のスケジュール管理と依頼情報を検査機器に伝達する．そして，検査施行後，画像と診断レポートを外来・病棟に配信する．会計情報については医事会計システムに伝送する．放射線検査もCTやMRIなどの検査機器を利用するため，生体検査情報システムと同様に予約管理が必要である．また，検査結果として画像が発生するため，その画像

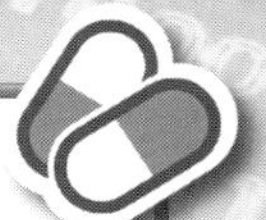

保存・管理をするPACS（Picture Archiving and Communication System）と連携している．PACSの詳細については9.2.2項で述べる．放射線部門システムにかかわる検査機器と情報システムの連携概念図を図9.8に示す．

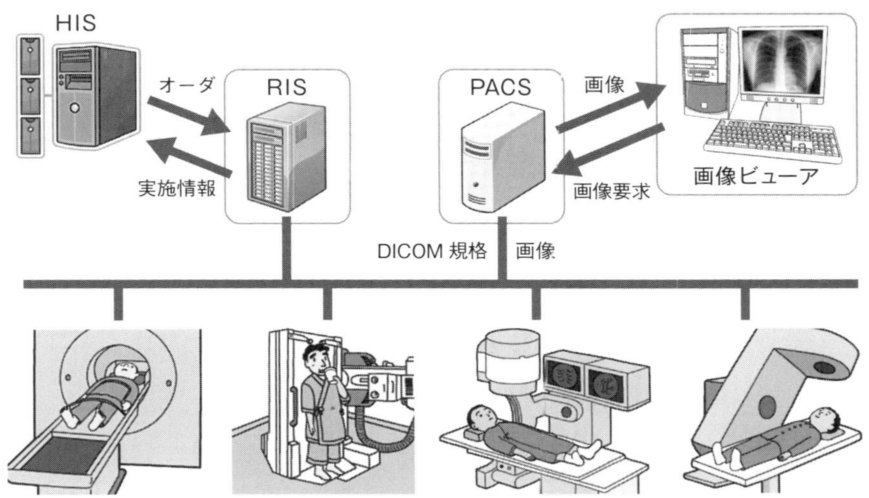

図9.8　放射線部門システムにかかわる検査機器と情報システムの連携概念図

検査結果も画像情報を伴うため，レポート機能と画像の貼付ができる必要がある．

❽ 手術部門システム

手術部門システムは多くの部門システムと関連している．物流管理，薬剤，輸血，病理，放射線検査，医事会計システムなどがあげられる．

手術部門では，複数の手術室で並行して手術が実施される．そのため，事前にどの患者に対して，どのような手術を，どの時間帯で実施するのかを割り当てる必要がある．また，手術の内容（術式）に応じて，必要な人材，医療材料なども登録される．そして，手術部門システムには，感染情報，アレルギー情報，血液型，検査結果などの情報も伝達されている．

術中には，輸血，病理，放射線部門などへ指示をおこなう．手術後の記録に対するレポート機能も有している．手術部門システムと関連する情報システムの関係性について図9.9に示す．

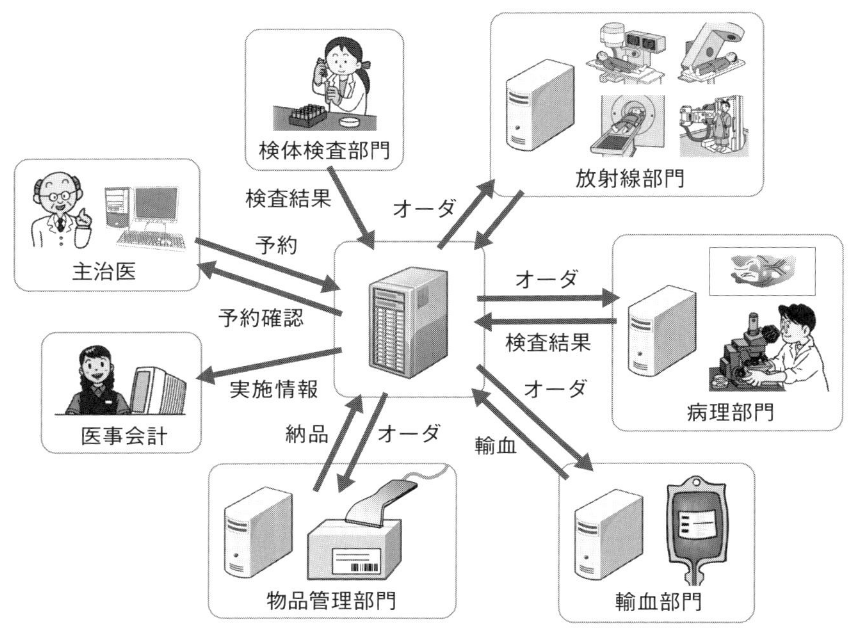

図9.9　手術部門システムと関連する情報システムの関係

❾ リハビリテーション部門システム

リハビリテーションをおこなう際は，主治医はリハビリテーション科の医師に対してリハビリテーションに関する依頼書を作成する．そして，リハビリテーション科医師はリハビリテーションをおこない，その後の状態の変化，治療計画を患者に説明し，患者から同意を得る．その後，リハビリテーション科医師はリハビリテーション実施計画書を作成する．療法士は医師の指示に基づき，患者に対してリハビリテーションを実施する．

リハビリテーション部門システムは各種記録の管理を支援している．記録の種類は，リハビリテーション実施計画書，治療内容の記録と実施記録である．

療法士は，リハビリテーションの施行単位と1日に担当可能な患者数が定められている．そのため，リハビリテーション部門システムは，労務管理が可能な機能を有していることが望まれる．リハビリテーション部門システムと関連する情報システムの関係性について図9.10に示す．

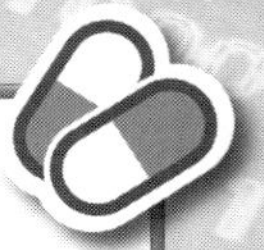

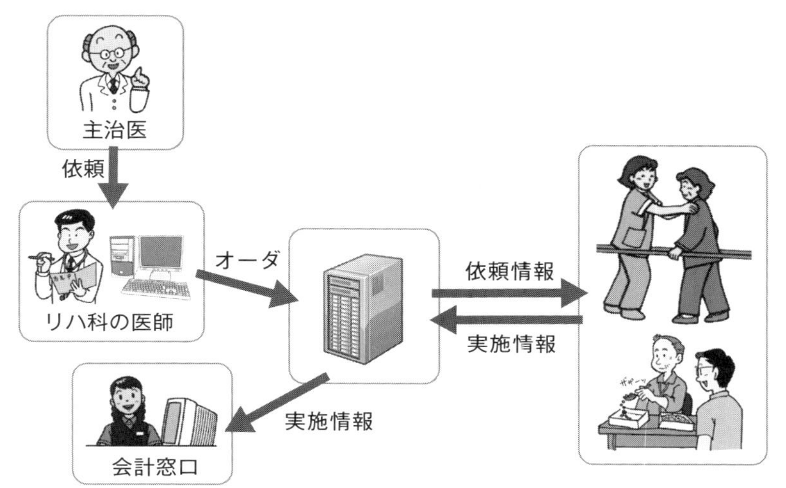

図9.10　リハビリテーション部門システムと関連する情報システムの関係

⑩ 栄養部門システム

栄養部門システムの機能は給食と栄養管理に大別できる．

給食に関するオーダは，患者の転棟，転室，外出などによって，配膳先，食事停止にかかわるため，入退院移動によるオーダとの連携が重要である．

栄養管理は，給食にかかわるオーダによって必要な食材の種類と量などを管理し，発注管理や在庫食品管理をおこなう．また，患者に対する栄養指導が必要な場合に予約システムと連携する．栄養指導には集団指導と個別指導があるため，予約枠の設定に注意が必要となる．

⑪ ME 機器管理部門に関するシステム

ME機器管理部門に関するシステムは，8.2.6項で先述したとおり，多くの医療機器の管理をすることが求められる．管理をしなければならない医療機器の数が少ない場合は，台帳管理や表計算ソフトなどでも対応可能かもしれないが，安全，かつ，効率的に管理をするためには，専用のシステムの構築が必要である．

ME機器管理システムに求められる機能としては，機器を管理するために，①医療機器名，②製造販売者名，③型式，型番，購入年，④保守点検の記録，⑤修理の記録，⑥供与（貸与）先の登録が必要である．これらの項目は，厚生労働省から「医療機器に係る安全管理のための体制確保に係る運用上の留意点について」として通知されている.

医療機器は，定期的な保守点検が必要になるため，医療機器のメンテナンスのスケジュールを管理する機能も必要になる．また，保守点検に併せて，必要な点検作業項目や，保守作業の内容を記録するメンテナンスの記録機能も必要になる.

また，システムに供与（貸出）を登録し，返却時にも再度登録することで，貸出先や，貸出・返却状況を把握することが可能になる．供与（貸出）管理をおこなう場合には，システムに医療機器を登録する必要がある．医療機器そのものを管理する方法として，バーコードを利用している場合が多い．しかし，それぞれの機器を一つずつスキャンする手間が発生するという問題がある．したがって，近年では，RFIDタグを利用して，定められた場所を通過した際に，貸出の管理をおこなうことも導入されている．ME機器管理部門システムの概要図について図9.11に示す.

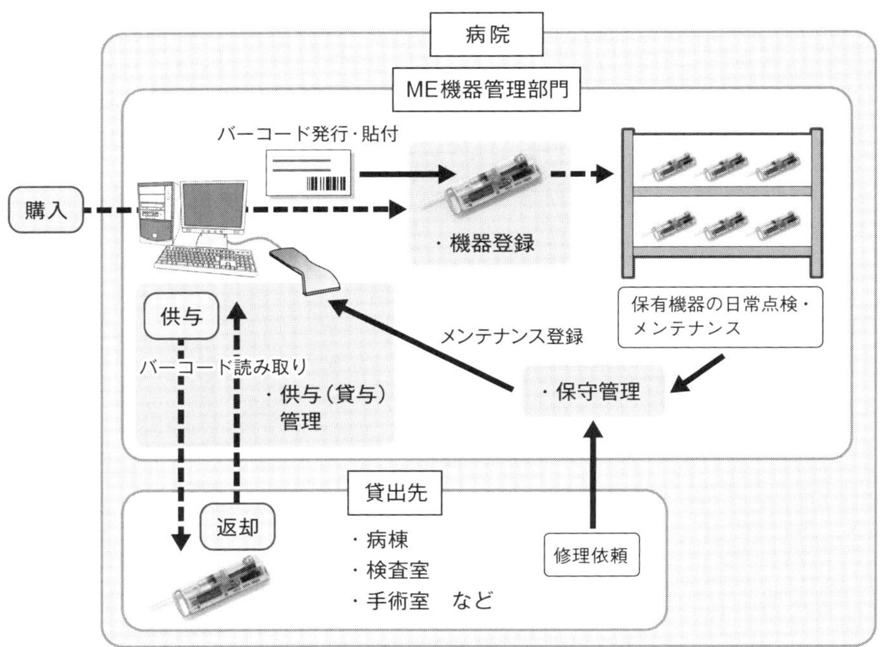

図9.11　ME機器管理部門システムの概要図

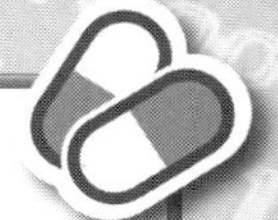

⑫ その他の部門システム

その他の部門システムとして，内視鏡（光学診療）部門システム，血液浄化部門システム，集中治療部門システム，救急医療部門システム，地域連携部門システムなどがある．

内視鏡（光学診療）部門システムは，医療施設の組織体制によりシステム構築方法が異なる．内視鏡部門が独立している場合や診療科内で実施することもある．この内視鏡（光学診療）部門システムは，内視鏡を実施して得られた画像を管理し，得られた画像をもとにその記録を医師などに提供するシステムである．

血液浄化部門システムでは，血液透析や腹膜透析を実施した患者の透析前後の記録を補助する機能が必要となる．規模が大きくなると透析機器と部門システムを接続し，透析機器から直接数値を部門システムに反映させ，記録業務の効率化をおこなっている．

集中治療部門システムは，重症系システムなどと呼ばれることがある．重症系システムは，ICUやNICU，CCUなどの重症かつ急性期患者を治療する部門で利用される．重症系システムの特徴としては，患者の状態を常に確認する必要があるため，経過が容易に確認できる機能を有している．また，全身の管理が必要であるため，患者データが一覧できることが望ましい．

救急医療部門システムは，重症系システムを取り扱うICUなどの部門と連携されていることが望まれる．救急搬送される患者の状態やどのような患者が搬送されているのかを事前に把握することで治療効果が高くなるためである．

地域連携部門システムは，他の医療施設との紹介や逆紹介をおこなうため，患者紹介から逆紹介に至るまでの診療進捗管理機能，診療の予約機能との連携，紹介状や逆紹介状・返書の文書管理・登録機能などがある．

9.2.2 部門と部門を結ぶシステムの特徴

❶ オーダエントリシステム

オーダエントリシステムは，すべての端末から発信される依頼情報を管理する．「オーダリング」や「オーダリングシステム」と呼ばれることもある．

7.4.5項で述べたように医師などが依頼・指示をすることをオーダという．オーダするためにコンピュータに入力することをオーダ入力という．また，オーダ入力された内容をオーダ情報という．一方，医師がオーダ入力をおこない，指示を受けた各部門でおこなった結果を入力することを実施入力という．そして，実施入力された内容を実施情報という．

オーダ情報とかかわりのある部門システムにオーダ情報を伝達する．そして，部門システムで処理された（実施された）情報を受け取る．実施情報は医事会計システムと連携されており，医事会計システムで費用の計算に利用される．

❷ 予約システム

予約システムは，診療予約システムと検査予約システムに大別される．予約システムは，診察や複数の検査の予約情報を管理しており，重複していないかチェックすることが可能である．

予約システムは，検査機器を利用する部門である放射線部門，生理機能検査部門と関連性がある．また，検査以外には，手術室を利用する手術部門とも関連性がある．検査を実施したい日に，利用する予定がないかを確認し，他の誰も利用していないようであれば，予約システムを利用して検査機器の利用予約をおこなう．手術であれば部屋の空き状況を確認し，部屋が使用されていない場合は，予約システムを利用して部屋の利用予約をおこなう．

❸ PACS

PACS（Picture Archiving and Communication System）とは，医用画像をデータベースで管理し，医療施設に配置しているコンピュータ端末から放射線画像の管理，参照に用いるシステムである．図9.12のように今までは，フィルムを利用していたが，コンピュータ端末で画像を参照することが可能になった．フィルムからデジタル情報になり，画像情報だけではなく，他の施設で管理できるような情報も付加されている．それがDICOM（Digital Imaging and Communications in Medicine）という標準規格である．DICOMを利用して画像データベースを管理している．DICOMの詳細については，第11章で解説する．

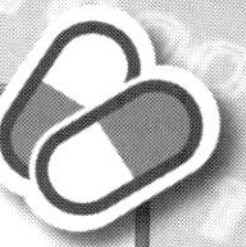

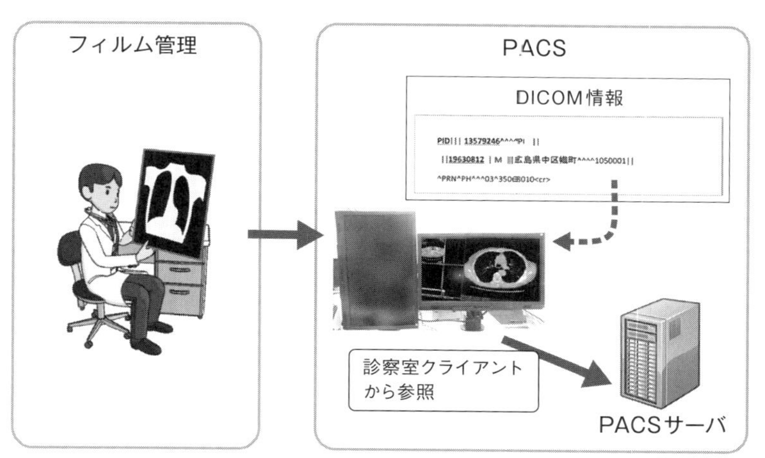

図9.12　PACSとDICOMのイメージ

❹ 物流管理システム

まず，物流の管理をするために，物流センター（SPD）システムというものがある．SPD（Supply Processing and Distribution）システムは，物品の供給，在庫，加工などの物流管理を病院内での一元化をすることである．病院によっては，物品などを一元化したものを，外部の機関に外注化することもある．SPDを導入することで，診療現場の物品を効率的に管理することが可能になる．その結果，過剰在庫や期限切れなどを防止することが可能になる．その際に，物流管理システムを利用することで，より効果的にSPDシステムが機能することになる．物流管理システムは医療をおこなう上で使用する医療物品を管理するシステムである．たとえば，注射をおこなうためには，注射薬以外にも，注射薬を入れるシリンジ（注射筒＋押し子）と注射針（注射筒，押し子と注射針を併せて注射器）が必要である．この注射器は医療物品であり，物品が欠品・過剰であるかなどを管理する必要がある．欠品のために処置が実施できない場合や，物品過剰によるデッドストックが発生して経営に影響を及ぼすことになる．

医療物品には薬剤と医療材料がある．薬剤は薬剤部門で管理されている．医療材料は，医療材料が使用される診療現場と，材料部門で管理するなど，医療機関によって方法が異なる．物流管理センターのような大規模な部門で管理する場合は，診療現場へ各種医療機器を必要数払い出し，診療現場では一定数を管理することになる．物流管理システムは各種オーダと連携することで発注，購入管理をおこなうことができる．

❺ その他のシステム

前述したシステム以外にも，経営管理システムなどもある．近年，急性期病院で導入されている，診療報酬制度の一つであるDPC/PDPS（Diagnosis Procedure Combination / Per-Diem Payment System）制度において，他の病院と比較することが可能な指標，従来から使用されていた病棟稼働率，診療単価，平均在院日数などの指標をもとに，病院経営の改善のために経営管理システムは活用されている．

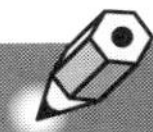

問　題

1. 患者の基本情報を最初に登録する情報システムは何か？
2. 手術オーダ，処方オーダ，放射線オーダ，生理機能検査オーダのうち，予約機能を必要としないのはどれか．
3. 放射線画像の蓄積，管理，参照に用いる情報システムは何か？
4. 複数の部門間の情報伝達を目的とした情報システムは何か？
5. 審査支払機関への診療報酬の請求を電子的におこなう情報システムは何か？
6. 助産録，処方せん，手術記録，特定生物由来製剤の使用記録のうち，法律で定められている保存期間がもっとも長いのはどれか？
7. 処方オーダを受け取る部門システムは何か？
8. 入退院移動にかかわるオーダとの連携が重要な部門システムとしてあげられるシステムで，看護部門システム，医事会計システム以外は何か？
9. 放射線検査依頼を受け付け，スケジュール管理と依頼情報を検査機器に伝達するシステムをアルファベットで表すと何か？
10. 血液検査の依頼を受け取るシステムは何か？

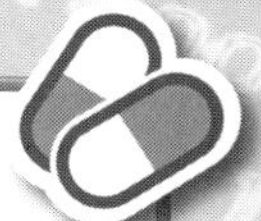

第10章 保健・医療・福祉情報システム

本章では，病院と連携する診療所，介護施設のシステム，地域完結型の医療提供に期待されるシステムについて解説する．

現在の医療提供体制は施設完結型ではなく，地域完結型になっている．これは，外来を経て，入院の①急性期，②回復期，③慢性期，④介護などの機能を各施設が担い，切れ目なく連携することを意味している．具体的には，外来機能は診療所でおこない，手術が必要であれば急性期病院へ紹介する．そして，手術が終われば回復期の病院へと転院し，治癒すれば在宅へと移行する．一方，治癒しないようであれば慢性期病院へと転院するという流れである．このように地域に存在する医療機関が効率的に医療を提供するために連携し，計画を作成する．そして，関連する医療機関が立案された計画を共有することを地域連携クリティカルパスという．

10.1 診療所における情報システム

外来機能を担う診療所のシステムについて説明する．

診療所にも電子カルテシステムが導入されている．しかし，主要な診療所の情報システムは，レセプトコンピュータである．レセプトコンピュータには，診療報酬明細書（レセプト）を自動作成する機能がある．作成されたレセプトは図7.3で述べたように第三者機関（国民健康保険団体連合会，社会保険支払基金など）へ提出される．

情報システム会社（ベンダ）が販売するシステムを利用する診療所もあるが，安価にシステムを導入する方法として，ORCAがあげられる．ORCA（日医標準レセプトソフト（略称：日レセ））は，日本医師会が総合政策研究機構に作成を依頼し開発されたソフトウェアである．オープンソースソフトウェアでベンダに依拠せず，システム更新時によいシステムを選択可能なことが最大のメリットである．近年では，初期投資の抑制や災害時の対応として，診療所向けのクラウド電子カルテの導入が発展している．

レセプトによる請求は，以前は紙媒体を利用していたが，電子媒体（MO,

CD-R) による請求を経由して，現在は，一部を除きレセプトオンライン請求という方法になっている．最終的には，2024年9月までにレセプトオンライン請求に移行することを目指している．2024年10月以降も電子媒体などを用いた請求を継続する場合には，同年8月31日までに，オンライン請求への移行計画書とともに届出を提出する必要があった．レセプトオンライン請求とは，ネットワークに接続されたコンピュータを利用して，請求する方法である．レセプトのオンライン化によって，今まで利用していたMO，CD-Rなどの電子媒体も不要となり，郵送費の削減，請求作業の効率が向上した．

10.2 介護保険制度における情報システム

介護保険制度は，市町村および特別区（以下：市町村）を保険者とし，40歳以上の市町村区域内に住所を有する者を被保険者として保険料を徴収し，被保険者が要支援・要介護状態になった場合に利用することができる．被保険者は第1号被保険者と第2号被保険者に区分される．第1号被保険者は65歳以上，第2号被保険者は40歳以上65歳未満の医療保険加入者である．

介護保険制度では，ケアマネジメントに基づきサービスが提供される．ケアマネジメントの流れを図10.1に示す．①インテーク（面接）では，利用者の依頼などに対して介護支援専門員が担当する内容（ケアマネジメントの対象者）かどうかを確認する．②アセスメントでは，ケアマネジメントのプロセスをとおして生活機能におけるさまざまな要望や課題・問題を整理し，生活の目標を明らかにすることを利用者と介護支援専門員の相互が確認する．利用者が自立した日常生活を営むために，さまざまな介護サービスを利用する．そのサービスを効果的・効率的に組み合わせ，調整するために，利用者が自立に向けての課題整理とサー

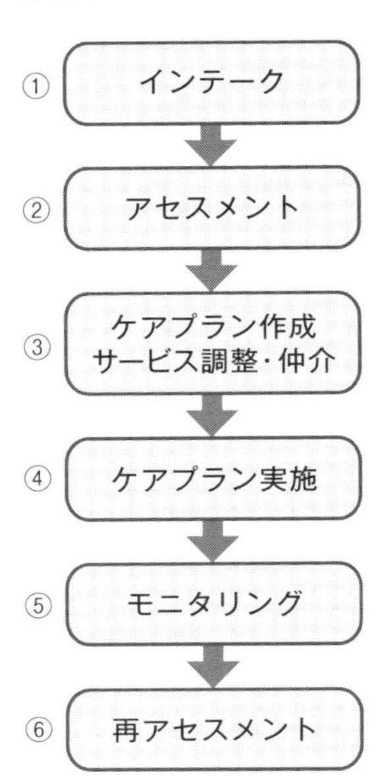

図10.1 ケアマネジメントの流れ

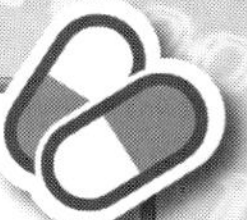

ビスの選定を自己決定するための情報整理をおこなう．③ケアプラン実施，サービス調整・仲介の段階では，まず，アセスメントで得た情報をもとに，利用者の自立支援のためのケアプランを作成する．そして，利用者が介護サービスを受けるためにサービス提供をおこなう事業者との仲介やサービスの仲介をおこなう．利用者の自立を目的としている点から，利用者の指定する事業者があればその事業者と調整をおこなう．また，特に指定がない場合でも，利用者が選定できるように複数の事業者を準備する必要がある．そして，④ケアプランの実施となる．このとき，実施されている内容が，アセスメントで得た情報に対してケアプランで対応できているかを確認する必要がある．⑤モニタリングは，ケアプランの内容が利用者にとって意味があるものか，今後の自立支援のために役に立つのかなどを確認する．そして，⑥再アセスメントでは，自立支援のためのよりよい方法などを模索し，次のケアプラン作成に役立てる．

介護サービスを受けるためのプロセスにおいて，要介護認定時，介護報酬の請求，ケアマネジメント策定時に情報システムが利用される．

介護保険制度では，要介護認定を受けなければ，原則としてサービスの給付ができない．要介護認定までの流れを図10.2に示す．①介護サービスを利用

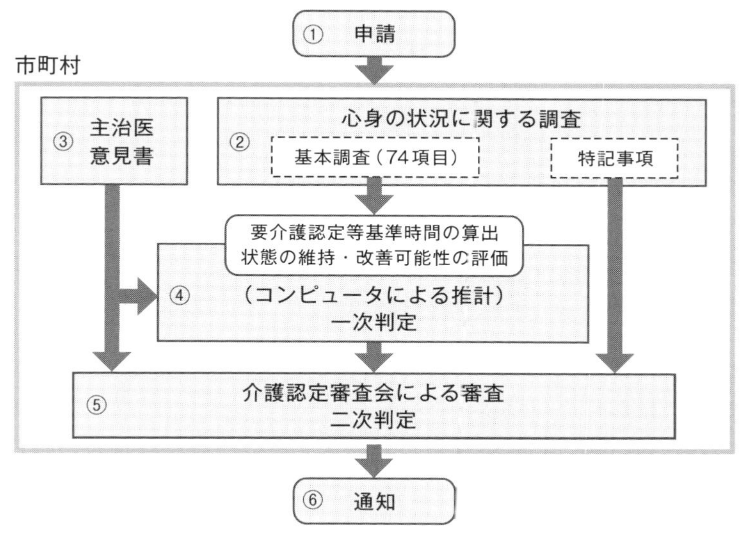

図10.2　要介護認定までの流れ

するために市町村の窓口に申請する．②市町村は心身の状況に関する調査を実施する．これを認定調査という．市町村の調査員が自宅や施設などを訪問して，心身の状況を確認する．そのときに基本調査と呼ばれる麻痺の有無，関節の可動範囲などの74項目の内容を調査する．③市町村が主治医意見書の作成を主治医に依頼する．④認定調査の結果と主治医意見書をもとに一次判定をおこなう．⑤一次判定終了後，認定調査の特記事項や主治医意見書の内容を総合的に判断して二次判定がおこなわれる．⑥最後にその結果が申請者に通知される．

この要介護認定の流れの中において，要介護度認定支援情報システムが必要となる．このシステムは図10.2の一次判定の際に使用される．一次判定では，身体介護，認知機能障害などの項目をもとにシステムによる分析がおこなわれる．

次に介護報酬情報システムについて説明する．

介護報酬請求の際，インターネットを利用して介護給付費請求書，介護給付費明細書を国民健康保険団体連合会に提出する必要がある．その後，国民健康保険団体連合会において介護報酬請求情報システムを利用して点検をおこない，問題がなければ介護事業者へと支払われる．国民健康保険団体連合会でおこなわれる内容について**図10.3**に示す．①事業者はサービス計画に基づいて給付管理票と居宅サービス計画費の請求明細書を作成し，国民健康保険団体連合会は事業者から提出された請求明細情報と給付管理票を受け付ける．②受給者ごとに介護報酬の請求総額を算出し，給付管理票と照らし合わせることにより指定事業者からの請求の審査をおこなう．このとき，③利用者負担額が上限を超えていないかの確認をおこなう．④審査の結果問題がある場合は，事業者に対して，⑤通知をおこなう．そして審査に問題がなければ，⑥保険者である市町村に対して支払いに対する請求をおこない，⑦事業者へ介護報酬が支払われる．

介護保険制度におけるその他の情報システムとしては，ケアマネジメント策定のために利用されるケアマネジメント支援情報システムがある．

また，科学的な介護サービスの提供を目指し，LIFE（Long-term care

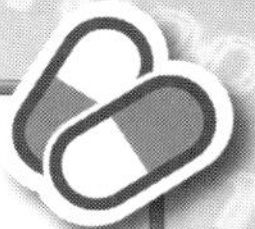

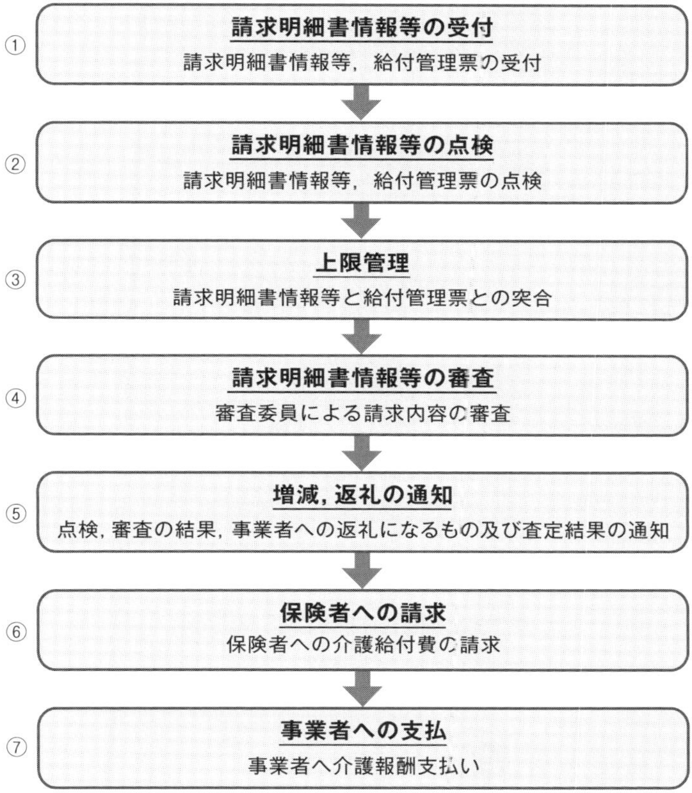

① **請求明細書情報等の受付**
請求明細書情報等，給付管理票の受付

② **請求明細書情報等の点検**
請求明細書情報等，給付管理票の点検

③ **上限管理**
請求明細書情報等と給付管理票との突合

④ **請求明細書情報等の審査**
審査委員による請求内容の審査

⑤ **増減，返礼の通知**
点検，審査の結果，事業者への返礼になるもの及び査定結果の通知

⑥ **保険者への請求**
保険者への介護給付費の請求

⑦ **事業者への支払**
事業者へ介護報酬支払い

図10.3　国民健康保険団体連合会における支払いまでの手順

Information system For Evidence：科学的介護情報システム）が2021年4月から開始されている．これは，2016年から開始された「VISIT」（通所・訪問リハビリテーションデータ収集システム）と2020年から開始された「CHASE」（高齢者の状態やケアの内容等データ収集システム）を統合して運用開始したものである．LIFEは，**図10.4**に示すように介護サービス利用者の状態や，介護施設・事業所でおこなっているケアの計画・内容などを一定の様式で入力すると，インターネットを通じて厚生労働省へ送信され，入力内容が分析される．そして，当該施設などにフィードバックする情報システムである．その結果として，利用者個人の単位で，個人が受けているケアの効果が十分か，自身にあった適

切なケアが何かなどについてフィードバックされることにより，個人の状態に応じた科学的根拠に基づいた質の高い適切なケアを受けることが可能になる．

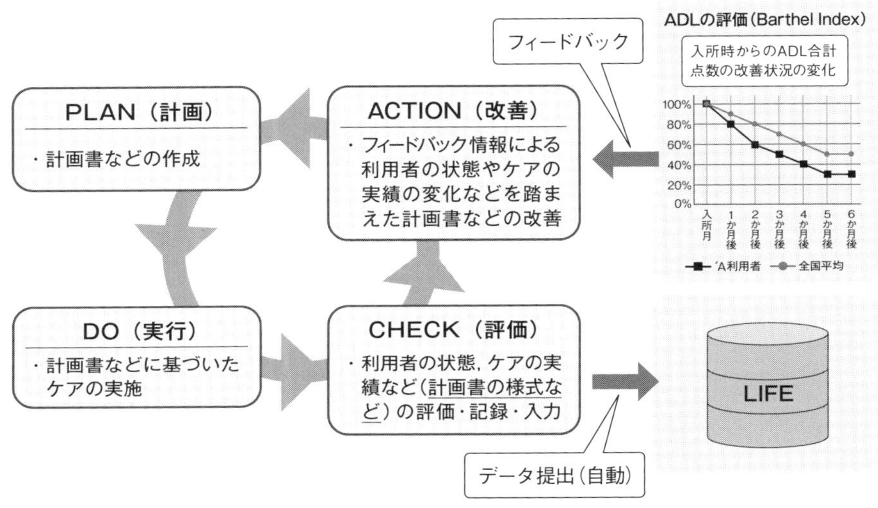

図10.4　LIFEを利用した介護提供

10.3 保健・医療・福祉における情報システムと広域に対応する情報システム

10.3.1 保健に関する情報システム

保健に関する情報システムは健康診断（以下，健診と略す）に関するシステムがあげられる．

日本における健診事業は法律によっておこなわれる公的な健診が多い．具体的には，乳幼児健診，妊産婦健診，特定健診などがあげられる．これらの各健診において実施された情報を収集し，活用するためのシステムが健診情報システムである．データの活用方法として次回の保健指導の参考にしたり，地域における住民の健康状態を時系列に分析し，その結果から保健活動を評価したりすることなどがあげられる．

公的な健診以外にも個人で健診を受ける場合，利用者自らが選んだ施設で受診することになる．前述した公的な健診は専門領域が限定されている．し

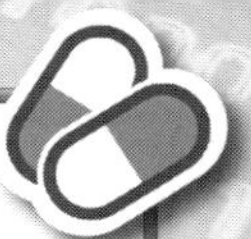

かし，個人で受診する際は1施設で多項目の検査をおこなうこととなる．このように多項目の検査を実施した結果を，健康指導や疾病予防などの目的で管理する情報システムを総合検診システムという．

10.3.2 遠隔医療（オンライン診療）

地域における保健・医療・福祉の提供を検討した場合，対象範囲は広域化するため，マンパワーの問題や離島など遠隔でも医療の質を担保した上で対応することが重要となる．その際に利用するものとして遠隔医療システムがあげられる．遠隔医療はテレメディスンといい，用途に応じて，医療機関同士をつなぐ，医療機関と個人をつなぐなどの使用方法があげられる．

当初，遠隔医療は禁止されていた．理由として，医師法第20条により医師と患者が直接会った上での診療（対面診療）が原則とされていたためである．しかし，1997年に当時の厚生省が医師法第20条に抵触するものではないという通知を出したことにより，遠隔医療が可能になった．

近年，情報通信技術の発展や地域の医療提供体制，医療ニーズの変化に伴い，遠隔医療の需要が高まっている．特に，情報通信機器を活用した診療は「オンライン診療」と呼ばれるようになり，新型コロナウイルス感染症への対応などで徐々に活用が進んでいる．しかし，その普及は必ずしも幅広く進んでいるとは言えず，不適切な利用実態も指摘されている．

このような実態を踏まえ，2023年6月30日に厚生労働省医政局長より「オンライン診療その他の遠隔医療の推進に向けた基本方針について」という通知が出された．この通知では，オンライン診療を含む遠隔医療の果たす役割を明確にし，国民や医療関係者の理解を促進するとともに，地域において遠隔医療が幅広く適正に実施されるための基本方針が示されている．

遠隔医療システムの種類と内容について，**表10.1**に示す．また，遠隔医療のイメージについて**図10.5**に示す．従来の診察形式は患者本人が医療施設に来院し，各種検査を受ける．そして，検査結果を専門医に精査をしてもらう場合は，患者自らが検査結果を専門医のもとへ持参し，精査結果を聞く．一方，遠隔医療における診察形式になると，患者，医療施設にいる医師，専門医が自らの場所にいながら，医師から検査結果を専門医に精査依頼することができる．そして，患者は自宅にいながら精査結果を聞くことが可能になる．

これらの取組みにより，今後は地域においてオンライン診察その他の遠隔医療がより幅広く適正に推進されることが期待されている．

表10.1 遠隔医療システムの種類

テレコンサルテーション・テレカンファレンス	遠隔地にいる専門医に対して医師や看護師，医療スタッフがアドバイスを求めること．そのときに，テレビ会議システムを用いる方法．
テレラジオロジー	放射線検査を実施できる放射線科医がいない病院が，遠隔にいる放射線科医に診断を求めること．画像情報を放射線科医に送信し，放射線科医が画像を受信する．受信側のモニターは高解像度でなければ診断が困難となる．
テレパソロジー	遠隔地にいる病理医に組織標本の診断を求めること．手術などで摘出した病変部分を組織標本にし，遠隔地に送信できる顕微鏡にセットをして病理医に送信する．
テレホームケア	患者の家に血圧，心電図などの計測装置とテレビ電話を置き，データを医療機関に送信し，医師や医療スタッフにアドバイスを求めること．テレビ電話だけではなく，通常の電話や電子メールなどを利用することもある．

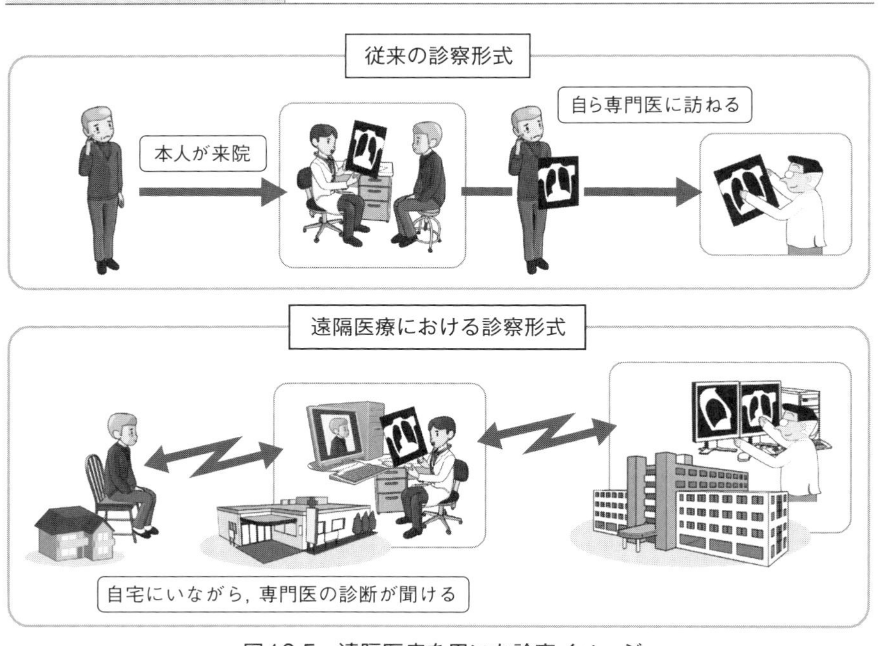

図10.5 遠隔医療を用いた診察イメージ

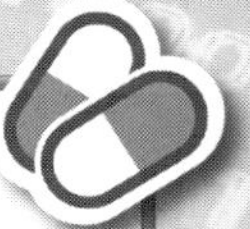

10.3.3 地域医療ネットワークシステム

地域医療ネットワークシステムとは1施設内の情報の共有だけではなく，地域における複数の医療機関の連携を支えるものである．本章の冒頭で述べたように，現在は機能分化が重要であり，施設の連携なくしては質の高い医療提供は困難な状況である．機能分化されたことにより，病診連携や病病連携，地域連携クリティカルパスが実践されている．病診連携とは病院と診療所間で患者を紹介することである．病病連携とは病院と病院との連携，たとえば，急性期病院において手術をおこない，回復期の病院へと紹介することである．そして，地域連携クリティカルパスは，病病連携を実施し，その後，病診連携をおこなうというように医療施設の役割を決めておき，最もふさわしい治療場所において患者の治療をおこなう診療計画のことである．この診療計画を患者に提示・説明することで患者が安心して医療を受けることができるようにしたものである．この地域における連携をおこなう際に情報システムを用いることで，複数の医療機関において重複検査の抑制や医療費の抑制が期待されている．この地域医療ネットワークシステムを利用することで1地域における1患者1カルテを実現することができる．

また，医療の情報に限らず，保健・福祉情報を網羅することで病気になる前の健康状態，疾病の早期発見・早期治療に役立てることができる．この健康情報も含めたものをEHR（Electronic Health Record）という．そして，利用者自らが自分で情報を把握することのできる仕組みをPHR（Personal Health Record）という．**表10.2**に情報の電子化の範囲と対応システムについて示す．

地域医療ネットワークシステムは1地域だけで構築するのではなく，より広域かつ保健・医療・福祉情報を網羅し，利用者を限定しないことで生涯健康医療電子記録として活用することが期待できる．

現在，地域医療ネットワークシステムの事例として，山形県鶴岡地区医師会のNet4U，香川県のK-MIX R（かがわ医療情報ネットワークシステム），長崎県，および，佐賀県の拠点病院38施設のカルテ情報を367医療機関で共有しているあじさいネットワークなど，2022年1月現在で全国に372か所ある（ICTを利用した全国地域医療情報連携ネットワークの概況（2021年度版）および地域医療情報連携ネットワーク存続に関する緊急調査（2022年6月実施）より）.

表10.2　情報の電子化の範囲と対応システム

電子化の範囲	対応システム
部門内において電子化された患者情報を扱う	各種部門システム
部門間をまたがる電子化された患者情報を扱う	オーダリングシステム
一医療機関内の（ほとんどの）患者情報を扱う	統合型患者情報システム（電子カルテシステム） **EMR（Electronic Medical Record）**
複数の医療機関をまたがる患者情報を扱う	地域医療ネットワークシステム　**EHR**
医療情報のみならず保健福祉情報も扱う	生涯健康医療電子記録　**PHR**

10.3.4 福祉行政に関する情報提供システム

近年，地域完結型の医療提供体制が重要となっている．その際，地域における保健・医療・福祉資源の情報を把握することは行政機関や施設，事業者などにとっては重要である．この情報を把握することができる情報サイトがワムネット（WAMNET：Welfare and Medical Service Network System）である．ワムネットは独立行政法人福祉医療機構が運営している．提供情報の内容を**表10.3**に示す．

ワムネットは表10.3に示す保健･医療･福祉に関する情報を総合的に提供し，

表10.3　ワムネットの具体的情報内容

全国の介護事業者
障害福祉サービス事業者
病院および診療所
高齢者福祉施設
児童福祉施設の各種情報
厚生労働省等の保健・医療・福祉に関する行政関連資料
福祉サービス第三者評価情報
介護保険地域密着型サービス外部評価情報
全国の保健・医療・福祉関連イベント情報

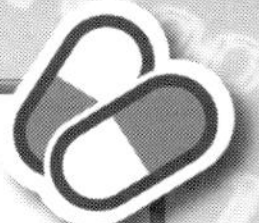

行政機関や施設，事業者間で意見交換などをおこなう全国的な情報ネットワークである．福祉に関する情報や機能，具体的には，音声読み上げ，表示拡大機能が充実している．

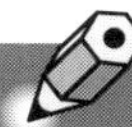

問　題

1. 福祉・保健・医療関連の情報を提供している情報サイトの名称は何か？
2. 遠隔放射線画像診断を何というか？
3. 遠隔医療システムの一種で，離れた場所にいる人同士が会議をすることを何というか？
4. 要介護認定プロセスにおいて，一次判定をおこなうシステムは何か？
5. 介護保険制度における第１号被保険者とは，何歳以上の人のことを指すか？
6. 審査支払機関への診療報酬の請求を電子的におこなう情報システムは何か？
7. 病気になる前の健康状態，疾病の早期発見・早期治療に役立てることができる情報をアルファベットで表すと何か？
8. 日本医師会が主導となり，作成したレセプトコンピュータをアルファベットで表すと何か？
9. 複数の医療機関がかかわって地域における医療連携を支援するクリニカルパスは何か？
10. 個人が自らの健康を管理することができる記録をアルファベットで表すと何か？

第11章 医療情報の共有・活用を図るための基本的な方策

広域に対応する情報システムを構築するためには，複数の施設と情報を共有する必要がある．しかし，情報を共有したにもかかわらず，データの内容が理解できないと意味がない．すなわち，情報を共有するためには，一定の水準を担保する必要がある．本章では医療における情報共有に必要な標準化について解説する．そして，標準化されたデータを二次利用する際の分析方法についても解説する．

現在，情報を連携するために標準規格が定められており，標準規格を推進している組織が存在している．医療分野においては，ISO，CEN，HL7 International，DICOM Standards Committee，MEDIS-DC，JAHISなどがあげられる．

11.1 医療における標準化の問題点

標準化とは，大辞林によると「標準を決めて資材・製品などの規格や種類を統一すること」である．

医療における標準化は，バーコードリーダのような機械とコンピュータの接続のインタフェースや他部門・他施設の情報のやりとりなどがあげられる．機器とコンピュータのインタフェースについては，主にRS-232CやUSBが利用され，一定の標準化はおこなわれている．一方，他施設との連携についても，近年の医療施設における情報化の進展により，他部門・他施設で情報の共有は情報技術上，実現可能となった．しかし，部門や施設によって「同一のもの」ではあるが，呼称が異なる場合も存在するため，施設間で意思疎通がうまくいかない場合もある．たとえば，「A」というものを部門や施設によって「A’」や「a」というように呼称が異なっている場合がある．また，電子カルテシステムや部門システムは複数の情報システム会社（ベンダ）が販売しており，ベンダごとにシステムの作成方法が異なる．そして標準化されていないために連携が困難，もしくは連携費用が莫大になるといった場合もある．

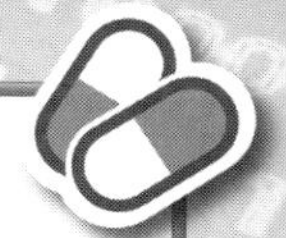

第2部

11.2 標準化のメリット

医療における標準化のメリットは，①共通の言語を使うことで意思疎通が容易になる，②データの二次利用が容易，③データの検索の効率化，④部門間，施設間の連携が可能，⑤システム開発の効率化などがあげられる．①は共通の言語で記録，会話をすることで意思の疎通が確実にできる．②の具体的な内容としては，データが形式的に並んでいなければ，データを一定の形式に修正する作業が発生してしまう．そのため，一定の形式でデータを出力できるようにしておくことで，作業が容易になる．③の具体的な内容として，医療機関で次のようなことが発生したとする．まず A医師は親指と記録するが，B医師は母指と記録している．病院長から医療機関における親指の処置情報を出して分析しろと命令された．しかし，「親指」と「母指」は呼び方が異なるが，同一の部位である．分析を命じられた事務職員は情報検索する際に，「親指」と「母指」を検索する必要がある．したがって，1回だけでは検索ができない．「親指」と「母指」の標準化を実施し「第一指」とすることで，1回で検索が可能となる．④についても①と同様に，人と人の意思疎通については可能になることは想定できる．一方として，部門間，施設間連携が可能になることで医療安全や地域完結型の医療に貢献することが可能となる．⑤は標準化されていることで，新たなシステムを開発する際に，一から検討することがなくなり，開発の工数を削減することができる．また，標準化されることでベンダ間での競争が発生し，商品価格の低廉化も期待できる．

情報化が進み，時間の経過とともにコンピュータも陳腐化し，故障する．その結果として，次期システムへ移行を検討することになる．このような事態が発生したときに，ベンダ間で情報の標準化がなされていなければ，情報の移行費用や移行する情報の変更内容の確認が必要となる．このような事態を回避するために，システム導入時には，仕様書と呼ばれるシステムの規定や説明が書かれる文書に，「標準」形式で情報を出力できるように書いておくことが重要である．

11.3 標準化にかかわる組織と標準化の普及

国際標準化機構（ISO：International Organization for Standardization）は，1947年に創設された，電気分野を除く工業分野の国際規格を策定する機関である．1998年にISO TC215という医療情報にかかわる標準化をおこなう委員会を立ち上げた．そして，以下に述べるCEN，HL7 International，DICOM Standards Committee，IHEなどと標準化に向けて協調体制を組んでいる．

日本では，日本産業標準調査会（JISC：Japanese Industrial Standards Committee）が，工業標準化法（現：産業標準化法）に基づいて設置された審議会で，日本の国家規格である日本産業規格（JIS：Japanese Industrial Standards）の制定に関する審議をおこなっている．JISは，日本の工業製品の品質，安全性，互換性の確保などを目的として制定された国家規格であり，医療機器や医療情報システムの分野でも重要な役割を果たしている．

CEN（Comité Européen de Normalisation）は1961年に創設された，標準規格と仕様の開発・保守・配布をおこなう非営利組織である．医療情報に関する委員会は，1990年にTC/251 Health Informaticsとして設置された．

HL7 International（旧名称：HL7 Inc.（Health Level Seven Incorporated））は，1987年に米国に創設され，医療情報システム間の情報交換をおこなうための国際的標準規約の作成，普及推進をおこなう非営利組織である．ISOなどとの連携を強くしているため，HL7 Inc.は2010年1月からHL7 Internationalに名称を変更している．HL7 Internationalは，HL7という規格を開発している．

DICOM Standards Committeeは1983年に米国放射線医学会（ACR：American College of Radiology）と米国電気機器工業会（NEMA: National Electrical Manufacturers Association）との合同で設立され，医用デジタル画像と付随する情報の通信のための国際規格の作成をおこなっている．DICOM Standards CommitteeはDICOM（Digital Imaging and Communications in Medicine）という規格の開発をおこなっている．

アメリカ国立医学図書館（NLM：United States National Library of Medicine）により1960年に発刊されたMeSH（Medical Subject Headings）は，医学用語

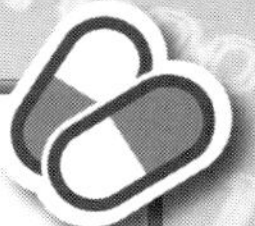

シソーラスとしての評価を得ている．また，NLMによる毎年の改訂作業が続けられている．シソーラスとは類義関係などによって単語を分類し，体系づけた辞書のことである．

日本国内では，厚生労働省および経済産業省の共管の財団法人である医療情報システム開発センター（MEDIS-DC）が，病名マスタ，手術・処置マスタ，臨床検査マスタ，医薬品マスタ（HOT番号）など，各種マスタ・コード表の開発やJ-MIXと呼ばれる電子カルテの情報交換のためのデータ項目セットを定めている．また，HL7 Internationalには国際支部が32か国あり，日本では保健医療福祉情報システム工業会（JAHIS：Japanese Association of Health Information Systems Industry）に事務局がある．

医療情報の標準規格は，前述したとおりHL7 InternationalやMEDIS-DCなど複数の組織が推進している．そのため，類似した規格や相反する規格が作成される場合もある．したがって，標準規格間の調整が必要となる．

ISOは前述したとおり，HL7 InternationalやDICOM Standards Committeeなどと協力していることに加え，WG9（標準開発機関の整合・調整）を設置してHL7 InternationalやCENと調整し，統一に向けて活動している．

米国では，米国国家規格協会（ANSI：American National Standards Institute）の医療保健情報標準化協議会が標準規格の統一に取り組んでいる．

日本では，2001年に医療情報標準化推進協議会（HELICS協議会：Health Information and Communication Standards Board）が設立され，日本における医療情報分野に適用し利用することが望ましい標準規格を選択審議し，指針として定める活動をおこなっている．

このような活動を経て，標準の適用範囲が拡大していくことで連携が可能となる．しかし，標準化が進むものの連携できない事態もある．この事態を防ぐために，1999年に医療情報・管理システム学会（HIMSS：Health Information and Management System Society）と北米放射線学会（RSNA：Radiological Society of North America）が中心となってIHE（Integrating the Healthcare Enterprise）を設立した．このIHEは，標準規格の使用方法を規定した仕様書を提供している．この仕様書に準拠していることを確認することをコネクタソン

(Connectathon：ConnectとMarathonを合わせた造語）という．

11.4 標準規格と用語・コード

医療情報を複数の施設とやりとりをするために，11.3節で説明したHL7 InternationalやDICOM Standards Committeeなどが国際標準規格を開発している．それがHL7やDICOMである．日本においてもこのHL7やDICOMは採用されている．

HL7は次のような情報に対応しており，**図11.1**のように記載する．患者管理，オーダ，照会，財務，検査報告，マスタファイル，情報管理，予約，患者紹介，患者ケア，ラボラトリオートメーション，アプリケーション管理，人事管理などの情報交換を取り扱っている．HL7には種類があり，HL7V2，HL7V3，HL7CDA，HL7FHIR（ファイアー）がある．V2は，テキストで表現されており，すべての処理で内容を解釈するためのプログラムが必要になる．またシンプルな構造であるため，メッセージのグルーピングができない，汎用性に乏しい規格であった．そして，その課題を解決するために，V3は医療分野の情報モデル「RIM (Reference Information Model)」をXML形式で表現しており，情報の構造化を実現している．CDA（Clinical Document Architecture）は，V3の構造を活用し，電子カルテを含む，診療に関する診療文書を電子的に交換するときなどに，XMLにより表現したものである．FHIR (Fast Healthcare Interoperability Resource) は，Web通信での連携を想定し，設計・実装しやすいこと目指して開発されている．FHIRは，REST (REpresentational State

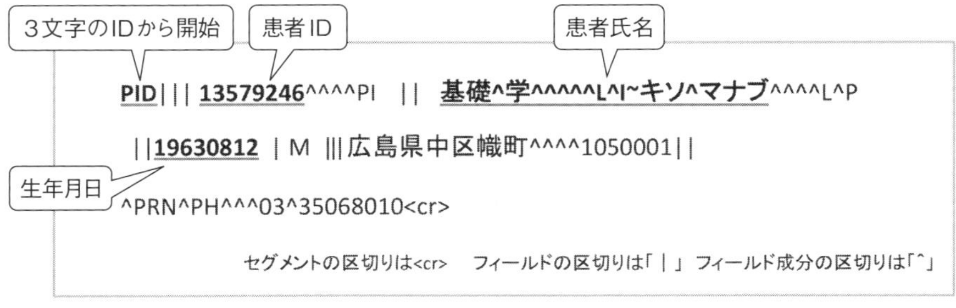

図11.1　HL7患者識別情報の例

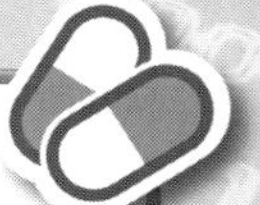

Transfer) と呼ばれる世界共通の一般的な通信手順を採用することで，誰でも簡単に情報を取得,共有することが可能といわれている．このメリットとして，短期間の開発・導入，世界共通の医療情報になることなどがあげられる．その結果として，将来的に電子カルテの企画の標準化や，情報の共有化により，複数の医療機関でより多くの患者情報を取り扱うことが可能になり，研究や医薬品などの開発に寄与することができ，質の高い医療の実現も可能となる．

DICOMはCT・MRI・内視鏡・超音波などの医用画像診断装置，医用画像プリンタ，医用画像システム，医療情報システムなどの間でデジタル画像データや関連する診療データを通信，保存する方法を定めた国際標準規格である．図11.2にDICOMの患者情報の例を示す．

グループの分類
DICOMデータに格納されているデータがどのような形式かを表す
データを一つしか書いてはいけない．
1が書いてあれば1，
1−4であれば1，2，3，4，

TAG	Name	Value Representation	Value Multiplicity
(0010,0000)	Group Length	UL	1
(0010,0010)	Patient's Name	PN	1
(0010,0020)	Patient ID	LO	1
(0010,0021)	Issuer of Patient ID	LO	1
(0010,0030)	Patient's Birth Date	DA	1
(0010,0032)	Patient's Birth Time	TM	1
(0010,0040)	Patient's Sex	CS	1
(0010,0050)	Patient's Insurance Plan Code Sequence	SQ	1
(0010,1000)	Other Patient IDs	LO	1-n
(0010,1001)	Other Patient Names	PN	1-n
(0010,1005)	Patient's Birth Name	PN	1
(0010,1010)	Patient's Age	AS	1

図11.2　DICOM患者情報の例

日本の医療におけるコードの標準化は，厚生労働省がMEDIS-DCに委託している．そして，MEDIS-DCが開発・維持・普及をおこなっている．日本における標準化に関する主要な用語・コードについて表11.1に示す．

表11.1 標準化に関する用語・コード

項目名	説明
標準病名マスタ	1999年4月にICD10対応電子カルテ用標準病名マスタとして第1版が公開された．電子カルテ，病歴管理システムなどに利用されてきた．標準病名マスタは約24,000語の病名テーブル，修飾語テーブル，索引語テーブルで構成されている．ICD-10病名とは不整合があるため注意が必要である．標準病名マスタではコードのみを用いている．
ICD-10 疾病及び関連保健問題の国際統計分類（ICD：International Statistical Classification of Diseases and Related Health Problems）	世界保健機関（WHO）によって公表された，死因や疾病の国際的な統計基準である．1桁目はUを除くアルファベットで表し，21章で構成されている．
ICD-9-CM （International Classification of Diseases 9th Revision, Clinical Modification）	ICD-9-CMは手術や処置，注射などの医療行為に対して，国際的な分類体系である．
Kコード	手術実施時に利用される保険請求のコード．日本独自のコードであり，DPC/PDPSでも利用される．
SNOMED-CT（Systematized Nomenclature of Medicine-Clinical Terms）	米国臨床病理医協会がSNOMED-CTを作成した．病名，処置，薬剤，処置などの世界最大の医療用語集．
JLAC10	標準臨床検査マスタを整理するコード．17桁のコードで構成される．分析物コード，識別コード，材料コード，測定法コード，結果識別コードで構成されている．
HOT番号	体外用診断薬を除く医療用医薬品を対象とした13桁のコードのこと．処方用7桁，会社判別用2桁，包装形態判別用2桁，流通コード対応用2桁で構成される．HOTコードを7桁，9桁，13桁に分解して活用することができ，HOT 7，HOT 9，HOT13と呼ぶ．
JANコード	商品を購入する際，バーコードを利用して，金額が表示される．このバーコードに使用されているコードをJANコードという．13桁で構成される．医薬品においても利用されている．取り違いや製造から消費までを追跡するために，GS1-128が印刷表示として使用されている．以前，GS1データバーはRSSと呼ばれていたが，2007年に名称が変更されている．

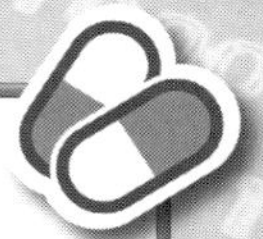

11.5 SS-MIX

現在，医療資源の偏在や診療情報の二次利用の必要性が求められている．しかしながら，診療情報の標準化が完全にできていないため，医療機関間で情報の共有や二次利用が困難な状況にある．このような背景を受け，厚生労働省はSS-MIX (Standardized Structured Medical Information eXchange) と呼ばれる事業を立ち上げた．SS-MIXとは，医療機関間で標準化された診療情報を交換・共有，二次利用するためのシステム開発をする事業である．そして，標準化された診療情報を保存する標準化ストレージ（ストレージ：データを保存しておくもの）を中心とするシステム全体の総称でもある．概念図を図11.3に示す．

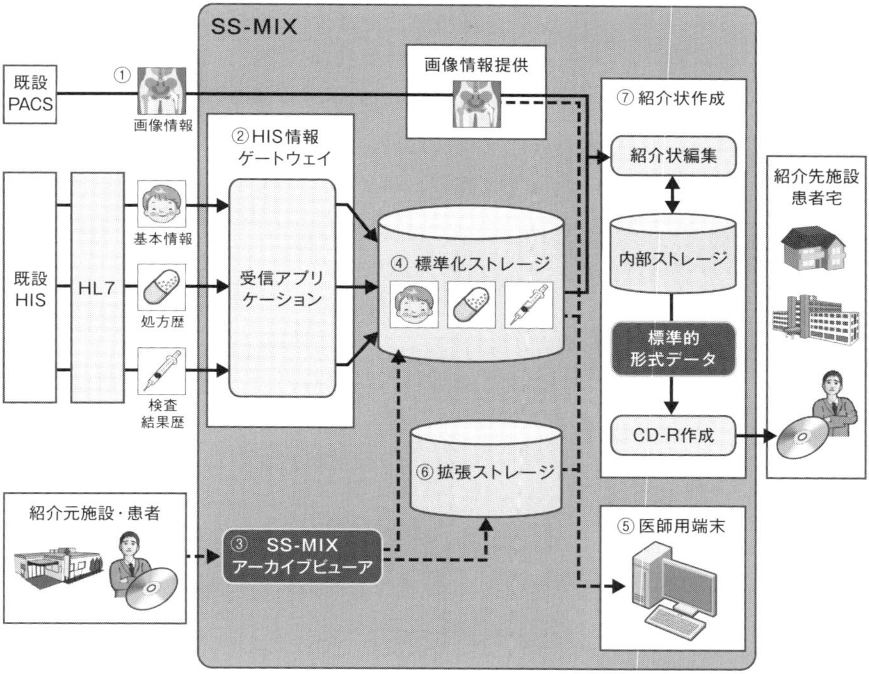

図11.3　SS-MIXの概念図

①画像情報は既設PACSからDICOM形式の情報を受信する．②既設のHISから患者基本情報や処方歴などの情報をHL7形式で受信する．①，②ともに

④の標準化ストレージで保存され，⑤の医師用端末で参照することができる．③では他施設からのCDに保存された検査画像や診療情報提供書などの内容を，⑥の拡張ストレージに保存し，Webブラウザを利用して，⑤の医師用端末で参照することができる．⑦では，患者の求めに応じた診療情報，および，患者紹介時に作成する診療情報提供書にかかわる情報を標準的な形式でCDに保存する．また，処方・検体検査歴・検査画像情報を添付することができる．そして，作成されたCDを紹介先の医療施設に提供したり，自宅に持ち帰ったりすることができる．

SS-MIXでは，標準化ストレージだけではなく，非標準化の診療情報の交換も可能であるため，拡張ストレージを用いて，XML，Microsoft WordやPDFなどの形式の文書も交換・共有することができる．標準ストレージには標準化されたデータを格納するが，拡張ストレージは標準化ストレージに入れることができないデータを格納するものである．現在，地域医療連携において，複数の医療機関が情報を交換・共有する必要はあるが，情報共有が困難である．しかし，このSS-MIXに診療情報を送信することで，他の施設に標準化された診療情報を提供することが可能となる．SS-MIXを利用することで，データの二次利用をおこなうことが可能となる．

11.6 情報分析

病院情報システムが導入されることで，医療情報の二次利用が容易になる．また，医療情報の標準化も併せておこなわれることで，二次利用の作業が効率化できる．医療情報を二次利用するときは，目的によってさまざまな分析方法の中から選択する必要がある．ここでは，情報を二次利用するための手順を示す．診療情報の二次利用の基本的な流れは，①情報の抽出，②統計，分析をおこない，③医学的根拠や経営判断の資料などとして利用する．

11.6.1 情報の抽出

医療情報を二次利用するためには，まず情報を抽出する必要がある．最も基本的な抽出方法は，蓄積された情報から，ある条件を満たす情報を抽出することである．たとえば，図11.4は2000年の1月から2000年12月の来院患

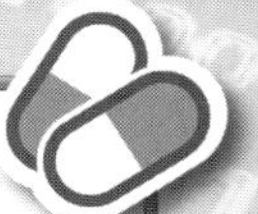

者のうち，男性のみを抽出し，ICD-10のアルファベット「A」がつくものを抽出したものである．このほかにも，診療科，診断名，検査などの条件があげられる．抽出する際は，患者IDや患者氏名が記載された一覧表が求められる．その理由は抽出された患者のより詳細な情報を確認する際に，患者IDでカルテを検索し，カルテを閲覧する必要が発生する．また，患者氏名を利用し，抽出された情報が正しい情報であるかを確認するためである．

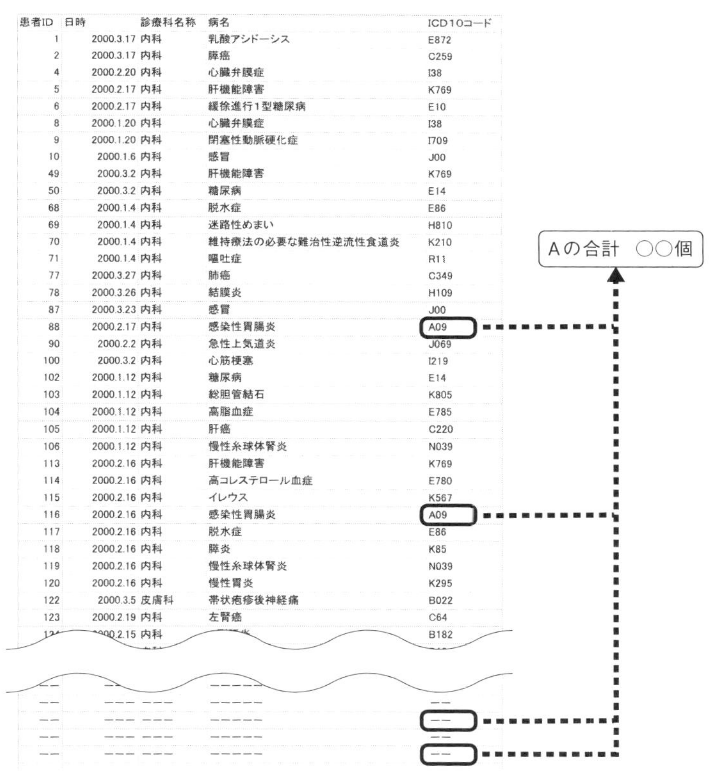

患者ID	日時	診療科名称	病名	ICD10コード
1	2000.3.17	内科	乳酸アシドーシス	E872
2	2000.3.17	内科	膵癌	C259
4	2000.2.20	内科	心臓弁膜症	I38
5	2000.2.17	内科	肝機能障害	K769
6	2000.2.17	内科	緩徐進行1型糖尿病	E10
8	2000.1.20	内科	心臓弁膜症	I38
9	2000.1.20	内科	閉塞性動脈硬化症	I709
10	2000.1.6	内科	感冒	J00
49	2000.3.2	内科	肝機能障害	K769
50	2000.3.2	内科	糖尿病	E14
68	2000.1.4	内科	脱水症	E86
69	2000.1.4	内科	迷路性めまい	H810
70	2000.1.4	内科	維持療法の必要な難治性逆流性食道炎	K210
71	2000.1.4	内科	嘔吐症	R11
77	2000.3.27	内科	肺癌	C349
78	2000.3.26	内科	結膜炎	H109
87	2000.3.23	内科	感冒	J00
88	2000.2.17	内科	感染性胃腸炎	A09
90	2000.2.2	内科	急性上気道炎	J069
100	2000.3.2	内科	心筋梗塞	I219
102	2000.1.12	内科	糖尿病	E14
103	2000.1.12	内科	総胆管結石	K805
104	2000.1.12	内科	高脂血症	E785
105	2000.1.12	内科	肝癌	C220
106	2000.1.12	内科	慢性糸球体腎炎	N039
113	2000.2.16	内科	肝機能障害	K769
114	2000.2.16	内科	高コレステロール血症	E780
115	2000.2.16	内科	イレウス	K567
116	2000.2.16	内科	感染性胃腸炎	A09
117	2000.2.16	内科	脱水症	E86
118	2000.2.16	内科	膵炎	K85
119	2000.2.16	内科	慢性糸球体腎炎	N039
120	2000.2.16	内科	慢性胃炎	K295
122	2000.3.5	皮膚科	帯状疱疹後神経痛	B022
123	2000.2.19	内科	左腎癌	C64
[illegible]	2000.2.15	内科	[illegible]	B182
--	---	---	-----	--
--	---	---	-----	--
--	---	---	-----	--
--	---	---	-----	--

図11.4　医療情報からのデータ抽出

11.6.2 統計とは

統計とは，ある集団の傾向や性質を数値から明らかにすることである．そして，統計的分析の目的は，多くの情報を観測して，抽出された情報を統計処理することにより，有益な情報の発見や法則性を知ることである．

分析手法について解説する前に，統計分析で利用される用語について説明する．図11.5に示すような健康診断結果が多数あり，これらを用いて分析すると仮定する．まず，健康診断の分析をするときの情報として，身長，体重，性別，体温，血液型，日常の運動量などがある．統計分析では，この身長，体重，性別，体温，血液型，日常の運動量などの項目を変数，変量という．そして，この得られた数値を観測値，測定値という．

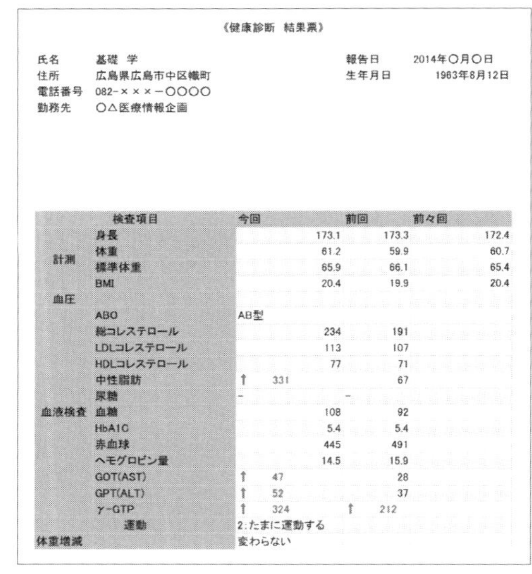

《健康診断　結果票》

氏名　基礎　学　　報告日　2014年○月○日
住所　広島県広島市中区幟町　　生年月日　1963年8月12日
電話番号　082-×××－○○○○
勤務先　○△医療情報企画

	検査項目	今回	前回	前々回
計測	身長	173.1	173.3	172.4
	体重	61.2	59.9	60.7
	標準体重	65.9	66.1	65.4
	BMI	20.4	19.9	20.4
血圧				
血液検査	ABO	AB型		
	総コレステロール	234	191	
	LDLコレステロール	113	107	
	HDLコレステロール	77	71	
	中性脂肪	↑ 331	67	
	尿糖	–	–	
	血糖	108	92	
	HbA1C	5.4	5.4	
	赤血球	445	491	
	ヘモグロビン量	14.5	15.9	
	GOT(AST)	↑ 47	28	
	GPT(ALT)	↑ 52	37	
	γ-GTP	↑ 324	↑ 212	
	運動	2:たまに運動する		
体重増減		変わらない		

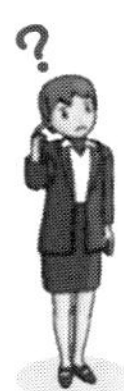

図11.5　健康診断の分析依頼時

変数にはそれぞれ特徴があり，この特徴のことを尺度という．尺度には以下の4種類ある．

・名義尺度
・順序尺度
・間隔尺度
・比尺度（比例尺度）

名義尺度の健康診断の変数では，性別，血液型が当てはまる．たとえば，性別の男には「1」，女には「2」という数字を当てはめる．そして，男が50人，

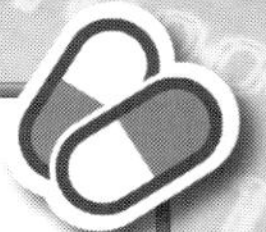

女が50人，健康診断を実施した場合，男の合計値は50，女の合計値は100となる．その結果からは何もわからない．つまり，名義尺度に該当するものは変数に数値を割り当て，区別するためだけの値である．変数の他の例としては，血液型や都道府県番号などがあげられる．

順序尺度の健康診断の変数では，日常の運動量が当てはまる．具体的には，運動量を聞かれ，回答欄には「よく運動をします」「運動します」「たまに運動します」「まったくしません」などの項目が準備されている．「よく運動をします」に4，「運動します」に3，「たまに運動します」に2，「まったくしません」に1の数字を振り分けたとする．その結果，1と4を比べると，4の運動量が多く，1の運動量が低いことがわかる．4と3の差と2と1の差は等しくもない．このように順序尺度は大小の関係のみ意味がある尺度である．変数の他の例としては，学業成績の「S，A，B，C，D，E」の評価やマラソンなどの順位があげられる．

間隔尺度の健康診断の変数では，体温が当てはまる．たとえば，体温が36℃から37℃になったときに，2.7％上昇したとはいわない．36℃から37℃になったときも，37℃から38℃になったときも，両方とも1℃の上昇である．このように，間隔尺度は数値のみに意味をもつ尺度である．変数の他の例としては，摂氏温度や日付などがあげられる．

比尺度の健康診断の変数では，身長，体重が当てはまる．たとえば，A君の体重が50kgから60kgに増加した．一方，B君は100kgから110kgに増加した．増加量は同じ10kgであるが，A君は20％，B君は10％増加している．このように，比尺度は数値の差とともに数値の比にも意味がある尺度である．変数の他の例としては，速度や血圧などがあげられる．

11.6.3 統計的分析

統計的分析の手法は，記述統計と推測統計に大別できる．記述統計とは，収集したすべての情報を観測して事実を理解する方法である．推測統計は収集した一部の情報から全体像を把握しようとする方法である．

分析の対象となった集団全体を母集団という．そして，母集団の中から一部分抽出された情報を標本，標本集団といい，その標本を抽出することを標本抽出という．母集団のすべての情報を分析することが不可能な場合，一部分のデータを抽出して分析する．このとき一部のデータを分析し，全体像を正確に把握するために，無作為抽出（ランダムサンプリング）という方法を用いる．

分析には，数値による分析と，図や表を用いた分析がある．数値で分析対象を評価するときに，分析対象全体を一つの数値で表現することがよくある．この全体を一つの数値で示すことを基本統計量と呼ぶ．この基本統計量には代表値と散布度がある．

代表値とは，分析対象の特徴や傾向を示す客観的な基準となる数値のことである．代表値には，平均値，中央値，最頻値，分位数（パーセンタイル），四分位数などがある．

散布度とは，分析データのばらつきの度合いを表す数値のことである．散布度には，データの範囲，分散，標準偏差，標準誤差などがある．

これらの基本統計量を**表11.2**にまとめる．

表11.2　基本統計量に関する用語の説明

項目	説明
平均値	平均値は，観測値のすべてを合計し，対象の個数で割った値のことである．
中央値	中央値とは，観測値を大きさの順番に並べたときに，中央に位置する値である．
最頻値	最頻値とは，最も出現頻度が多い値のことである．
データの範囲	データの範囲は，最大値と最小値の差である．
分散	分散は，$\frac{\sum(\text{測定値}-\text{平均値})^2}{\text{データ数}}$　$V=\frac{1}{n}\sum_{i=1}^{n}(x_i-\bar{x})^2$ という式から計算される．ばらつきを示す数値を算出する．
標準偏差	標準偏差とは，平均値に対する観測データのばらつきを表す数値である．分散の平方根で算出する．分散で算出された値は２乗されているため，数値の「単位」が２乗されている状態にある．したがって，もとの単位に戻すために平方根を求めるほうが解釈しやすいためである．ばらつきの目安として標準偏差を利用する．そして，標準偏差は記述統計で利用する．
標準誤差	標準誤差は，標本のばらつきについての数値を意味するため，推測統計に用いる．

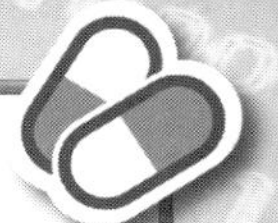

分位数（パーセンタイル） 四分位数（表の項目）	分位数とは，低い数値から高い数値になるよう大きさの順に並べて，対象となる観測値が位置する場所のことである．たとえば，四分位ではデータを大きさの順番に並べて，4等分した位置を示す．小さい値から数えて，総数の1/4番目に当たる値が第1四分位，中央に当たる値が第2四分位（＝中央値），3/4番目にあたる値が第3四分位という．

データ分析をおこなう際に，他のデータと比較して明らかに数値が異なる値を外れ値という．そして，データ自体がないものを欠損値という．

図や表を用いて分析する際には，度数分布表やヒストグラム，箱ひげ図，棒グラフ，円グラフ，帯グラフ，折線グラフ，レーダーチャート，散布図などが利用される．度数分布表は，観測された情報をいくつかの階級に分けて，各階級にデータを割り当て，データの個数（度数）をまとめたものである．表には度数だけではなく，相対度数や累積度数，累積相対度数も入れておくと分析しやすい．度数分布表を柱状のグラフで表現したものをヒストグラムという．図11.6にテスト成績の度数分布表とヒストグラムを例示する．

テストの点数	度数（人）	相対度数	累積度数（人）	累積相対度数
0 ～ 20	0	0	0	0
21 ～ 40	1	0.015625	1	0.02
41 ～ 60	15	0.234375	16	0.25
61 ～ 80	28	0.4375	44	0.69
81 ～100	20	0.3125	64	1.00
合計	64	1		

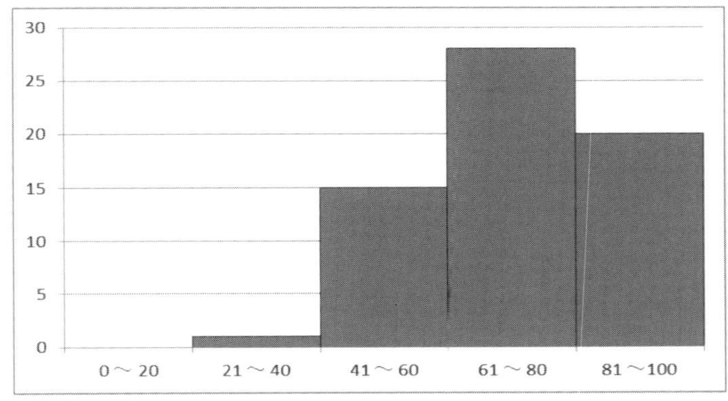

図11.6 テスト成績のヒストグラム

箱ひげ図は，ばらつきのあるデータをわかりやすく表現するために利用される．データのばらつきはヒストグラムでも理解できる．しかし，異なる複数のデータのばらつきを比較するときには，箱ひげ図が利用される．箱ひげ図は四分位を用いてデータの散らばりを表す．箱ひげ図の見方を図11.7に示す．

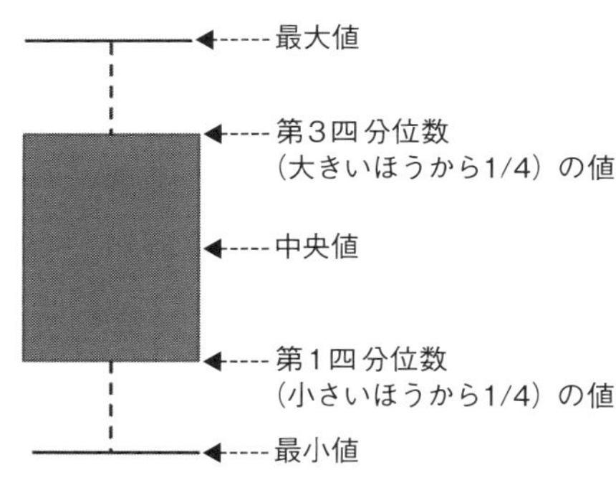

図11.7 箱ひげ図の見方

図11.8に棒グラフ，円グラフ，帯グラフ，折線グラフ，レーダーチャートの説明を示す．

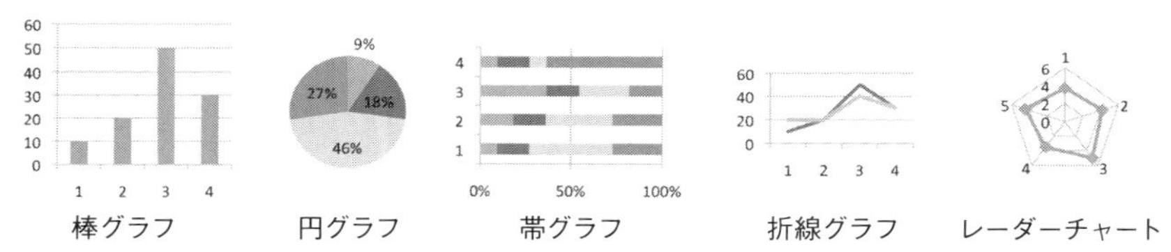

項目	説明
棒グラフ	棒グラフは，二つ以上の値の大小を比較するときに利用される
円グラフ	円グラフは，丸い図形を扇形に分割し，分割したものの構成比で表す
帯グラフ	帯グラフは，全体に対する構成比を長方形で区切って表現する
折線グラフ	折線グラフは，数量を示す点を線でつなぎ，折線で表現する
レーダーチャート	レーダーチャートは，複数の項目を縦軸にとり，中心を原点として放射線状にした図のことである

図11.8 各種グラフの説明

散布図は，縦軸と横軸に二つの項目の量や大きさなどを対応させ，データを点で描画した図である．二つの項目の関係性の強さを知ることができる．二つの項目の関係のことを相関という．二つの項目のうちの一つの項目の数値が増えたときに，もう一つの項目の数値が増加することを正の相関といい，一方の項目数値が増えたとき，他方の項目の数値が減少することを負の相関という．また，両方ともこのような関係がないことを無相関という．図11.9に正の相関，負の相関，無相関の状況を示す．

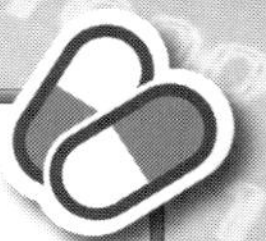

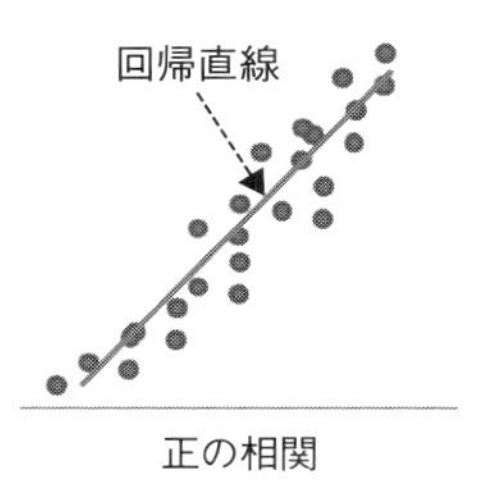

正の相関

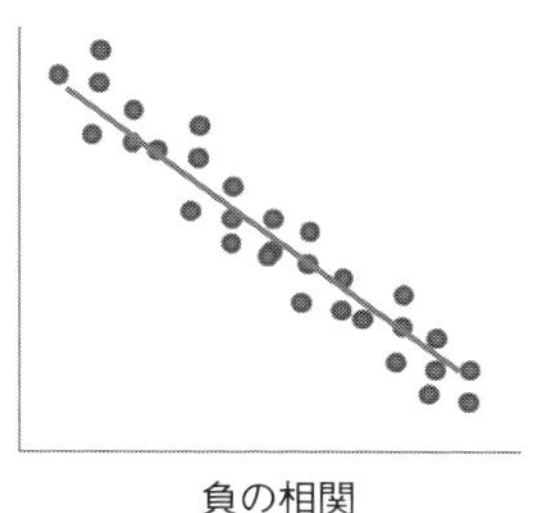

負の相関

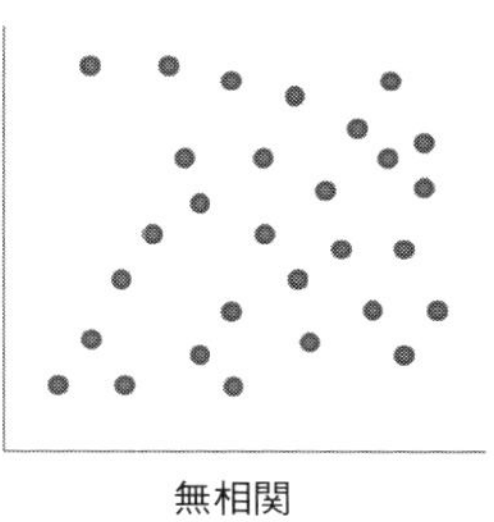

無相関

図11.9　さまざまな相関関係

二つの項目の関係を表す散布図において，**図11.9**のようにデータの並びが直線に近いほど，相関が強いという．この相関の強さを表す指標は相関係数という．相関係数は「r」という記号で表される．常に「$-1 \leqq r \leqq +1$」が成り立ち，$r>0$のときは正の相関，$r<0$のときは負の相関となる．rが「±1」に近いほど関係性が強く，0に近いほど関係は弱い．また，散布図に描画された2組のデータの中心的な分布傾向を表す直線を回帰直線という．回帰直線は，最小二乗法によって算出できる．

説明した表やグラフを用いて，母集団すべてを対象として分析する場合が記述統計である．しかし，母集団すべてを分析することが困難な場合は，推測統計を利用する．

母集団から標本抽出する際に，何らかの法則によってデータが抽出されることを確率変数という．そして，この確率変数の分布を確率分布という．具体的には，全国の身長のデータから標本を抽出した場合，身長が極端に低い人と極端に高い人は出現する確率が低くなる．そして，全国平均身長の階層の人は出現する確率は高くなる．身長や体重のデータの度数分布表を作成し，ヒストグラムで表現すると，中心部が最も高くなり，左右対称のグラフになる．この左右対称のグラフの状態を正規分布という．一方，サイコロのようにそれぞれの目が出る確率が同じ場合の分布を一様分布という．**図11.10**に正規分布と一様分布を示す．

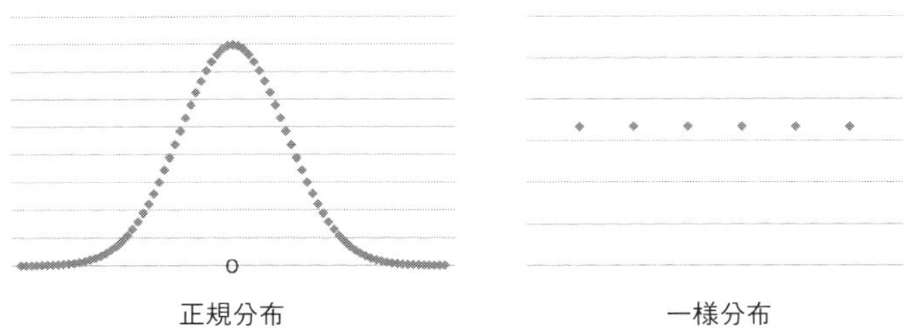

図11.10　正規分布と一様分布

推測統計をおこなう際に，標本は無作為に抽出して統計処理をおこなう．その結果は正しいのか，この結果が偶然か，なるべくしてなったのかを証明する方法として仮説検定がある．仮説検定は「注目している事柄に本質的な違いがある」と期待して証明をおこなう．そして，違いがあることを証明するのではなく，違いはないという仮説を立てる．そして，この仮説に矛盾があることを示して,違いがあることを証明する．仮説検定は以下の手順にしたがう．①仮説を立てる．仮説には,母平均と標本平均には差がないという帰無仮説と，母平均と標本平均には差があるという対立仮説がある．②後述する有意水準を決める．③標本から検定統計量を算出する．④有意水準で決められた仮説の棄却に対応する区間である棄却域をもとに判定する．判定は，仮説が棄却されるか，されないのどちらかになる．棄却とは，仮説が正しくなかったときに仮説を捨てることである．

たとえば，1,000人から100人を抽出し，男女の平均身長の差が20cmあったとする．このときは，男女の平均身長の差はないという仮説を立てる．そして，この20cmという差が出現する確率が高いか低いかを考える．出現する確率が高いか，低いかの基準を一般的に5%か1%に設定する．この基準のことを有意水準という．もし，出現する確率が低ければ，あまり発生しないことが発生したことになる．この場合は，仮説が正しくないとして，仮説を棄却する．

以上のように，情報を二次利用する際にはさまざまな分析手法を用いる．ここから得られた結果を他施設と比較することで，自らの医療機関がどのよ

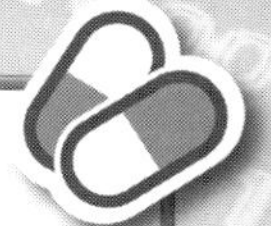

うな状態かを理解することができる．そして，分析結果や指標を他の施設と比較することをベンチマーキングという．

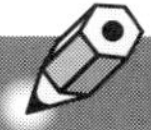

問　題

1. 日本の医療情報標準化指針を策定している団体は何か？
2. 死因や疾病の国際的な統計基準は何か？
3. 医療機関においてJLAC10と関連が強い部門は何部門か？
4. 医療用医薬品を対象とした13桁のコードは何か？
5. 医用画像情報の通信規格は何か？
6. 診療報酬で用いられる，日本独自の手術に関するコードは何か？
7. 標準規格の使用方法を規定した仕様書に準拠していることを確認することを何というか？
8. 厚生労働省が医療機関間での情報共有のためにおこなった事業は何か？
9. 統計学的分析の対象とする集団全体は何か？
10. 二つの変量の関係を同時に観察するときに用いられるグラフは何か？

付録

付録1 10進数と2進数の相互変換

10進数から2進数への変換

10進数を2進数に変換するには，変換したい10進数を商が0になるまで2で割り続け，商と余りを求める．

たとえば，10進数の35を2進数に変換すると図1のようになる．このときの「・・・」の右側にあるのが余りである．これを下から上に書きだした「100011」が10進数「35」の2進数表現である．

また，10進数を16進数に変換するには，2進数と同様に10進数を商が0になるまで16で割り続け，商と余りを求めればよい．

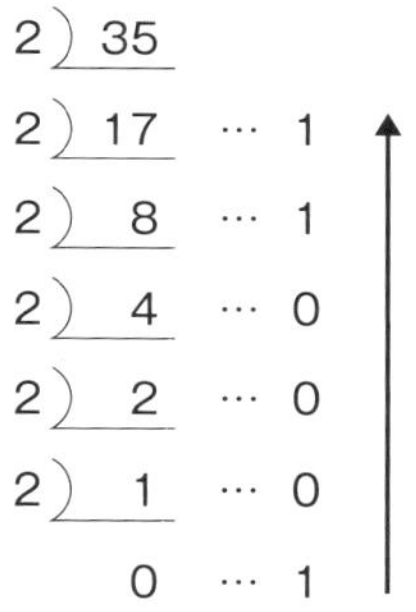

```
2) 35
2) 17  … 1
2)  8  … 1
2)  4  … 0
2)  2  … 0
2)  1  … 0
    0  … 1
```

図1　10進数から2進数への変換

2進数から10進数への変換

2進数から10進数に変換するには，2進数の各桁の重みをかけたものの合計を求める．

ここで各桁の重みとは，桁の右から2^0，2^1，2^2，・・・のように「2」の0，1，2，・・・のべき乗である．

たとえば，「100011」であるとすると，各桁の重みは各桁に対して表1のようになる．

表1　重みの例

桁	6桁目	5桁目	4桁目	3桁目	2桁目	1桁目
値	1	0	0	0	1	1
重み	2^5	2^4	2^3	2^2	2^1	2^0

表1の重みに対して，それぞれの桁の値をかけたものの合計は，

$$
\begin{aligned}
& 1\times2^5+0\times2^4+0\times2^3+0\times2^2+1\times2^1+1\times2^0 \\
= & \ 32+0+0+0+2+1 \\
= & \ 35
\end{aligned}
$$

であり，これが「100011」の10進数表現である．

また，16進数を10進数に変換するには，2進数の重み「2」の代わりに「16」のべき乗を重みとして，16進数の各桁の重みとかけたものの合計を求めればよい．

付録2 用語解説

■ **医療法**

医療法は，「①医療に関する適切な選択を支援するために必要な事項，②医療の安全を確保するために必要な事項，③病院，診療所及び助産所の開設及び管理に関し必要な事項とこれらの施設の整備並びに医療提供施設相互間の機能の分担及び業務の連携を推進するために必要な事項」などを定めている．そして，「患者の利益の保護及び良質かつ適切な医療を効率的に提供する体制の確保を図り，国民の健康の保持に寄与すること」を目的としている．

■ **薬機法（医薬品医療機器等法）**

薬機法は2014年（平成26年）の法改正に伴い，薬事法から「医薬品，医療機器等の品質，有効性及び安全性の確保等に関する法律」に名称が変更されている．薬事法では，「医薬品，医薬部外品，化粧品及び医療機器の品質，有効性及び安全性の確保」のために必要な規制をおこなっていた．薬事法から薬機法への改正では，規制対象として「再生医療等製品」が新設され，その他にも医療機器の対象として，診断などに用いる単体プログラム（ソフトウェア）が追加された．「指定薬物の規制，医療上特に必要性が高い医薬品及び医療機器の研究開発の促進」のために必要な措置を講じて，保健衛生の向上を図ることを目的としている．

■ **健康増進法**

健康増進法は，急速な高齢化の進展および疾病構造の変化に伴い，国民の健康の増進の重要性が著しく増大しているため，国民の健康の増進の総合的な推進に関し基本的な事項を定めている．そして，国民の栄養の改善，その他の国民の健康の増進を図るための措置を講じて，国民保健の向上を図ることを目的としている．

■ **高齢者の医療の確保に関する法律（高齢者医療確保法）**

国民の高齢期における適切な医療の確保を図るために制定された．医療費の適正化を推進するための計画の作成および保険者による健康診査などの実施に関する措置を講じている．そして，高齢者の医療に対して，国民の共同連帯の理念などに基づき，前期高齢者に係る保険者間の費用負担の調整，後期高齢者に対する適切な医療の給付などをおこなうために必要な制度を設けることにより，国民保健の向上および高齢者の福祉の増進を図ることを目的としている．

■ **健康保険法**

労働者またはその被扶養者の業務災害以外の疾病，負傷もしくは死亡または出産に関して保険給付をおこなうことで，国民の生活の安定と福祉の向上に寄与することを目的としている．

■ **国民健康保険法**

国民健康保険事業の健全な運営を確保し，もつて社会保障および国民保健の向上に寄与することを目的としている．

■ **保険医療機関及び保険医療養担当規則「療担規則」**

保険医療機関や保険医が保険診療をおこなう上で守らなければならない基本的な規則を具体的に定めた厚生労働省令のこと．保険医が「療担規則」に基づいて保険診療をおこない，保険医療機関が診療報酬に基づき保険請求をおこなうことにより保険医療が成立する．

■ **介護保険法**

加齢に伴って生ずる心身の変化に起因する疾病などにより要介護状態となった人が尊厳を保持し，その有する能力に応じ自立した日常生活を営むことができるように制定された．介護保険法の目的は，必要な保健医療サービスおよび福祉サービスに係る給付をおこない，国民の保健医療の向上および福祉の増進を図ることである．

■ **保健所**

保健所は，地域保健法第５条１項により，都道府県，政令指定都市，中核市および政令で定める市または特別区が設置する必要がある．都道府県型の保健所は，食品衛生や感染症などの広域的業務，医事・薬事衛生や精神・難病対策などの専門的な業務をおこなうとともに，大規模で広域的な感染症や食中毒の他，自然災害や原因不明の健康危機管理に取り組んでいる．政令指定都市型の保健所は，専門的，広域的な業務に加え，市区町村の業務とされている乳幼児健診などの母子保健事業，特定健診･特定保健指導などの生活習慣病対策，さらに，がん対策などの住民に身近で直接的な事業をおこなっている．保健所所長は医師である必要がある．

■ **市町村保健センター**

市町村保健センターは，市町村が設置することができる母子保健，老人保健の拠点である．地域における保健・医療・福祉にかかわる施設が効果的に連携できるように連携の拠点としての機能が必要な施設．センター長は医師でなくてもよい．

■ **福祉事務所**

福祉事務所は，福祉六法（生活保護法，児童福祉法，母子及び寡婦福祉法，老人福祉法，身体障害者福祉法及び知的障害者福祉法）に定める援護，育成または更生の措置に関する事務を司る第一線の社会福祉行政機関である．都道府県および市（特別区を含む）は設置が義務づけられており，町村は任意で設置することができる．現在は，老人および身体障害者福祉分野，知的障害者福祉分野について，それぞれ施設入所措置事務などが都道府県から町村へ移譲されている．そのため，都道府県福祉事務所では，従来の福祉六法から福祉三法（生活保護法，児童福祉法，母子及び寡婦福祉法）を所管している．

■ **社会保障制度**

社会保障制度は，国民が傷病，高齢，失業などにより所得が減少するなど，生活がおびやかされた場合に，国が主体となって国民に健やかで安心できる生活を保障する仕組みである．社会保障制度は，①公的扶助，②社会保険，③社会福祉，④公衆衛生，⑤老人保健の５部門がある．これらを狭義の社会保障という．このほか，社会保障関連制度として，住宅対策（公営住宅の建設）と雇用対策（失業対策）がある．

■ **現物給付**

保険証を医療機関に提示し，診療や検査，投薬，入院などの医療行為で支給されるものを現物給付という．

■ **現金給付**

現金で支給される給付のことで，①出産，②病気やけがにより仕事を休む，③高額の医療費がかかったとき，④死亡したときなどに支給される．具体的なものとして出産育児一時金，埋葬料などがあげられる．

■ **査定**

診療報酬明細書（レセプト）が国民健康保険団体連合会，社会保険支払基金において審査される．審査内容は人為的ミス，機械的ミス，病名に対する診療内容や薬に問題がないかなどである．そして審査した結果，問題があり，請求金額が減額されることを査定という．

■ **返戻**

診療報酬明細書（レセプト）が国民健康保険団体連合会，社会保険支払基金において審査される．そして，レセプトに不備があった場合は審査支払機関から医療機関に差し戻されることを返戻という．

■ **公費負担**

病気の種類や患者の状態によって，医療費全額や健康保険の自己負担分を，国や地方自治体が負担する制度のことである．

■ 一部負担金

病院で保険証を提示し，医療費を支払った金額のことである．保険証を提示しなければ，全額支払うことになるが，保険証を提示すると医療費の一部だけ支払うことから一部負担金という．

■ 地域医療計画

地域医療計画の目的は，限られた医療資源を有効に活用し，質の高い医療を実現するためには，地域の医療機関などの役割分担や連携体制を明確にし，地域全体で切れ目なく必要な医療を提供する体制を整備することである．そのため，計画に記載すべき事項として，①医療圏の設定，②へき地医療・救急医療の確保などがある．1985年（昭和60年）の医療法改正により法制化され，翌年８月に施行された．都道府県が計画を作成し，当初は５年に一度見直すことになっている．2013年（平成25年）から適応する医療計画は，医療計画に記載すべき事項の「がん，脳卒中，急性心筋梗塞及び糖尿病」の４疾病に，新たに「精神疾患」を追加し，「救急医療，災害時における医療，へき地の医療，周産期医療及び小児医療（小児救急医療を含む）」の５事業ならびに「在宅医療（５疾病・５事業及び在宅医療）に係る医療提供施設相互間の機能の分担及び業務の連携」を確保するための体制に関する事項を医療計画に定めることになっている．2024年（令和6年）の医療計画から，5疾病5事業に「新興感染症発生・まん延時における医療」が新たに加えられ，5疾病6事業となっている．また，現在では，医療計画と介護計画の整合性が確保できるよう6年に一度の見直しをおこなうこととなっている．

■ 医療圏

医療圏は，地域の医療需要に対応して包括的な医療を提供していくための圏域のことである．圏域の設定には，住民の生活圏，経済圏，通勤通学圏，保健所圏などが考慮されることになっている．医療法に基づいて，二次医療圏を日常生活圏，三次医療圏を都道府県単位と定められている．

■ 包括評価（DPC：Diagnosis Procedure Combination）

本来DPCとは，患者分類としての診断群分類の意味で作られた略称であり，支払制度の意味は含まれない．このため，支払制度としてのDPC制度の略称については，DPC/PDPS（Diagnosis Procecure Combination / Per-Diem Payment System）という略称に整理された．DPC/PDPSとは医療費の計算において，病名や診療内容を約1,580の診断群に分類し，分類ごとに１日あたりの入院費用を定めた計算方式のことである．診断群分類は，まず「医療資源を最も投入した傷病名」を決定し，次に診療行為（手術・処置など），副傷病名などによって分類する．「医療資源を最も投入した傷病名」とは，入院患者の入院期間全体をとおして，治療した傷病のうち，最も人的・物的医療資源を投入した傷病名のことである．このDPC/PDPSによる計算方式により，あらかじめ病名や診療内容がわかれば，どの程度の医療費になるか把握することができる．

■ 人口動態統計

我が国の人口動態事象を把握し，人口および厚生労働行政施策の基礎資料を得ることを目的としている．調査事項は，出生票，死亡票，死産票，婚姻票，離婚票の5種類である．

■ 人口静態統計

人口静態統計は，ある時点における人口およびその構造を調査するものである．日本では総務省統計局の国勢調査が人口静態統計にあたる．国勢調査は5年に1回実施され，性別，年齢別，職業別などの人口に関するデータを把握することができる．

■ 平均寿命

平均寿命とは，0歳児が平均で何年生きられるのかを表した統計値のこと．一方，各年齢の人が平均であと何年生きられるかという期待値を表したものを「平均余命」という．

■ 有病率

一時点における患者数の人口に対する割合．疾病の頻度を表す指標の一つである．

有病率＝ある一時点の患者数÷観察人口

■ 罹患率

一定期間内に新たに発生した患者の人口に対する割合．観察集団内の各個人が単位観察期間内に病気にかかる危険の大きさ（リスク）を示す指標．

罹患率＝期間内の新発生患者数÷調査対象人数・期間

■ 健康日本21

21世紀における国民健康づくり運動（健康日本21）は，2000年の開始以来，国民の健康増進と健康寿命の延伸を目指して発展している．第1次（2000年～2012年）では，具体的な目標を提示し，国民一体となった健康づくり運動を推進した．第2次（2013年～2022年）では，健康格差の縮小や社会環境の整備という新たな視点を加え，生活習慣病対策などに取り組んだ．現在の第3次（2023年～）では，「全ての人が健やかで心豊かに生活できる社会の実現」を目指し，メンタルヘルスや新興感染症対策なども含めた包括的なアプローチを採用している．この運動は社会の変化や新たな健康課題に対応しながら，国民の自主的な健康づくりを促進し，より健康で活力ある社会の実現に向けて継続されている．

■ 健康寿命

健康寿命とは，健康上の問題で日常生活が制限されることなく生活できる期間のことである．平均寿命が延び，健康寿命と平均寿命の差が広がると，医療費や介護費の増加という問題が発生する．

■特定健康診査

特定健康診査とは，生活習慣を見直すための手段の一つである．生活習慣が原因で発症する糖尿病などの生活習慣病は，若いときからの生活習慣を改善することで予防ができ，重症化や合併症を避けることができる．そのため，特定健康診査では，40歳から74歳までの公的医療保険加入者を対象に，腹囲の測定，BMI（Body Mass Index（肥満指数）），血糖，脂質，喫煙習慣の有無などの結果から，必要な保健指導を受けることになる（特定保健指導）．

■特定保健指導

生活習慣病の発症前の段階であるメタボリックシンドローム（内臓脂肪症候群）が強く疑われる人と予備群と考えられる人を対象に，生活改善のために特定保健指導が実施される．

■救急医療体制

休日や夜間など通常医療機関が開院していないときに医療を提供する体制のことである．救急医療体制は，初期救急，二次救急，三次救急に分類できる．初期救急は比較的軽症を対象とする．二次救急は入院を必要とするものを対象とする．三次救急は命にかかわる高度な治療を必要とするものを対象としている．

■救急医療機関

救急医療機関は，初期救急医療機関，二次救急医療機関，三次救急医療機関に分類できる．一部を除き，都道府県の策定する医療計画により指定されている．初期救急医療機関は，休日夜間急患センターや在宅当番医制がある．二次救急医療機関は，都道府県が策定する医療計画により位置づけている二次救急医療機関と，救急病院などを定める省令の要件を満たしているものについて都道府県が告示する救急病院（救急告示病院）がある．三次救急医療機関は，救命救急センターである．また，救命救急センターの役割に加え，広範囲熱傷，薬物中毒や四肢切断などの特殊疾患に対する診療施設として高度救命救急センターが位置づけられている．

■救急医療情報システム

救急医療情報システムは，救急患者の受け入れ可能な病院を検索することができるシステムのことである．また，災害に対する機能を有したシステムを広域災害・救急医療情報システム（EMIS：Emergency Medical Information System）という．

■災害時医療

災害時医療は，大規模災害（地震，火災，津波など）により，医療提供者側の医療提供能力を上回るほど多数の医療対象者が発生したときにおこなわれる医療のことである．その際に医療を適切に提供するために，トリアージがおこなわれる．

■トリアージ

災害などで多数の負傷者が発生したときに，手当を加えれば生命が助かる見込みのある負傷者より先に，生命にはまったく危険のない負傷者に対して治療や医療機関に搬送することで，助かる命も助からないという事態が発生する．このような事態が発生しないように，治療や搬送の優先順位をつけて，負傷者を分類することをトリアージという．

このトリアージをおこなうときに，トリアージ・タッグを使用する．このタッグは，傷病の緊急度や重症度に応じて，4段階で分類される．その際，赤色（Ⅰ），黄色（Ⅱ），緑色（Ⅲ），黒（0）の4色が用いられる．赤色は最優先治療群（重症群）であり，生命を救うために直ちに処置が必要とする傷病者につけられる．黄色は待機的治療群（中等症群）であり，治療の時間が多少遅れても，生命に危険がない傷病者につけられる．緑色は保留群（軽症群）であり，軽症のため専門医の治療を必要としない傷病者につけられる．黒色は死亡群であり，すでに死亡している，または直ちに処置をおこなっても明らかに救命不可能な傷病者につけられる．

■BCP（Business Continuity Plan）

災害など予期せぬ事態が発生したときに，重要業務が中断しないようにあらかじめ計画しておくことである．また，万一事業活動が中断した場合でも，目標復旧時間内に重要な機能を再開させ，業務中断に伴うリスクを最低限にするために，平時から事業継続について戦略的に準備しておく計画のことである．

索 引

数字・アルファベット

索 引

50 音順

あ行

か行

索引

さ行

た行

索 引

な行

は行

ま行

や行

索引

memorandum

memorandum

【著者略歴】

金谷 孝之（かなや　たかゆき）

1969年生まれ
2005年　大阪工業大学 大学院情報科学研究科 情報科学専攻 博士後期課程修了
現　在　広島国際大学 健康科学部 医療経営学科 教授・博士（情報学）
著　書　『演習で学ぶコンピュータグラフィックス基礎』（共著，共立出版，2011）
　　　　『情報処理システム概論　第2版』（共著，共立出版，2009）

服部 建大（はっとり　たけひろ）

1981年生まれ
2006年　広島国際大学 大学院総合人間科学研究科 医療経営学専攻修了
現　在　広島国際大学 健康科学部 医療経営学科 講師・修士（医療経営学）

基礎から学ぶ医療情報 第2版

Fundamental Medical Information, 2nd edition

2014年 10月30日　初　版1刷発行
2024年　3月15日　初　版6刷発行
2024年 10月30日　第2版1刷発行

検印廃止
NDC 490.7, 498.14
ISBN 978-4-320-06199-6

著　者　金谷孝之・服部建大 © 2024
発行者　南條光章
発行所　**共立出版株式会社**
〒112-0006
東京都文京区小日向4丁目6番19号
電話（03）3947-2511番（代表）
振替口座 00110-2-57035番
www.kyoritsu-pub.co.jp
印　刷　新日本印刷
製　本　協栄製本
DTP デザイン　IWAI Design

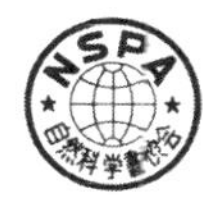

一般社団法人
自然科学書協会
会員

Printed in Japan